Anna Maria Hirsch

Psychologie für Altenpfleger

Band I
Probleme des Alterns

2., aktualisierte Auflage

Quintessenz

Anschrift der Autorin

Dr. Anna Maria Hirsch
Elliger Höhe 15
53177 Bonn

Lektorat: Dr. Stefan Granzow

Die Deutsche Bibliothek – CIP-Einheitsaufnahme
Hirsch, Anna Maria:
Psychologie für Altenpflege / Anna Maria Hirsch. - München : Urban und Vogel
(Quintessenz: Lehrbücher der Kranken- und Altenpflege)
Bd. 1. Probleme des Alterns. - 2., aktualisierte Auflage. - 2001
ISBN 3-86094-129-1

Urban & Vogel ist ein Unternehmen der Fachverlagsgruppe BertelsmannSpringer
1. Auflage 1994 bei Quintessenz Verlags GmbH, Berlin-München
Satz: Computersatz Wirth, Regensburg
Druck und Bindung: fgb. Freiburger Graphische Betriebe, Freiburg
Printed in Germany
ISBN 3-86094-129-1

Inhalt

Vorwort

Dieses Buch hat drei Wurzeln:

- eine langjährige Beratungstätigkeit an einem großen Altenwohn- und Pflegeheim in der Nähe von Köln, wo ich Gelegenheit hatte, alte Menschen an ihrem Lebensende zu begleiten und aus nächster Nähe mitzuerleben, wie sie mit den Einschränkungen und Belastungen des hohen Alters fertig wurden;
- eine ebenso langjährige Supervisionsarbeit mit Altenpflegerinnen und -pflegern im gleichen Heim, bei der ich viel über die Schwierigkeiten einer Pflege gelernt habe, die nicht entmündigen will, sich aber auch nicht an den Zielen zunehmender Gesundheit und Fitneß orientieren kann;
- eine Unterrichtstätigkeit am Fachseminar für Altenpflege des Deutschen Roten Kreuzes in Meckenheim-Merl, die mich mit den Rahmenbedingungen der Altenpflegeausbildung in Nordrhein-Westfalen vertraut machte. Diese Ausbildung umfaßt 90 Stunden Gerontopsychologie und 100 Stunden Kommunikation und Gesprächsführung. Beide Fächer werden in der Regel von Psychologen unterrichtet.

Demtensprechend gliedert sich das Lehrbuch „Psychologie für Altenpfleger" in zwei Teile: Band 1 umfaßt die „Probleme des Alterns", während Band 2 der „kommunikativen Kompetenz" in der Altenpflege gewidmet ist und neben den kommunikativen auch sozialpsychologische und psychohygienische Aspekte enthält. Beide Bände zusammen entsprechen in ihrem Inhalt den Ausbildungsrichtlinien des Landes Nordrhein-Westfalen für die dreijährige Ausbildung zum Altenpfleger in den Fächern Gerontopsychologie und Gesprächsführung.

Der hier vorliegende Band 1 vermittelt gerontopsychologische Grundkenntnisse mit dem Ziel, das Altern wieder in den natürlichen Lebenslauf einzugliedern und als einen Lebensabschnitt zu beschreiben, in dem geistig-seelische Entwicklung stattfindet und gelingen oder mißlingen kann wie in anderen Lebensabschnitten auch. Es will eine Vorstellung darüber vermitteln, mit welchen Aufgaben und Lebensproblemen sich Menschen am Ende des Lebens auseinandersetzen müssen und welche Hilfsmaßnahmen sie in ihrem Bestreben unterstützen, ihr Leben trotz der unvermeidlichen Einschränkungen möglichst selbstverantwortlich und selbstbestimmt zu Ende zu führen. Dabei nehmen die Ausführungen über Lernvorgänge und Prozesse der inneren Vearbeitung von Erfahrungen einen relativ breiten Raum ein, da sie die wichtigste Grundlage jeder Entwicklung und Einflußnahme von außen darstellen.

Der Bereich seelischer Erkrankungen wird nur am Rande gestreift, da er in den Zuständigkeitsbereich des Faches Gerontopsychiatrie gehört. Die innere Auseinandersetzung mit Krankheit und Tod ist allerdings ein wichtiges Thema der Psychologie; es wird in den zwei letzten Kapiteln dieses Buches behandelt.

Ich habe mich bemüht, den Stoff auf die für die Altenpflege wichtigsten Fragestellungen zu beschränken. Dennoch ist davon auszugehen, daß im Unterricht nicht alle Probleme in der gleichen Ausführlichkeit behandelt werden können und der Dozent alle Freiheit hat, seine Schwerpunkte nach eigenem Gutdünken zu setzen.

Es war mir wichtig, den Text allgemeinverständlich und praxisbezogen zu formulieren und den psychologischen Fachjargon nach Möglichkeit zu vermeiden. Speziellere psychologische Begriffe wie etwa „Einstellungen“, „Intelligenztests“, „Streßbewältigung“ werden als Stichworte in Kästen näher erklärt. Der Praxisbezug wird innerhalb der einzelnen Kapitel immer wieder durch konkrete problembezogene Hinweise auf mögliche Unterstützungsmaßnahmen hergestellt. Am Ende der wichtigsten Kapitel werden in einzelnen Kästen Fragen zum Inhalt und kurze Literaturhinweise gegeben, die der Verarbeitung des jeweiligen Themas dienen. Ein ausführliches Literaturverzeichnis sowie ein Stichwortregister am Ende des Buches sollen die Orientierung im Ganzen erleichtern.

Abschließend möchte ich denjenigen danken, die zum Zustandekommen dieses Buches beigetragen haben, den Bewohnern und Altenpflegern von Michaelshoven sowie den Schülern und Kollegen in Meckenheim-Merl. Ein besonderer Dank gilt darüber hinaus meinem Mann, der mir so geduldig über alle Tücken der Textverarbeitung hinweggeholfen hat, und der sorgfältigen, freundschaftlich-zuverlässigen Redigierung des Textes durch Herrn Dr. Stefan Granzow.

Anna Maria Hirsch

Vorwort zur 2. Auflage

In den Jahren nach dem ersten Erscheinen der „Psychologie für Altenpfleger" haben zwei wichtige Entscheidungen Einfluß auf die Altenpflege genommen: Zum einen ist aus der zweijährigen eine dreijährige Ausbildung geworden, und zum anderen wurde die Pflegeversicherung eingeführt. Das bedeutete einerseits eine stärkere Professionalisierung des Altenpflegeberufs, andererseits eine zunehmende Bürokratisierung der pflegerischen Dienstleistungen und eine Intensivierung ambulanter Pflege. So erfreulich diese Entwicklung sicherlich in vieler Hinsicht ist, so birgt sie doch auch die Gefahr in sich, daß die Altenpflege ihren ganzheitlichen Ansatz aus dem Auge verliert, sich einseitig auf die Perfektionierung gesundheitlich- pflegerischer Maßnahmen konzentriert und damit einer Entmündigung des Pflegebedürftigen Vorschub leistet. Ganzheitlich pflegen heißt aber, neben der Hilfsbedürftigkeit eines alten Menschen auch seine Stärke und Kompetenz zu erkennen und in Anspruch zu nehmen. Nur wenn es dem Altenpfleger gelingt, sich in der Pflege als Begleiter zu sehen und den Pflegebedürftigen in seiner Selbstverantwortlichkeit zu respektieren, kann er sich selbst vor Überforderung und Burnout schützen.

Dementsprechend wurde in der hier vorliegenden Neuauflage mehr Gewicht als bisher darauf gelegt, Altern unter dem Aspekt zunehmender Kompetenz zu sehen und Entwicklungschancen für das Alter aufzuzeigen. Entbehrlich erschien dagegen das erste Kapitel über die Veränderung des Lebenszyklus, da dieses Thema auch im Fach Soziologie behandelt wird.

So hat sich eine Neugliederung ergeben, die insgesamt zur größeren Übersichtlichkeit beiträgt: In der Einführung geht es zunächst um die Rolle, welche die Psychologie in der Altenpflege spielt, und um eine psychologische Sicht der pflegerischen Leitvorstellungen.

Im Teil II wird die Bedeutung des Alterns im Lebenslauf genauer dargestellt. Die für das Alter kennzeichnenden Veränderungen werden zum einen unter dem Aspekt von Abbau und Verfall, zum anderen als Herausforderung zu Wachstum und Entwicklung begriffen. Im Kapitel 6 wird die Diskrepanz zwischen der Wirklichkeit des Alterns in unserer heutigen Welt und den Vorurteilen gegenüber dem Alter kritisch beleuchtet. Schließlich werden die Chancen, die hohe Lebenserwartung heute den Menschen bietet, etwas genauer unter die Lupe genommen.

Im Teil III geht es um die etwas erweiterten allgemeinen Grundlagen psychologischen Denkens und das Thema Lernen als Grundbaustein des Lebens.

Die Teile IV und V entsprechen weitgehend der ursprünglichen Fassung. Lediglich die Darstellung des Defizitmodells der intellektuellen Leistungsfähigkeit wurde aus der Einführung übernommen und dem Kapitel Lernen im Alter vorangestellt.

Bonn, im November 2000
Anna Maria Hirsch

Teil I

Einführung

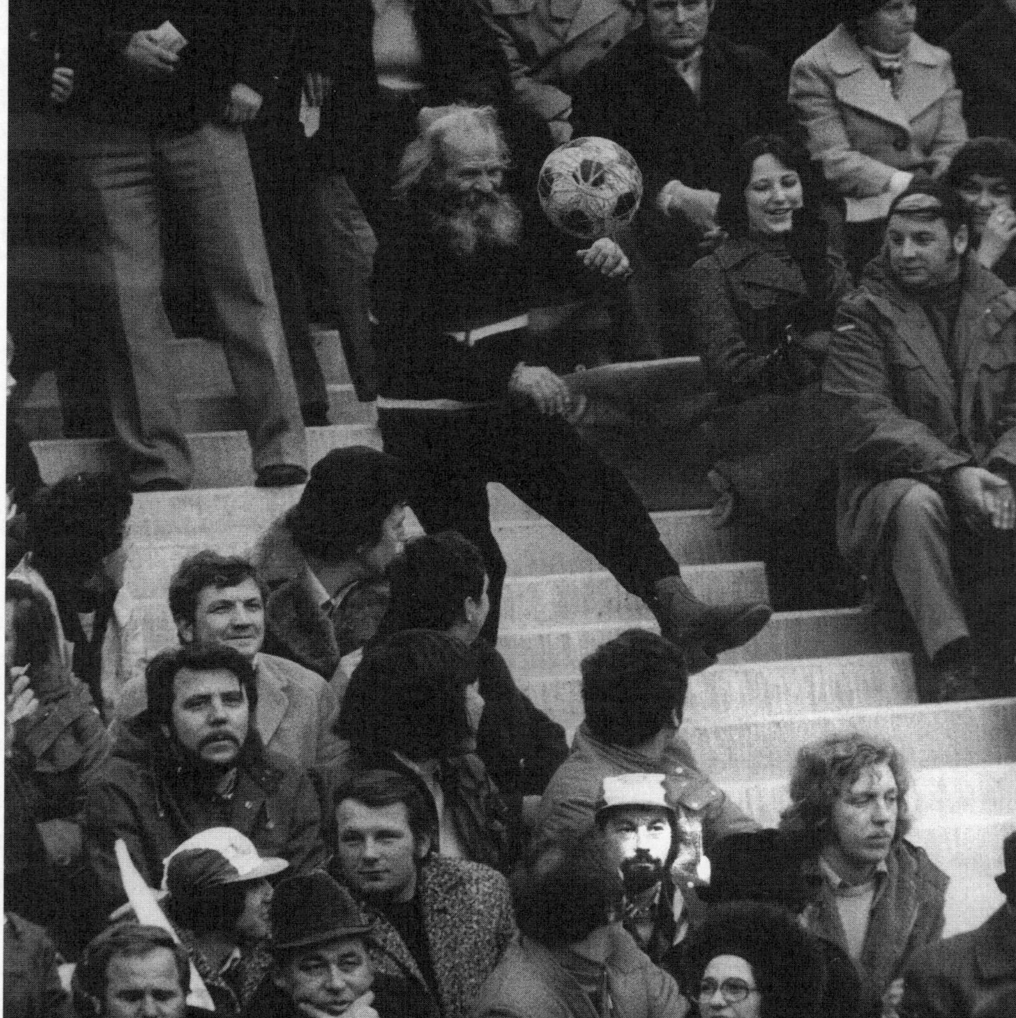

1

Psychologie in der Altenpflege

Auf den ersten Blick haben Psychologie und Altenpflege wenig miteinander zu tun: Während die Psychologie das menschliche Seelenleben erkundet, richtet sich das pflegerische Tun auf den Leib und die Erhaltung körperlicher Funktionen. Aber Pflegen ist immer auch ein intensives zwischenmenschliches Geschehen. Selbst die perfekteste, technisch einwandfreie Pflege wird inhuman, wenn sie nicht mit einer Beziehungsaufnahme verbunden ist. Die Pflege und Gestaltung von Beziehung aber ist eine psychologische Aufgabe, die in der Altenpflege umso wichtiger ist, als sie nicht nur dazu dient, pflegerische Interaktionen zu ermöglichen, sondern darüber hinaus selbst einen therapeutischen Stellenwert besitzt.

Die Ausbildung versucht auf zweierlei Weise, dem zukünftigen Altenpfleger psychologisches Wissen nutzbar zu machen: einmal indem sie seine kommunikative Kompetenz erweitert und ihn einführt in die Möglichkeiten der aktiven Gestaltung von Beziehungen. Das ist das Hauptthema des Faches „Gesprächsführung" und Inhalt des zweiten Bandes der „Psychologie für Altenpfleger".

Im vorliegenden Band aber geht es darum, dem Lernenden den Prozeß des Alterns entwicklungspsychologisch verständlich zu machen. Altenpflege kann nur in dem Maße hilfreich sein, in dem es ihr gelingt, sich gegen Kinder- und Krankenpflege abzugrenzen und an der speziellen Lebenssituation von Menschen zu orientieren, die an ihrem Lebensende angelangt sind. Die zentrale Frage, um die es dabei geht, lautet: „*Wie kann ich helfen und pflegen, ohne den alten Menschen zu entmündigen und ihn seiner Würde und Selbstverantwortlichkeit zu berauben?*"

Der Altenpfleger befindet sich hier in einem Dilemma: Mit seiner Hilfsbereitschaft und seiner Freude daran, andere zu versorgen und zu bemuttern, braucht er auch die Hilfsbedürftigkeit auf der anderen Seite. Die Gefahr ist nicht gering, daß er, ohne es zu wollen, die Hilfsbedürftigkeit vergrößert und einer Entmündigung der Pflegebefohlenen Vorschub leistet.

Der gesellschaftliche Auftrag an die Altenpflege weist aber in die Gegenrichtung: Hier ist von „Hilfe zur Selbsthilfe", „Aktivierung" sowie „Erhaltung und Förderung der Selbständigkeit" die Rede. Was also soll der Altenpfleger tun: seinen pflegerischen Impulsen nachgeben mit der Gefahr, daß der Betreute immer unselbständiger wird, oder als der ständig Fordernde, Aktivierende auftreten?

Hier kann nur die Orientierung an den Bedürfnissen der alten Menschen selbst weiterhelfen. Fragt man die Betagten, was sie sich für ihr Lebensende wünschen, so zeigt sich, daß sie nichts so sehr fürchten wie eine mögliche Pflegebedürftigkeit. Sie sind oft in erstaunlichem Ausmaß bereit, Entbehrungen und Unbequemlichkeiten in Kauf zu nehmen und Schmerzen zu ertragen, nur um in ihren vier Wänden bleiben und ihr eigenes Leben führen zu können. Selbst wenn sie schon in einem Altenwohnheim leben, treibt sie die Sorge, ins Pflegeheim umquartiert zu werden, morgens auf die Beine und aus dem Zimmer hinaus.

Was macht den Gedanken, sich helfen und pflegen zu lassen, so unerträglich? Hilfsbedürftig zu sein, bedeutet zweierlei: sein Leben nicht mehr ohne Hilfe von außen meistern zu können und sich von anderen Menschen abhängig zu machen. Das sind zwei durchaus verschiedene Dinge. Ein Herrscher früherer Zeiten fühlte sich nicht eingeschränkt durch die Tatsache, daß er sich beim An- und Auskleiden helfen lassen mußte, denn er war es, der darüber befand,wann und in welcher Form das zu geschehen hatte. Sich dagegen als alter Mensch heute von einem Pfleger versorgen zu lassen, bedeutet, seinen Tag nicht mehr nach eigenen Vorstellungen gestalten zu können, sondern auf den Helfer warten, sich nach seinen Anweisungen richten und eigene Wünsche und Pläne zurückstellen zu müssen.

Es ist also nicht die Hilfsbedürftigkeit an sich, die alte Menschen in Angst versetzen. Es ist vielmehr die Sorge, das Kostbarste zu verlieren, was sie im Leben erworben haben: ihre Autonomie. Das Wissen darum, wie es in der Welt zugeht, und die Bewältigungsstrategien, die sie entwickelt haben, um mit den Wechselfällen des Lebens klarzukommen, haben sie ein beträchtliches Alter erreichen lassen und gleichzeitig die Hoffnung genährt, daß sie bis zuletzt ihr Leben in eigener Regie führen könnten. Mit der Pflegebedürftigkeit droht dieses Lebenskonzept zu zerbrechen.

Die Vorstellung, von dem Wohlwollen und der Einfühlsamkeit anderer Menschen abhängig zu sein und nur noch zum Objekt fremder Bemühungen zu werden, erscheint vielen Menschen unannehmbar. Die Freiheit, Pläne zu schmieden, Entscheidungen zu treffen und seine Zeit selbst einzuteilen, gehört heutzutage für die meisten Menschen unabdingbar zum Leben dazu und ist die Grundlage ihrer Selbstachtung und Lebensfreude. Das Leben mit allen Kräften zu erhalten und ihm doch gleichzeitig diese Grundlage zu entziehen, ist unter Umständen grausamer, als einen Menschen in Frieden sterben zu lassen.

Was sich ein Mensch für sein Lebensende wünscht, ist also nicht eine Totalversorgung um jeden Preis, sondern eine Hilfestellung ohne Bevormundung, eine kompetente Begleitung, die ihm ermöglicht, trotz der altersbedingten Einschränkungen seine Würde zu wahren und sein Leben in selbstbestimmter Weise zu Ende zu führen.

Für die Altenpflege ergibt sich daraus als erste Forderung: *Altenpflege muss sich an den Erfordernissen des Alterns orientieren, sie ist etwas anderes als Kinderpflege!*

Von der pflegerischen Seite her gesehen haben Kinder- und Altenpflege viel Gemeinsames: Kinder und Alte brauchen beide Hilfe bei der Körperpflege, beim Ankleiden, Essen, Spazierengehen und bei der Orientierung in der Außenwelt. Während aber die Hilfe für Kinder darauf ausgerichtet sein muß, sie in das Leben einzuführen, mit den Spielregeln der Welt vertraut zu machen und ihnen Strategien der Lebenbewältigung zu vermitteln, geht es in der Altenpflege vielmehr darum, den Betagten auf ihrem Weg aus der Welt hinaus in kompetenter Weise beizustehen. Kinder haben das Leben noch vor sich und müssen erst autonom werden, Alte dagegen haben längst Autonomie erworben und ihr Leben gelebt. Sie sind durch Hochs und Tiefs hindurchgegangen, haben mancherlei Prüfungen bestanden, sich mit Erfolgen geschmückt und Niederlagen eingesteckt und dabei gelernt, sich in der Welt zu behaupten. Sie erweisen sich mit ihren achtzig Jahren als wahre Überlebenskünstler, und das macht ihren Stolz und ihre Würde aus.

Was die Lebenskompetenz anbelangt, sind also die Alten den meisten Jüngeren überlegen und haben daher eher als diese das nötige Rüstzeug, um auch mit den letzten Aufgaben des Lebens auf angemessene Weise fertig zu werden. Sie benötigen dabei eine einfühlsame Begleitung, können aber gut selbst die Vorreiterrolle übernehmen. Es ist daher die wichtigste psychologische Aufgabe in der Altenpflege, die vielfältigen Kompetenzen alter Menschen zu sehen, zu erhalten und in Anspruch zu nehmen, wo immer das möglich ist.

Moderne Altenpflege betrachtet Altern nicht einfach als einen Prozeß des Abbaus, sondern als eigenständigen Entwicklungsabschnitt im Lebenslauf, der den Älterwerdenden mit einer Reihe von somatischen und psychosozialen Veränderungen konfrontiert, zu deren Bewältigung er möglicherweise der Hilfe und Unterstützung, nicht aber der Anleitung bedarf.

Es sind vor allem Verlusterfahrungen, mit denen er sich am Lebensende auseinandersetzen muß, Verluste im Bereich körperlicher und intellektueller Funktionstüchtigkeit ebenso sehr wie im Bereich sozialer Aufgaben und Beziehungen. Und schwerer als die Verluste selbst wiegt oft die damit verbundene Einbuße an Selbstwertgefühl. Die Notwendigkeit, Hilfe anzunehmen und sich versorgen zu lassen, stellt viele Menschen in ihrem Selbstverständnis zentral in Frage und beschwört die Gefahr herauf, daß sie sich innerlich aufgeben und allen Lebensmut verlieren.

Die Bewältigung dieser schwierigen Situation ist in erster Linie eine geistig-psychische Leistung des Betroffenen. Der Verzicht auf körperliche Unversehrtheit und Intimität, der Abschied von alten Lebenskonzepten und Freiheiten, die Einengung des Lebensraumes und die unmittelbare Nachbarschaft zum Tod, das alles macht eine innere Entwicklung erforderlich, die die letzten psychischen Reserven kostet. Sie kann nur gelingen, wenn der Betreute sich über alle Versorgung hinaus auch im psychologischen Sinn von seinen Betreuern verstanden und getragen fühlt.

Das Verständnis für einen alternden Menschen ist aber keine Selbstverständlichkeit. Können wir im Umgang mit Kindern auf unsere eigenen Kindheitserfahrungen zurückgreifen, so stehen uns in bezug auf das Alter keinerlei eigene Erfahrungen zur Verfügung, und auch die Möglichkeit, im Zusammenleben mit älteren Menschen etwas über das Alter zu lernen, ist begrenzt. So ist die Gefahr groß, daß wir unsere Vorstellungen darüber, was Altwerden bedeutet, an einigen wenigen Einzelfällen und vor allem an Vorurteilen festmachen, in denen sich weniger die Wirklichkeit als vielmehr die Vorbehalte und Ängste der Allgemeinheit gegenüber dem Alter widerspiegeln.

Hier kann die psychologische Wissenschaft helfen. Sie gründet ihre Aussagen auf ein breites Fundament von Beobachtungen und Experimenten und kann daher unserem Mangel an unmittelbarer Anschauung eine Fülle von empirisch abgesicherten Einsichten und Erkenntnissen engegensetzen, über die in diesem Buch berichtet werden soll.

Um betagte Menschen zu verstehen, müssen wir wissen,welche Veränderungen das Alter mit sich bringt und welche Aufgaben und Probleme sich daraus für den alten Menschen ergeben. Erst auf dem Hintergrund dieser allgemeinen Gesetzmäßigkeiten kann es uns gelingen, dem einzelnen Älterwerdenden mit seinen Hoffnungen und Befürchtungen, Einschränkungen und Kompetenzen gerecht zu werden und ihm so zu helfen, daß er sich nicht aufgeben muss, sondern sein Leben in selbstbestimmter Weise zu Ende führen kann.

In der stärkeren Betonung der psychischen Unterstützung unterscheidet sich die moderne Altenpflege auch von der *Krankenpflege*.. Bis zur Mitte dieses Jahrhunderts war Altenpflege nichts anderes als Krankenpflege. Brauchte ein alter Mensch Hilfe und konnte diese nicht in seiner Familie finden, so kam er in ein Krankenhaus, ein Hospiz oder ein Siechenheim, wo er mit anderen Kranken zusammen versorgt wurde.

Inzwischen haben die Ergebnisse gerontologischer Forschung deutlich gemacht, dass es nicht angeht, Altern als eine Art Krankheit zu betrachten. Zwar nimmt die Krankheitsanfälligkeit zum Lebensende hin zu, und die altersbedingten Verschleißerscheinungen haben nicht selten krankheitsähnlichen Charakter, aber das darf nicht darüber hinwegtäuschen, daß Altern ein natürlicher Prozeß ist, der am Ende des Lebens steht und durchaus auch ohne Krankheitssymptome ablaufen kann.

Altenpflege umfaßt Krankenpflege und geht gleichzeitig über diese hinaus. Während Altern ein normaler, unumgänglicher Aspekt des Lebens ist, bedeutet Krankheit eine Störung der natürlichen Lebensvorgänge. Krankenpflege zielt daher primär auf eine Überwindung der Krankheit ab; das Krankenhaus ist eine Zwischenstation und der Krankenpfleger eine Bezugsperson auf Zeit, die dem Kranken hilft, wieder gesund zu werden, seine täglichen Aufgaben und Verrichtungen wieder aufzunehmen und in seine alten Lebensbezüge zurückzukehren.

Das Alter aber läßt sich nicht überwinden wie eine Krankheit, ein alter Mensch kann nicht „junggepflegt“ werden. Es geht also in der Altenpflege nicht um Überwindung von Schwierigkeiten, sondern um eine einfühlsame und tatkräftige Unterstützung bei der Auseinandersetzung mit Problemen, die das Lebensende mit sich bringt. Das Altenheim ist in der Regel eine Endstation, und der Altenpfleger wird oft zur wichtigsten Bezugsperson, die dem Betagten in seinem letzten und schwierigsten Lebensabschnitt zur Seite steht und ihn manchmal über Jahre hinweg begleitet. Demgemäß spielt in der Altenpflege – mehr als in der Krankenpflege – die zwischenmenschliche Beziehung eine tragende Rolle. Sie muß – in Anlehnung an den Arzt und Psychotherapeuten Michael Balint – als eines der wichtigsten „Medikamente“ in der Betreuung alter Menschen angesehen werden.

Das bedeutet keineswegs, daß der Altenpfleger alles für den Pflegebedürftigen sein und tun kann. Er kann ihm nicht die Beziehung zu den vertrauten Weggefährten seines früheren Lebens ersetzen, und er kann ihm auch nicht mögliche Krankheiten, Verluste und Einschränkungen des späten Lebens ersparen. Ein Altenpfleger sieht sich in dieser Hinsicht immer wieder mit überzogenen, unrealistischen Erwartungen und Ansprüchen konfrontiert, und es gehört zu seinen schwierigsten Aufgaben, sich dagegen zur Wehr zu setzen und seinem Gegenüber klar zu signalisieren, was er tun und was er auch nicht tun kann.

Aber indem er eine gute, vertrauensvolle Beziehung zu seinem Schützling aufbaut, ihm bei aller Hilfsbedürftigkeit Achtung und Wertschätzung entgegenbringt und seine Lebenserfahrung und Kompetenz in Anspruch nimmt, hilft er ihm, sich auf seine Handicaps einzulassen, ohne sich innerlich aufzugeben und die Selbstachtung zu verlieren.

Es sind also die menschlich-psychologischen Fähigkeiten und Kenntnisse, die dem Altenpfleger ermöglichen, dem alten Menschen in seiner besonderen Lebenssituation gerecht zu werden und die pflegerischen Maßnahmen so auf ihn abzustimmen, daß er sich nicht entmündigt fühlt, sondern den Mut findet, sein Leben in eigener Verantwortung zu Ende zu führen.

2

Pflegerische Leitvorstellungen – psychologisch gesehen

Das Deutsche Rote Kreuz (DRK 1990) beschreibt die Ziele moderner Altenpflege folgendermaßen: *Die Altenpflege betrachtet den alten Menschen ganzheitlich als physisches, psychisches und soziales Wesen und versucht zugleich, seine starken und schwachen Anteile zu sehen.*

Oberstes Ziel der Altenpflege ist das psychophysische und psychosoziale Wohlbefinden des alten Menschen. Durch Förderung, Erhaltung oder Wiederherstellung alltagspraktischer Kompetenzen soll dem alten Menschen ein höchstmögliches Maß an Autonomie und Selbstbestimmung ermöglicht werden. Zentrale Frage in der Altenhilfe ist daher: Was will der alte Mensch, was braucht er zur Erhaltung seiner Selbständigkeit?

Als konkrete Ziele der Altenpflege sind im einzelnen anzusehen:

- *Verhinderung bzw. Verlangsamung von Abbauprozessen,*
- *Rehabilitation im Sinne von Wiedererwerben und Erhalten der Fähigkeiten zur Lebensbewältigung,*
- *Erhaltung der menschlichen Würde und der individuellen Persönlichkeit im Alter,*
- *Wahrung einer eigenständigen Lebensführung als Grundlage für eine angemessene Lebensqualität,*
- *Vermittlung von Selbstwertgefühl und des Bewußtseins, trotz gegebener Rollenverluste am Leben in der Gemeinschaft teilnehmen zu können,*
- *Menschen im letzten Lebensabschnitt bis zum Tod begleiten.*

Das Kuratorium Deutscher Altenhilfe (KDA) formuliert in seiner Stellenbeschreibung als erstes Ziel leitender Pflegekräfte: *Förderung der Lebenszufriedenheit der Bewohner durch individuelle, ganzheitliche und aktivierende Pflege und Betreuung.*

In der Stellenbeschreibung gliedert das KDA die bewohnerbezogenen Tätigkeiten von Pflegekräften nach Pflege, psychosozialer Betreuung und Kontaktpflege mit Angehörigen und verdeutlicht damit den Stellenwert, den es im Rahmen einer ganzheitlichen Pflege den psychosozialen und kommunikativen Aufgaben des Altenpflegers beimißt.

Der Definition des KDA und DRK zufolge sind die wichtigsten Prinzipien der Altenpflege *Ganzheitlichkeit und Aktivierung, Personzentriertheit und Interaktionsorientierung.*

2.1 Ganzheitlichkeit

Altern ist ein mehrdimensionaler Prozeß, der die verschiedenen Persönlichkeitsbereiche in ganz unterschiedlicher Weise und zu verschiedenen Zeitpunkten betrifft. Einem Menschen ganzheitlich zu begegnen bedeutet, ihn in seinen körperlichen, psychischen und sozialen Bedürfnissen gleichermaßen ernstzunehmen. Es heißt aber auch, ihn nicht nur als „Kranken", „Behinderten" oder „Gebrechlichen" zu sehen, sondern die starken und gesunden Anteile seiner Persönlichkeit wahrzunehmen und anzusprechen. Es muß darum gehen, ihn, so wie er ist, in normale Lebensbezüge und eine soziale Gemeinschaft zu integrieren und seinen gesunden Lebensbedürfnissen Rechnung zu tragen.

Ganzheitlichkeit:
- *den Menschen als Ganzes sehen und ihm bei der Bewältigung seiner letzten Lebensaufgaben beistehen;*
- *nicht nur auf Defizite reagieren, sondern die Stärken und gesunden Anteile der Persönlichkeit wahrnehmen und unterstützen;*
- *neben die pflegerische Versorgung gleichberechtigt die psychosoziale Betreuung stellen;*
- *das äußere Milieu im Sinne einer sozialen Integration und Einbindung des Pflegebedürftigen in normale Lebensbezüge gestalten;*
- *mit Angehörigen zusammenarbeiten, um den Bezug zur Lebensgeschichte des Pflegebedürftigen nicht zu verlieren.*

2.2 Aktivierung

Im Alter sind bestimmte menschliche Grundfunktionen nicht mehr so sicher und selbstverständlich verfügbar wie in früheren Lebensjahren; sie verkümmern, wenn sie nicht trainiert werden. Das gilt für körperliche wie für geistige Fähigkeiten. Altersbedingte Veränderungen und Erkrankungen führen immer wieder zu Einbrüchen und machen eine Neubestimmung der eigenen Leistungsfähigkeit notwendig.

Das Leben im Heim, aber auch die häusliche Pflege, sind in Gefahr, den Leistungsverfall zu beschleunigen, da sie dem alten Menschen die täglichen Leistungserfordernisse abnehmen. Beeinträchtigt ein Unfall oder eine Krankheit zusätzlich das Selbstvertrauen des alten Menschen, kommt es schnell zu einer Haltung der Passivität, aus der heraus jede Anstrengung, jedes Wagnis vermieden wird. Hier dem Betagten Mut zu sich selbst zu machen, ihn in Maßen herauszufordern, in seinem eigenen Tun zu unterstützen und Handlungs- und Beschäftigungsangebote bereitzustellen, gehört zu den wichtigsten Aufgaben in der Altenpflege.

Aktivierung:
- *Hilfe zur Selbsthilfe; Beistand beim Selbermachen;*
  Unterstützung selbstgewählter und selbstgewünschter Aktivitäten;
- *Rehabilitation;*
- *Motivierung und Ermutigung;*
- *Milieugestaltung im Hinblick auf eigene Entscheidungs- und Wahlmöglichkeiten;*
- *Beschäftigungs- und Freizeitangebote.*

2.3 Personzentriertheit

Die Ganzheitlichkeit des Pflegeansatzes bringt es mit sich, daß die Person des Pflegebedürftigen mit ihren individuellen Bedürfnissen und Ansprüchen in den Mittelpunkt der Aufmerksamkeit rückt. Es geht nicht mehr darum, dem Hilfsbedürftigen – sozusagen ohne Ansehen der Person – jede Schwierigkeit aus dem Weg zu räumen, sondern den persönlichen Erfordernissen ganz gezielt Rechnung zu tragen. Das setzt voraus, daß der Altenpfleger sich bemüht, eine gute persönliche Beziehung zu dem Pflegebefohlenen aufzubauen, ihn in seiner Welt – als Resultat einer einmaligen Lebensgeschichte – zu respektieren und ihn dort abzuholen, wo er steht.

In diesem Sinne ist das Hilfsangebot auf die einzelne Person zugeschnitten – also personzentriert – und am persönlichen Bedarf orientiert.

Personzentriertheit:
- *Pflegemaßnahmen auf die Person mit ihren Eigenarten und Bedürfnissen, Schwächen und Stärken abstimmen; nach Wünschen und eigenen Vorstellungen fragen;*
- *Paqtienten gezielt dort ansprechen, wo er ansprechbar ist;*
- *helfen, wo Hilfe gewünscht wird;*
- *eine gute Beziehung aufbauen;*
- *Angehörige einbeziehen.*

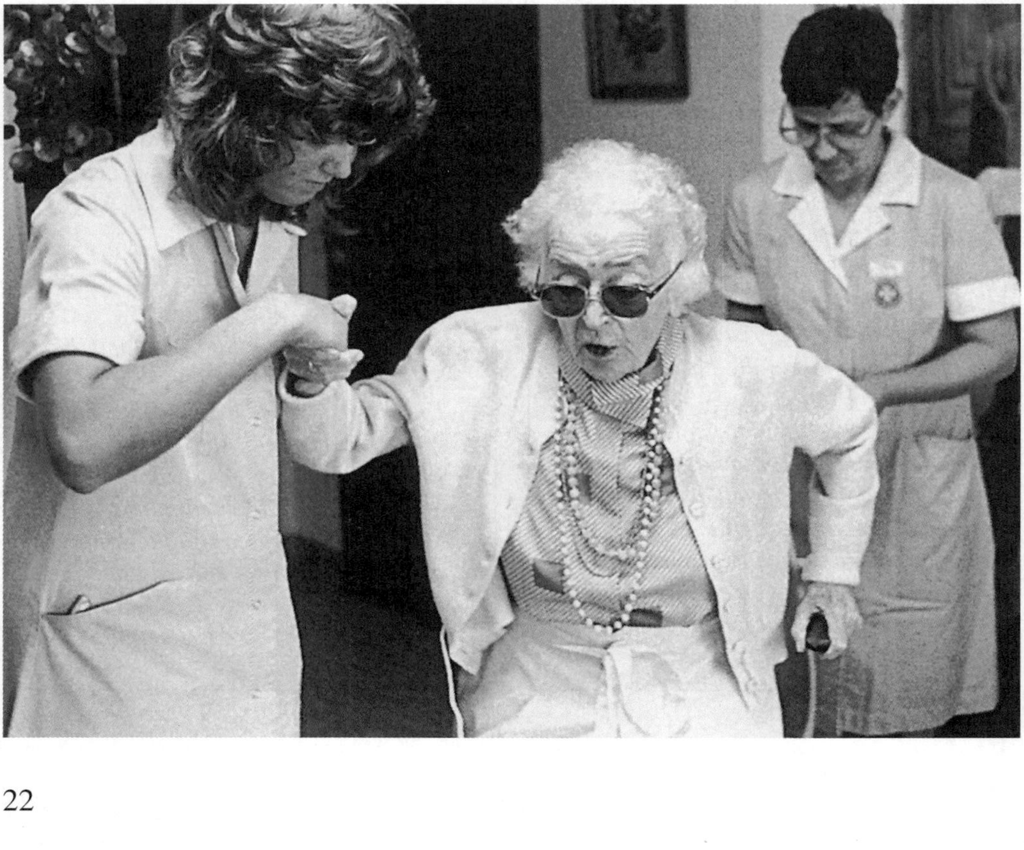

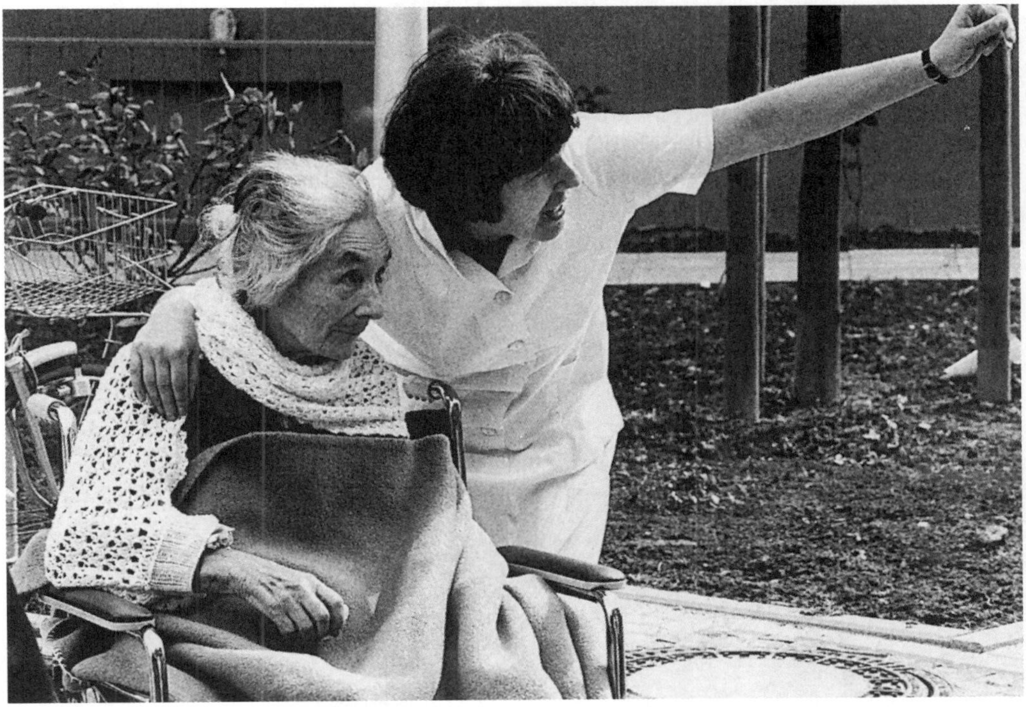

2.4 Interaktionsorientierung

Die moderne Altenpflege hat Abschied genommen von dem Konzept der *Versorgungspflege,* die den alten Menschen zum weitgehend passiven Objekt pflegerischer Bemühungen machte und die Verantwortung für den Pflegeprozeß einseitig dem Pflegenden zuschob. Inzwischen ist man sich darüber im klaren, daß jede pflegerische Maßnahme die Mitarbeit des Betreuten erfordert und nur insoweit hilfreich und heilsam sein kann, wie sie vom Betroffenen gewünscht und mitgetragen wird. Aus der einseitigen Versorgungspflege ist die *interaktionsgeleitete Pflege* geworden

Auch sehr alte und schwerkranke Men-

Interaktionsorientierung
- *die pflegerischen Maßnahmen ankündigen und ihren Sinn erklären;*
- *den Pflegebedürftigen als Partner ernst nehmen;*
- *ihn zur Mitarbeit gewinnen; Mitarbeit anfordern;*
- *im Gespräch bleiben; sich über Fortschritte und Rückschläge im Pflegeprozeß verständigen;*
- *sich selbst einbringen; die eigenen Grenzen sichtbar machen;*
- *um Rückmeldungen bitten; die Auswirkungen der eigenen Tätigkeit auf den Betroffenen kontrollieren.*

schen können jede Pflegemaßnahme boykottieren, indem sie nicht mitmachen, sich verweigern, passiven (oder aktiven) Widerstand leisten. Darum muß jede effektive Altenpflege darauf gerichtet sein, die Mitarbeit des Pflegebedürftigen zu gewinnen und ein kooperatives Arbeitsklima herzustellen, in dem beide Seiten im Rahmen ihrer Möglichkeiten Verantwortung für das übernehmen, was zwischen ihnen passiert, beide ihr Tun aufeinander abstimmen und die Pflegeplanung zu ihrer gemeinsamen Sache machen. Das bedeutet auch, daß der Pfleger gegebenenfalls die Grenzen seiner eigenen Möglichkeiten sichtbar macht und den „Partner im Pflegeprozeß" an dessen Mitverantwortung erinnert.

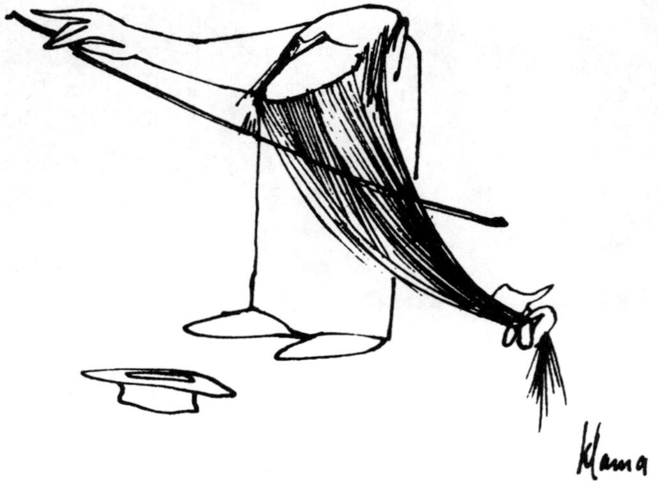

Fragen zum Text:

- Worin unterscheidet sich die Altenpflege a) von der Krankenpflege, b) von der Kinderpflege?
- Welche Zielsetzungen verfolgt die moderne Altenpflege?
- Was ist mit ganzheitlicher, aktivierender, personzentrierter, interaktionsorientierter Pflege gemeint?
- Wozu braucht ein Altenpfleger psychologische Kenntnisse?

Literatur zum Thema:

DRK-Generalsekretariat (1990). Berufsprofil Altenpfleger/in. (Bezugsadresse: Friedrich-Ebert-Allee 7, 53113 Bonn)

Wittrahm, A. (1991/1992). Orientierungen zur ganzheitlichen Altenpflege. Anthropologie – Ethik – Religion. Bonn: Dümmler

Teil II

Die Bedeutung des Alterns im Lebenslauf

Modelle und Aspekte des Alterns

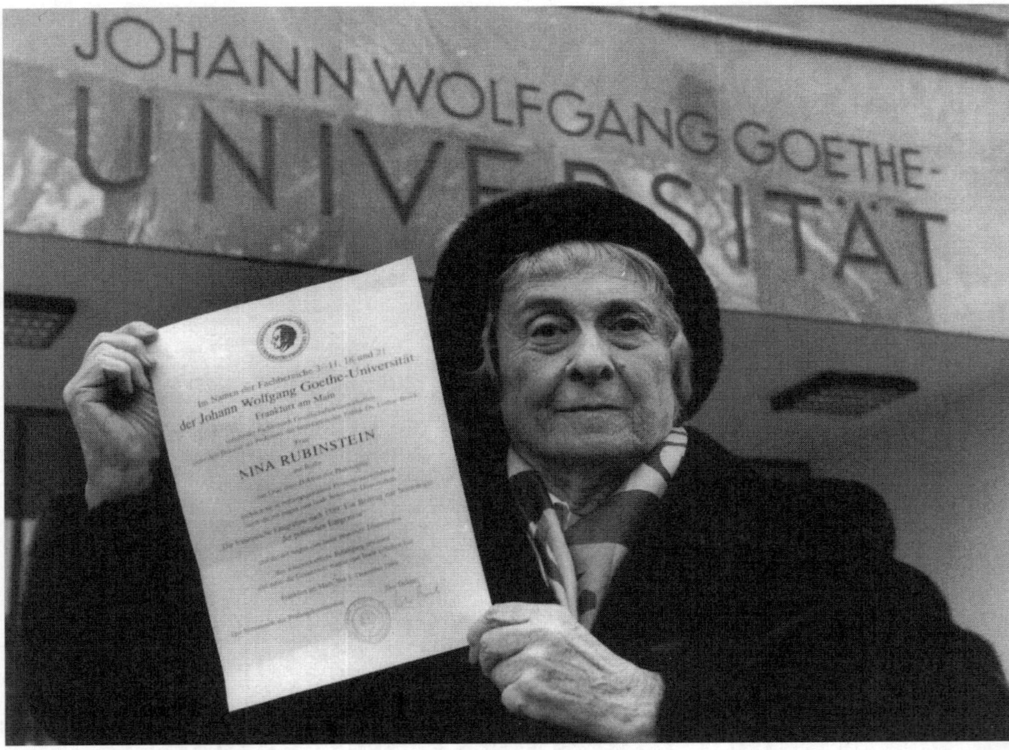

Stolz hält die 86jährige Amerikanerin Nina Rubinstein die Urkunde ihres Doktortitels, der ihr von der Johann-Wolfgang-Goethe-Universität in Frankfurt verliehen wurde. Vor 56 Jahren mußte die in Berlin geborene Jüdin ihre Doktorarbeit in Frankfurt abbrechen, da sie vor den Nazis flüchtete. Jetzt erhielt sie den Titel der Soziologischen Fakultät.

3

Altern – Veränderungen auf das Lebensende hin

Was bedeutet altern und alt sein? Wie sieht das Alter aus und wann beginnt es? Jeder von uns ist überzeugt, die Antworten auf diese Fragen zu wissen. Wenn wir sie aber in Worte fassen sollen, kommen wir in Schwierigkeiten und verwickeln uns schnell in Widersprüche. Die einen behaupten, altern beginne schon mit der Geburt oder gar mit der Zeugung, für andere fängt es mit dem Ergrauen der Haare, dem Eintritt der Wechseljahre oder dem ersten Schlaganfall an. Und während Kinder und Jugendliche schon ihre vierzig- bis fünfzigjährigen Eltern als „alt" bezeichnen, sprechen Siebzigjährige gern vom Alter als einem Lebensabschnitt, der noch vor ihnen liegt.

Die Vielfalt der Antworten macht deutlich, daß alt sein eher eine Definitionssache als eine vorgegebene Realität ist. Wir müssen genauer festlegen, auf welchen Zeitraum wir uns beziehen, wenn wir vom Alter reden. Unstrittig ist dabei, daß es sich um den Lebensabschnitt handelt, der am Ende des Lebenslaufs liegt und mit dem Tod endet. Wann aber dieser Lebensabschnitt beginnt, wird – in Abhängigkeit vom Lebensalter – ganz unterschiedlich gesehen: Je älter die Menschen sind, desto später setzen sie den Beginn des Alters an. Wir sind daran gewöhnt, diesen Lebensabschnitt immer nur vor uns zu sehen und keine eigenen Erfahrungen damit zu verbinden.

In der Öffentlichkeit hat man sich darauf verständigt, das Ausscheiden aus dem Berufsleben als den Auftakt zum Altern anzusehen, Dementsprechend würde das Alter mit 60-65 Jahren beginnen und mit dem Tod enden. Es umfaßt heutzutage einen Zeitraum von häufig mehr als 20 Jahren.

Aus der Perspektive der Jugend ist das Alter relativ einheitlich durch Abbau und Verfall charakterisiert oder einfach dadurch, daß das Leben vorbei ist und „nichts mehr passiert". Schaut man jedoch genauer hin, so erscheinen diese Jahre ganz im Gegenteil durch Veränderungen gekennzeichnet, die unter Umständen umwälzender sind als je zuvor und sich höchstens mit den Veränderungen in den ersten zwanzig Jahren des Lebens vergleichen lassen. Zu denken ist dabei an die Veränderungen des äußeren Erscheinungsbildes, die Einschränkung der Sinnesorgane und die typischen Alterserkrankungen, aber auch an die geringere Belastbarkeit des psychovegetativen Nervensystems, das nachlassende Gedächtnis oder die Veränderungen im Zeiterleben und nicht zuletzt an die Rollen-, Status- und Beziehungsverluste, die oft mit dem Ausscheiden aus dem Beruf gekoppelt sind (siehe auch Kap.15).

So wie in der ersten Lebenszeit zwischen Kindheit und Jugend unterschieden werden muß, erscheint es auch notwendig, zwischen *frühem und spätem Alter* zu differenzieren, da sich nach dem Ausscheiden aus dem Berufsleben ganz unterschiedliche und zum Teil geradezu gegenläufige Entwicklungen abspielen. Während das frühe Alter noch als Phase „später Freiheit" (Rosenmayr 1983) begriffen werden kann, in der es durchaus möglich ist, das Leben durch äußere und innere Aktivitäten zu erweitern, so ist das späte Alter geprägt durch eine zunehmende Einengung des äußeren und inneren Lebensraumes. Gesundheitliche Beeinträchtigungen treten immer mehr in den Vordergrund, das Leben läßt sich nicht mehr ohne äußere Hilfe bewältigen, das Ende wird sichtbar. Der Unterscheidung zwischen frühem und spätem Alter entspricht die zwischen jungen und alten Alten.

Das frühe Alter:
Beginn: *Mit dem Ausscheiden aus dem Berufsleben*
Veränderungen: *Vorwiegend im sozialen Bereich: Befreiung von sozialen Verpflichtungen; damit verbunden u. U. Einkommensverluste; Verlust von Aufgaben, Einfluß, Ansehen; Beziehungsverluste.*
Entwicklungschancen: *Späte Freiheit, Aktivität, Initiative, Weiterbildung, Neuorientierung auf Hobbies, Gesundheitspflege, Sport, Reisen u.a.*

Das späte Alter:
Beginn: *Mit ca. 80 Jahren*
Ende: *Mit dem Tod*
Veränderungen: *Vorwiegend im organischen Bereich: Einbußen an organischer Funktionstüchtigkeit (im Hören, Sehen, Denken, im motorischen und psychischen Bereich), Verlust an körperlicher Integrität und Selbständigkeit.*
Entwicklungschancen: *Innere Unabhängigkeit, geistige Stärke, Gelassenheit, Geduld, Weisheit, Pflege annehmen, loslassen ...*

Veränderungen organischer und sozialer Art sind Kennzeichen jeder Lebensphase und immer ist mit ihnen in irgendeiner Weise Verlust und Gewinn verbunden. Die Verluste, die das Alter mit sich bringt, sind allerdings immer schwerer zu ersetzen; sie gewinnen einen irreversiblen Charakter:

- Die Beendigung der beruflichen Karriere läßt keine neue Karriere mehr zu.
- Der Verlust alter Lebensgefährten ist nicht durch neue Bindungen zu ersetzen.
- Verluste im Bereich organischer Funktionstüchtigkeit gehen in chronische Schäden oder Erkrankungen über.

Die zunehmende Einschränkung des Lebensraumes durch Krankheiten und körperliche Defizite reduziert zusätzlich die dem Betroffenen zur Verfügung stehenden Kompensationsmöglichkeiten: Ist z.B. zu Beginn des Alters der Verlust an gesellschaftlicher Wirksamkeit noch durch Initiativen im mehr privaten Bereich zu ersetzen, so lassen die schweren körperlichen Beeinträchtigungen des späten Alters oft nur noch den Weg in den inneren Verzicht offen.

Weiterhin betreffen die Verluste im Alter immer zentralere Perönlichkeits- und Lebenbereiche: am Anfang „nur" die sozialen Rollen und Aufgaben, am Ende den persönlichen Intimbereich. Dadurch wird das Selbstverständnis und das Selbstwertgefühl des alten Menschen mehr und mehr in Frage gestellt mit der Gefahr, daß er sich selbst fremd wird und innerlich aufgibt.

Es sind aber nicht die altersbedingten Veränderungen als solche, die über den Verlauf des Alters entscheiden. Ausschlaggebend ist vielmehr, wie der Betroffene und mit ihm die Umwelt auf die Veränderungen reagiert.

Verluste können einen Menschen aus der Bahn werfen, aber auch als Befreiung, Chance und Gewinn erlebt werden. Das gilt für die Berufsaufgabe genauso wie für den Tod eines langjährig pflegebedürftigen Ehepartners; für einen Wohnungswechsel ebenso wie für eine altersbedingte Krankheit. Immer wieder ist etwa von alten Menschen zu hören, daß sie – nachträglich gesehen – bestimmte mit einem Verlust verbundene Erfahrungen nicht missen wollen, bei allem Schmerz doch etwas dazugewonnen haben, gelernt haben, die Dinge mit anderen Augen zu sehen und ähnliches. Alte Menschen leben uns vor, wie die Einbußen an Gesundheit und Funktionstüchtigkeit keineswegs zu einem Persönlichkeitsverfall führen müssen, sondern häufig als Herausforderung begriffen werden, dem Leben mit mehr Bewußtheit zu begegnen und dabei an innerer Stärke und Gelassenheit zuzunehmen.

Die Fähigkeit, soziale Verluste und körperliche Einbrüche in dieser Weise zu verarbeiten, erfordert einen hohen psychischen Einsatz. Es ist eine innere geistig-seelische Arbeit, die da geleistet werden muß. Wie weit ein Betroffener dazu in der Lage ist, hängt wesentlich davon ab, wie er sich selbst als alternder Mensch sieht, was er sich zutraut und was er sich zumutet. Sein Selbstverständnis ist wiederum abhängig von dem, was seine Umwelt – seine nahen Bezugspersonen und im weiteren Sinne auch die Gesellschaft – von ihm erwartet und fordert.

In diesem Sinne ist Altern *ein soziales Schicksal.* Auch wenn es in vieler Hinsicht biologisch gesteuert und vorprogrammiert erscheint, ist es doch in der Art, wie es erlebt wird, soziokulturell überformt und entfaltet sich in einem Beziehungsfeld geistig-seelischer Kräfte, das gleichermaßen von der einzelnen Person und der sie umgebenden sozialen Gemeinschaft gestaltet wird.

Für Pflegende, die alten Menschen an ihrem Lebensende beistehen wollen, ist es notwendig, sich Rechenschaft darüber abzulegen, worauf sie ihre Augenmerk richten wollen: auf das Alter als Abbau und Verfall oder als Entwicklung und Vollendung der Persönlichkeit. Beides ist als Möglichkeit im Prozeß des Alterns enthalten, und beides kann durch das betreuerische Verhalten gefördert oder eingeschränkt werden.

– ***Fragen zum Text:***

– Wodurch unterscheiden sich die Veränderungen im Alter von denen in früheren Lebensabschnitten?
– Warum ist es sinnvoll, zwischen frühem und spätem Alter zu unterscheiden?
– Inwiefern ist Altern ein soziales Schicksal?

4

Altern als Abbau und Verfall

4.1 Das Defizit- oder Defektmodell

Für viele Menschen ist „altern“ in erster Linie ein Prozeß des körperlichen Verfalls.In diesem Zusammenhang wird auf die zahlreichen Funktionsbeeinträchtigungen verwiesen, von denen kein Mensch im Alter verschont bleibt: das Erschlaffen der Haut und Muskulatur, das schlechtere Sehen und Hören, die Beeinträchtigungen der Herz- und Lungentätigkeit sowie der Verdauungsorgane, die Zunahme und Chronifizierung von Krankheiten und nicht zuletzt das Nachlassen des Gedächtnisses. In zahllosen gerontologischen Untersuchungen sind diese und andere organische Veränderungen genau beschrieben und mit der verminderten Zellteilungsfähigkeit im Alter in Zusammenhang gebracht worden. Das Alter erscheint aus diesem Blickwinkel als ein vorprogrammierter biologischer Prozeß; mit zunehmendem Alter kann sich der Organismus immer weniger erneuern und gegen schädliche Einflüsse von außen wehren, Fehlreaktionen und gesundheitliche Beeinträchtigungen setzen die allgemeine Leistungsfähigkeit des alternden Menschen herab und führen schließlich zu seinem Tod.

Niemand wird leugnen, daß Funktionseinbußen einen großen und oft entscheidenden Einfluß auf den Verlauf des Alters nehmen. Und es ist auch unbestreitbar, daß im Leben eines alten Menschen der Frage nach Gesundheit und Leistungsfähigkeit ein größeres Gewicht eingeräumt wird als je zuvor. Dennoch muß dem Defizitmodell der Vorwurf gemacht werden, daß es den Blick auf das Alter in unzulässiger Weise einengt. Seine Aussagen orientieren sich vorwiegend an Untersuchungen, die an kranken und hilfsbedürftigen Heimbewohnern gemacht wurden. Pflegeheimbewohner machen aber nur einen kleinen Teil der Gesampopulation aus.

So rücken ganz von selbst die körperlichen Gebrechen in den Vordergrund und werden zum Maßstab der Gesampersönlichkeit.

Und indem das Defektmodell den alten Menschen auf seine körperliche Funktionstüchtigkeit reduziert, wird die Lebenstüchtigkeit übersehen, mit der viele alte Menschen ihre körperlichen Defizite kompensieren und ein erfülltes, selbstverantwortliches Leben führen.

Kritisch zu dem Defizitmodell ist außerdem anzumerken, daß es die körperlich-geistige Leistungsfähigkeit des mittleren Erwachsenenalters zum allgemeinen Maßstab macht, an dem sich jedermann- ob jung oder alt – messen lassen muß. In dieser Sicht kann aber die Eigengesetzlichkeit des Alters gar nicht sichtbar werden. Es wird außer acht gelassen, daß die geistig-psychische Entwicklung anderen Gesetzmäßigkeiten folgt als die körperliche und daß mit zunehmendem Alter der Lebenserfahrung mit der daraus resultierenden Kompetenz ein immer größerer Stellenwert zukommt.

4.2 Das Disuse-Modell

Auch das Disuse-Modell sieht im Alter eine Zeit des Abbaus und Verfalls. Die genannten körperlichen Funktionseinbußen, allgemeine Verlangsamung, abnehmende Aktivität und Körperkraft, verringertes Interesse an der Außenwelt und zunehmende Hilfsbedürftigkeit werden als die wichtigsten Kennzeichen des Alternsprozesses angesehen.

Allerdings werden diese Merkmale nicht als schicksalhaft vorgegeben beschrieben, sondern als zu einem guten Teil abhängig von den äußeren Lebensumständen. Indem alte Menschen aus dem beruflichen Alltag entlassen werden, keine familiären Verpflichtungen mehr haben und sich selbst aus vielen sozialen Bezügen zurückziehen, fehlt es ihnen an dem notwendigen Training der körperlichen und geistigen Funktionen. In jedem Lebensalter würde das zu einem Verlust an Fitneß führen. Mit zunehmendem Alter wird dieser Verlust aber immer häufiger irreversibel, das heißt es kommt zu einer Atrophie der zu wenig beanspruchten Organe, die nicht mehr rückgängig zu machen ist. Das Sprichwort „wer rastet, rostet" drückt diesen Sachverhalt sehr deutlich aus.

Anders als bei dem Defektmodell wird hier der Alternsprozeß als Resultat einer Wechselwirkung zwischen inneren und äußeren Gegebenheiten angesehen. Altern ist nicht ein unabänderliches Schicksal, sondern es wird sowohl von der sozialen Umwelt wie auch von dem Betroffenen selbst mitgetragen und mitgestaltet.

Allerdings muß auch hier kritisch vermerkt werden, daß die Maßstäbe für die Beurteilung des Alters aus dem mittleren Erwachsenenalter stammen. Altern im Rahmen des Disusemodells gilt nur insoweit als erfolgreich, als es einem Vergleich mit den Fähigkeiten und Kompetenzen jüngerer Erwachsener standhalten kann. Die Frage, ob das Alter nicht ganz andersartige Qualitäten zu seiner Bewältigung notwendig macht, wird gar nicht gestellt. Damit kommt aber die eigentliche Leistung alter Menschen – die Anpassung an durchaus neuartige Lebenserfordernisse – gar nicht zum Ausdruck; das Alter erscheint als ein Prozeß abnehmender Leistungsfähigkeit, der vom einzelnen gebremst, aber nicht grundsätzlich aufgehalten werden kann.

5

Altern als Wachstum und Vollendung

5.1 Das Kompetenzmodell

Um im Leben erfolgreich zu sein, kommt es nicht allein auf einen gesunden, leistungsfähigen Organismus an, sondern in erster Linie auf die Fähigkeit des Menschen, sich mit der Umwelt, in die er hineingeboren ist, so in Beziehung zu setzen, daß er darin überleben und sich entfalten kann.Trifft er nach seiner Geburt auf eine Umgebung, die nicht willens oder in der Lage ist, ihn in seinem Lebenswillen zu unterstützen und ihm ein Minimum an Nahrung, Wärme, Schutz und Anregung zukommen zu lassen, so kann er nicht überleben. Das gleiche gilt für den Fall, daß zwar ein ausreichendes Angebot vorhanden ist, er es aber aufgrund von schweren organischen oder geistig-seelischen Störungen nicht für sich nutzen kann. Der einzelne muß also in der Lage sein, die Angebote und Chancen, die ihm die Umwelt bietet, zu nutzen und sich gegen Hindernisse und Gefahren zu behaupten. Erst wenn er sich an Widerständen und Versagungen erprobt hat, kann er sich stark und dem Leben gewachsen fühlen, nicht etwa aufgrund guter Gesundheit und organischer Fitneß. Kompetenz ist die Art von Lebenstüchtigkeit und Selbstgewißheit, die bei der Auseinandersetzung mit äußeren Herausforderungen entsteht. Ein erfolgreiches Leben ist – so gesehen – das Ergebnis einer geglückten Austauschbeziehung zwischen der Person und ihrer Umwelt.

Es liegt auf der Hand, dass Kompetenz nicht etwas Angeborenes ist und auch nicht immer in der gleichen Weise zum Ausdruck kommt. Kompetenz ist immer auf einen Kontext – eine bestimmte Situation – bezogen und äußert sich im Kleinkindalter anders als im Erwachsenenalter oder am Lebensende. Sie hängt ab von den jeweiligen Lebensumständen und den Verhaltensmöglichkeiten der Person. Ein Kind, das gerade laufen oder sprechen gelernt hat, kann sich anders mit seiner Umwelt in Beziehung setzen als eines, das diese Fähigkeiten noch nicht erworben hat. Ein Erwachsener, der in Schule und Ausbildung vielfältige Verhaltensmöglichkeiten ausprobiert hat, steht anders da als ein Jugendlicher ohne diese Erfahrungen . Und ein älterer Mensch, der sich im Berufsleben behaupten und manche Rückschläge und Verluste im Leben hinnehmen mußte, hat sich wiederum neue Verhaltens- und Erlebnisweisen angeeignet, die ihm am Anfang seiner Erwachsenenzeit noch nicht zur Verfügung standen.

Kompetenz ist also – kurz gesagt – das

Resultat von Lebenserfahrungen, in denen sich der einzelne in der Auseinandersetzung mit seiner Umwelt bewähren mußte. Sie kommt in der Fähigkeit zum Ausdruck, auch unter widrigen Umständen ein zufriedenstellendes, selbstverantwortliches Leben führen zu können.

Nimmt man die Kompetenz zum Maßstab eines geglückten Lebenslaufs, so gibt es keinen Grund, das Alter mit seinen organischen Defiziten als eine Phase des Abbaus und Verfalls zu sehen. Im Gegenteil: Die zunehmenden Belastungen und Einschränkungen, die dem Menschen im Alter zugemutet werden, stellen immer höhere Anforderungen an die Kompetenz des einzelnen. Umso bewunderungswürdiger ist es zu sehen, wie vielen alten Menschen es gelingt, ihren Lebensraum so zu ordnen und zu verkleinern, daß sie darin ein relativ eigenständiges Leben führen können. Im Sinne der Kompetenz ist also Wachstum und Entwicklung bis zum Lebensende möglich.

Beispiel:
Frau Fischbach ist eine sehr selbständige aktive Heimbewohnerin von 87 Jahren. Obwohl an den Rollstuhl gefesselt, ist sie am liebsten unterwegs, schwätzt mit anderen Bewohnern und nimmt an geselligen Nachmittagen teil. Leider wird mit der Zeit ihr Gehör immer schlechter, was sie zusehends verstört und mißtrauisch macht. Sie kann den Unterhaltungen nicht mehr folgen und zieht sich in ihr Zimmer zurück. Eine Zeitlang ist der Umgang mit ihr schwierig. Dann aber findet sie eine Möglichkeit, ihr Bedürfnis nach Kontakt und selbständiger Lebensführung zu befriedigen: Sie läßt sich morgens von den Pflegerinnen eine Kanne mit heißem Wasser bereitstellen und von ihrer Tochter mit Kaffee und Plätzchen versorgen. Dann ruft sie ihre Bekannten einzeln an und lädt sie zu einer Tasse Kaffee ein und bewirtet sie nach allen Regeln der Kunst von ihrem Rollstuhl aus. Einem Zweiergespräch kann sie noch relativ gut folgen, weil sie ihrem Gesprächspartner dabei auf die Lippen schauen kann. „Das ist viel schöner als früher. Jetzt hört mir jemand mal wirklich zu und man kommt bessser ins Gespräch miteinander," sagt sie und strahlt.

Auf zwei Gefahren muß allerdings einschränkend hingewiesen werden: Die Kompetenz wird immer sowohl von der Person wie von ihrer Umwelt getragen. Mit anderen Worten: der einzelne ist in seinen Bemühungen um ein eigenständiges, selbstverantwortetes Leben auf eine Unterstützung von außen angewiesen, die ihm genügend Freiraum für seine eigenen Entscheidungen läßt und ihn nicht bevormundet.

Die andere Gefahr liegt in der Person selbst, daß sie in ihrem Streben nach Autonomie die Beziehung zur Umwelt einseitig zum eigenen Vorteil mißbraucht. Auch derjenige, der nicht auf seine eigenen Ressourcen zurückgreift, sondern es vorzieht, seine Mitmenschen für die eigenen Belange auszubeuten, ist auf seine Weise kompetent. In bezug auf die Altenpflege bedeutet das einerseits, daß die Betreuenden dafür Sorge tragen müssen, sich nicht beliebig ausnutzen zu lassen und andererseits den Betreuten in seinen Kompetenzen nicht unnötig zu beschneiden.

5.2 Das Entwicklungsmodell Altern – eine entwicklungspsychologische Aufgabe

Auch die Entwicklungspsychologie sieht das Alter als letzte Stufe eines Lebenslaufs unter dem Aspekt zunehmender Reife und Kompetenz. Der Mensch kommt – ihrer Auffassung nach – schwach und unfertig auf die Welt und entwickelt seine Fähigkeiten erst im Zusammenspiel mit einer Umwelt, die ihn mit vielfältigen Chancen und Hindernissen, Angeboten und Versagungen konfrontiert. Die Notwendigkeit, sich mit wechselnden äußeren und inneren Lebensbedingungen auseinanderzusetzen, bleibt für den Menschen bis zu seinem Lebensende bestehen und gibt ihm auch die Möglichkeit, daran zu wachsen und an innerer Stärke und Kompetenz zuzunehmen.

Das soll im folgenden etwas näher ausgeführt werden: Dem amerikanischen Entwicklungspsychologen Robert Havighurst (geb. 1900) zufolge vollzieht sich Entwicklung in der Konfrontation mit bestimmten „Entwicklungsaufgaben“, die dem Individuum in bestimmten Lebensabschnitten begegnen und die es in irgendeiner Weise bewältigen muß, damit das Leben seinen Fortgang nehmen und der Mensch sich den nachfolgenden Aufgaben zuwenden kann.

Entwicklungsaufgaben entstehen durch organische Veränderungen, denen jeder Mensch im Lebenslauf unterworfen ist, und den entsprechend veränderten Erwartungen und Anforderungen der Umwelt. So ist – um nur ein Beispiel zu nennen – das Auftreten der Geschlechtsmerkmale in der Pubertät mit der Erwartung verbunden, daß der Betroffene sich nun seiner Geschlechtsrolle entsprechend kleidet und verhält. Und erst wenn er zu seiner Geschlechtsrolle gefunden hat, ist der Weg frei zu Partnerschaft und der Gründung einer eigenen Familie.

Entwicklungsaufgaben unterscheiden sich von anderen Aufgaben und Schicksalsschlägen, mit denen der einzelne konfrontiert wird, dadurch, daß sie an organische Veränderungen und damit an einen bestimmten Zeitpunkt im Lebenslauf gebunden sind. Sie stellen das bisherige Leben in Frage und erfordern eine Antwort in Form neuer Verhaltensweisen, neuer Erkenntnisse oder neuer Einstellungen.

Stichwort: Entwicklungsaufgabe
Entwicklungsaufgaben sind Aufgaben, die sich, durch altersbedingte organische und soziale Veränderungen hervorgerufen, dem einzelnen zu einem bestimmten Zeitpunkt im Lebenslauf stellen und in irgendeiner Weise gelöst werden müssen, damit die Entwicklung nicht stagniert und nachfolgende Aufgaben erfolgreich in Angriff genommen werden können.

Die Art der Auseinandersetzung mit diesen Herausforderungen – sei es auf eher sachliche oder emotionale, aggressive, defensive oder evasive Weise – entscheidet darüber, ob die Entwicklung zu einer Persönlichkeitserweiterung bzw. einem Zuwachs an innerer und äußerer Reife führt oder in eine Fehlentwicklung, eine Sackgasse mündet.

In ähnlicher Weise beschreibt der Psychoanalytiker Erik Erikson (geb.1902) Entwicklung als eine Aufeinanderfolge von Krisen und Konflikten, die durch die körperlichen Veränderungs- und Reifungsprozesse ausgelöst werden. Eine erfolgreiche Bewältigung der auf jeder neuen Lebensstufe entstehenden Konflikte führt zu psychischem Wachstum und der Entwicklung eines Identitätsbewußtsein, während unzureichende Konfliktlösungen Entwicklungs- und Persönlichkeitsstörungen zur Folge haben.

Stufen der Entwicklung nach Havighurst und Erikson

Stufen im Lebenslauf	Entwicklungsaufgaben nach Havighurst	Entwicklungsstufen nach Erikson
1. Stufe: frühe Kindheit (0–6 Jahre)	– sich an Mutter und Vater binden – sich aufrichten, sitzen, krabbeln, laufen lernen – Sprache verstehen und sprechen lernen – Entwicklung der sensomotorischen Intelligenz	Urvertrauen vs. Urmißtrauen, Körperkontrolle (Autonomie) vs. Scham und Zweifel
2. Stufe: Schulalter (6–12 Jahre)	– Entwicklung einer aufgaben- und leistungsbezogenen Haltung – Erwerb körperlicher Tüchtigkeit (springen, radfahren u. a.) – Erwerb der Kulturtechniken lesen, schreiben, rechnen etc. – Freundschaft schließen mit Gleichaltrigen	Leistungs- und Aufgabenorientierung vs. Minderwertigkeitsgefühle
3. Stufe: Adoleszenz (12–20 Jahre)	– akzeptieren der eigenen Geschlechtsrolle – Beziehung aufnehmen zum anderen Geschlecht – sich innerlich von den Eltern unabhängig machen – äußerlich unabhängig werden	Identität vs. Rollenkonfusion und Selbstunsicherheit
4. Stufe: Frühes Erwachsenen- alter (20–40 Jahre)	– Ausbildung und Berufswahl – Entwicklung einer reifen Sexualität – Partnersuche – Familiengründung – Kinder versorgen	Intimität vs. Isolierung
5. Stufe: Lebensmitte (40-60 Jahre)	– Entfaltung und Beendigung beruflicher Tätigkeit – Auseinandersetzung mit den Wechseljahren – Kinder loslassen, Partnerschaft neu definieren	Kreativität und Produktivität vs. Stagnation und Verknöcherung
6. Stufe: frühes Alter (60-80 Jahre)	– Berufsaufgabe – Neuorientierung auf selbstbestimmte Aktivitäten hin – Großelternrolle übernehmen, Gesundheitsvorsorge	wie Stufe 5
7. Stufe: spätes Alter (80-...Jahre)	– akzeptieren altersbedingter Verluste – mit Krankheit leben lernen – sich auf das Lebensende vorbereiten – Bilanz ziehen – sich als Teil eines Ganzen begreifen	Ich-Integrität vs. Verzweiflung Resignation und Selbstaufgabe

Havighurst beschreibt mehr die konkreten Entwicklungsaufgaben, die sich dem Individuum auf einer Lebensstufe stellen, während Erikson mit seiner Terminologie eher den psychischen Wachstumsprozeß und seine Gefährdung zu erfassen sucht.

So hat – Havighurst zufolge – das Kind in den ersten sechs Lebensjahren die Aufgabe, eine Beziehung zu Mutter und Vater aufzubauen, sich zielgerichtet zu bewegen und laufen zu lernen, sich auf feste Nahrung einzustellen, seine Schließmuskeln zu kontrollieren, seine praktische, sensomotorische Intelligenz zu entwickeln, sprechen zu lernen und anderes mehr. Gelingt ihm das in befriedigender Weise, so entsteht – nach Erikson – ein Gefühl des grundsätzlichen Vertrauens in die Welt und die eigenen Möglichkeiten. Mißlingen aber gleich die ersten Versuche, mit der Welt Kontakt aufzunehmen, oder verbinden sie sich mit Enttäuschung, Angst und Schmerzen, so stellen sich Scham und Zweifel ein, und es entsteht ein grundlegendes Mißtrauen, das sich wie ein Schatten

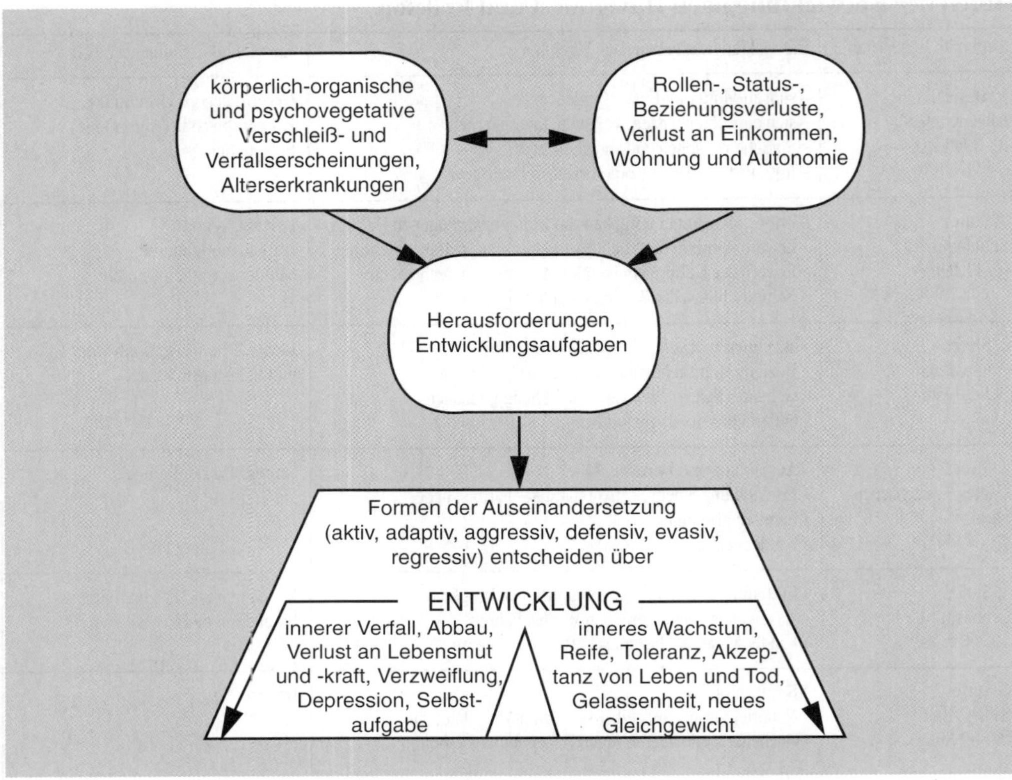

Abb. 1: Entwicklung im Alter (nach dem Entwicklungsmodell von Havighurst).

über die ganze Entwicklung legt.

Da in den ersten Lebensjahren die Eltern die wichtigsten Repräsentanten der Außenwelt sind, ist das Urvertrauen wesentlich das Resultat einer geglückten Eltern-Kind-Beziehung. Gleichzeitig ist es die Voraussetzung dafür, daß das Kind es wagen kann, sich auf der nächsten Stufe den Leistungsanforderungen der Schule zu stellen, eine aufgabenbezogene Haltung zu entwickeln, sich anzustrengen und Mißerfolge zu verkraften. Ist das Kind dabei erfolgreich, so weitet sich das Urvertrauen in ein Vertrauen auf die eigene Leistungsfähigkeit. Versagt es dagegen auf breiter Front, so entwickeln sich unter Umständen Minderwertigkeitsgefühle, die die weitere Entwicklung behindern und es dem Kind auf der dritten Stufe schwer machen, sich aus dem Elternhaus zu lösen und zu einer eigenen positiven Identität zu finden.

Das Vertauen zu sich selbst als einer Person, die sich bei allen äußeren und inneren Veränderungen doch irgendwie gleichbleibt und durch Leistungen in der Welt behaupten kann, führt dazu, daß der „junge Erwachsene“ den Mut findet, intime Bindungen einzugehen, einen Beruf zu wählen und eine Familie zu gründen, statt sich zu isolieren und vor Verantwortung zu schützen.

Und hat der einzelne erst einmal seinen Platz in der Gesellschaft gefunden, so sind damit auch die Voraussetzungen geschaffen, daß er in der Lebensmitte einerseits seine Aufgaben produktiv und kreativ erfüllen und andererseits zulassen kann, daß die Kinder sich selbstständig machen, die Familie sich auflöst und neue Beziehungen, Interessen und Aufgaben an ihre Stelle treten.

Ein weitgespanntes Netz von Bindungen und Beziehungen ist wiederum eine geeignete Basis, um im Alter die unvermeidbaren gesundheitlichen uind sozialen Verluste zu verkraften, verbleibende Möglichkeiten zu nutzen, die Endlichkeit des Lebens zu akzeptieren und sich als Teil eines übergeordneten Ganzen nicht verloren zu fühlen.

Dennoch ist gerade in diesem letzten Lebensabschnitt die Weiterentwicklung noch einmal ernsthaft bedroht, da sie ein hohes Ausmaß an psychischer Arbeit erfordert. Übersteigen die Zumutungen des Lebens die inneren Kräfte des Betroffenen oder trägt er noch ungelöste Konflikte aus seiner Vergangenheit mit sich herum, so besteht die Gefahr, daß ihn der Gedanke an das Ende mit Schrecken erfüllt und sein Leben in Verzweiflung und Hoffnungslosigkeit endet.

Selbst sehr alte, verwirrte Menschen, die sich nicht mehr in der Gegenwart orientieren können, werden häufig noch von alten unbewältigten Konflikten umgetrieben. Die amerikanische Altenpflegerin Naomi Feil hat eine Methode entwickelt, verwirrten Menschen bei ihrem Bemühen um Vergangenheitsbewältigung beizustehen und sie dadurch vor einem Abgleiten in ein Stadium des Dahinvegetierens zu bewahren (1992).

Die Entwicklungsvorstellungen von Havighurst und Erikson machen deutlich, daß eine Weiterentwicklung auch im Alter noch möglich ist, sofern der alte Mensch die notwendige Unterstützung von seiner Umwelt erfährt und von den altersbedingten Verlusten nicht überwältigt wird. Ein Persönlichkeitsabbau im Sinne eines Zurückfallens in „kindliche" Verhaltensweisen erweist sich dabei meist als eine Form der Reaktion auf schwere Krankheit oder soziale Isolation, nicht aber auf das Altern selbst.

Ob ein alter Mensch mit Abbau oder Weiterentwicklung auf die Veränderungen am Lebensende reagiert, hängt ab

- ***von der Person*** mit ihrer Vorgeschichte und ihren Verhaltensmöglichkeiten bzw. der Kompetenz, die sie im Laufe des Lebens erworben hat, von ihrer bisherigen Lebensführung, ihrem Lebensstil und ihren Bewältigungsstrategien (Formen der Auseinandersetzung);
- ***von den Herausforderungen*** (Entwicklungs- und Lebensaufgaben), die das Leben ihm zumutet, d.h. von dem Ausmaß der Veränderung, mit der er sich auseinandersetzen muß, und der persönlichen Bedeutung, die diese Veränderung für ihn hat;
- ***von den Ressourcen*** (materiell, sozial, psychologisch, religiös u.a.), die er zur Verfügung hat;
- ***von der äußeren Unterstützung***, die ihm zuteil wird, und der Akzeptanz oder Ablehnung durch die Umwelt.

Fragen zum Text:

- Wie sieht die Defizithypothese das Alter?
- Wie unterscheidet sich die Disusehypothese von der Defizithypothese?
- Wo liegen die Gefahren der Defizit- und der Disuse-Hypothese?
- Was besagt das Kompetenzmodell des Alterns?
- Wie zeigt sich Kompetenz im Alter?
- Was bedeutet Entwicklung im Alter?
- Was versteht man unter einer 'Entwicklungsaufgabe'?
- Welche Entwicklungsaufgaben stellen sich im Alter?
- Was hat Alter mit Abbau zu tun?
- Von welchen Faktoren hängt es ab, in welche Richtung die Entwicklung verläuft?

Literatur zum Thema:

Wallis, V. (1998). Zwei alte Frauen. München: Wilhelm Heyne Verlag

Rott, Chr. & Oswald, F. (Hg.) (1989). Kompetenz im Alter. In der Schriftenreihe „Konzepte für Heute und Morgen“ des Peutinger Collegiums e.V. Vaduz: Liechtenstein Verlag

Erikson, E.H. (1995). Identität und Lebenszyklus. 15. Auflage Frankfurt/M.: Suhrkamp

Mietzel, G. (1992). Wege in die Entwicklungspsychologie. Erwachsenenalter und Lebensende. München: Quintessenz

6

Altwerden heute – Bild und Wirklichkeit

Was „Altwerden" bedeutet, können wir nicht aus eigener Erfahrung wissen. Und auch in unserem persönlichen Lebensumfeld sind häufig die Möglichkeiten, mit alten Menschen Erfahrungen zu sammeln, sehr eingeschränkt. Infolgedessen sind unsere Vorstellungen über das Alter wesentlich geprägt von den Einstellungen und Bewertungen der Gesellschaft, in der wir leben. Je weniger wir uns dessen bewußt sind, desto stärker bestimmen sie unser Denken und Tun.

Einstellungen und Vorurteile dienen der Orientierung und Verständigung in einer sich ständig wandelnden Welt. Sie ermöglichen rasches Handeln, verstellen aber oft den Blick auf die Wirklichkeit. Wollen wir dem Alter offen und unvoreingenommen begegnen, so müssen wir uns bewußt und kritisch

Der Bankräuber lebte im Altersheim

79jähriger Rentner in Toulouse festgenommen – Komplizin ließ Ausweis am Tatort zurück

Von unserem Korrespondenten Emil Bölte

Paris. Die französische Polizei nahm gestern einen 79jährigen Rentner unter dem Verdacht fest, mit einem Spazierstock und einer Pistole bewaffnet etwa 40 Banküberfälle verübt zu haben.

Als „Opa" verhaftet wurde, reagierten die Kleinen Schwestern der Armen, die Nonnen eines katholischen Altersheims in Toulouse betroffen: „Er hat uns seine Pension großzügig direkt auf das Konto überweisen lassen und war zum Abendessen immer pünktlich – mit wenigen Ausnahmen, die er stets angekündigt hat."

Was die Kleinen Schwestern nicht gewußt und die Polizisten erst nach jahrelanger Fahndung herausbekommen hatten, war die Betätigung von Ange Luccarrotti, wenn er nicht zum Essen erschien und sogar über Nacht ausblieb: Er überfiel Banken.

Insgesamt waren es nach den bisherigen Ermittlungen etwa 40. Darunter befanden sich Kassen im Departement Haute-Garonne, in der Umgebung von Lyon und in der Pariser Region. Die Komplizen des als fidel und rüstig geschilderten 79jährigen waren in Lille und in Saint-Andre-de-Corcy bei Bourg-en-Bresse ansässig. Gefaßt wurde der Rentner nur, weil eine 30jährige Komplizin ihre Handtasche mit ihrem Ausweis beim letzten Überfall auf einem Bankschalter in Toulouse vergessen hatte. Als Luccarrotti um freundlichere Behandlung im Kommissariat bat und auspackte, hatten die beamteten Zuhörer bald Material für einen Roman zusammen.

Der kleine Mann aus dem Altersheim hatte sich in früheren Jahren als Soldat und Widerstandskämpfer bewährt, nach dem Krieg jedoch einen anderen Weg eingeschlagen. Mehrfach wanderte er hinter Gitter – immer ging es um Banken. Beim letzten Mal saß er zwölf Jahre Haft in Clairvaux ab. Dort lernte er auch den Kumpanen aus Lille kennen, mit dem er nach der Entlassung Beutezüge im weiten Land unternahm.

Häufig spielte sich ein Überfall wie der auf die Bank Credit Agricole in Toulouse ab: Luccarrotti humpelte mit Krückstock auf den Eingang zu. Er stemmte sich gegen die Eingangstür, schaffte es aber offensichtlich nicht, sie zu öffnen. Ein Bankangestellter verließ den sicheren Platz hinter dem Schalter und half. In diesem Augenblick betrat auch eine „hochschwangere" junge Frau den Schalterraum. Beide hatten plötzlich Pistolen in der Hand. Ein dritter Bandit war inzwischen zur Stelle, um das Geld einzusammeln.

In Toulouse ging wieder alles gut. Und die Kripo hätte noch lange gesucht, wenn die Handtasche nicht vergessen worden wäre. Sie enthielt entscheidende Hinweise. In Saint-Andre wurde die junge Frau festgenommen. Sie „verpfiff" ihre Komplizen. Und damit endete die Laufbahn des alten Mannes, dessen Vorname Ange (Engel) täuscht.

Die Mär von der alten Jungfer

Auch ledige Seniorinnen sind zufrieden mit ihrem Leben

Wie kaum eine andere Bevölkerungsgruppe bekommen alleinstehende, ältere Frauen die Vorurteile ihrer Mitmenschen zu spüren – sie gelten vielen als neurotisch, verbittert, exzentrisch, als sitzengebliebene alte Jungfern eben. Geht es nach Lilly Kemmler, Beate Wilken und ihren Kolleginnen vom Psychologischen Institut der Universität Münster, hat es mit dieser Voreingenommenheit bald ein Ende: Ihre Untersuchungen deuten darauf hin, daß nie verheiratete Frauen ohne Kinder ihr Leben weitaus aktiver und viel mehr zu ihrer Zufriedenheit bewältigt haben als bisher angenommen. Beate Wilken: „Die Vorstellung, eine Frau ohne Mann und Kinder könne nicht zufrieden altern, ist einfach falsch!"

Bis 1985 gab es noch keine Untersuchung, die sich mit der Lebenslage der großen Gruppe von Frauen auseinandersetzte, die durch den Tod von rund dreieinhalb Millionen deutscher Männer im Zweiten Weltkrieg meist unfreiwillig ihr Leben alleinstehend verbringen mußte. Die Münsteraner Psychologinnen starteten daher eine Studie, in der sie unter anderem 43 ledige Frauen der Jahrgänge 1919 bis 1933 über kritische Situationen und deren Bewältigung befragten. Als Vergleichsgruppe wurden 20 verheiratete Frauen mit mindestens einem Kind interviewt (*Zeitschrift für Gerontologie*, Bd. 26, S. 50, 1993).

Als die beiden wichtigsten einschneidenden Ereignisse nannten beide Frauengruppen Todes- und Krankheitsfälle – diese Kategorien machten etwa die Hälfte der Erinnerungen aus. Während Alleinstehende im zweiten Fall durchaus auch eigene Erkrankungen und Unfälle nannten, hatten die Verheirateten ausschließlich die Krankheiten ihrer engsten Verwandten so tief berührt, daß sie sie in der Befragung angaben. Probleme, die mit der Familie in Zusammenhang standen, etwa der Auszug der Kinder, füllten bei diesen Frauen auch die dritthäufigste Kategorie. Die Annahme, bei Ledigen ersetze der Beruf die Familie, fand sich jedoch nicht bestätigt: Probleme am Arbeitsplatz oder bei der beruflichen Perspektive rangierten nur unter „ferner liefen". Die Frauen nannten Kriegsereignisse gleich an dritter Stelle in der Häufigkeit. Hungersnot, Flucht, Ausbombung oder Vergewaltigung waren für diese Gruppe in der Erinnerung immer noch von großer Bedeutung für ihr Leben.

Mit welcher Strategie die Frauen der Kriegsgeneration ihre Probleme bewältigten, wurde von ihrem Familienstand jedoch nicht signifikant vorbestimmt. Beide Gruppen versuchten vorrangig, aktiv die Kontrolle über die Situation zu erlangen. Wurde die Lage als durch konkretes Handeln nicht veränderbar eingeschätzt, versuchten die Frauen sie durch angemessene Reaktionen in den Griff zu bekommen. Starke emotionale Betroffenheit, zum Beispiel intensive Traurigkeit bei Todesfällen und auch bei schweren Krankheiten, werteten die Psychologinnen durchaus als ein aktiver Schritt zur Bewältigung einer Situation.

Nicht gerade überraschendes Fazit ihrer Untersuchung für die Münsteraner Psychologinnen: Das Klischee vom „typisch weiblichen" Verhalten in Problemsituationen – passiv, ausweichend, resignierend – trifft nicht zu. Mit aktiven und handlungsorientierten Strategien – normalerweise eher Männern zugeschrieben – haben insbesondere die alleinlebenden Frauen der Kriegsgeneration es geschafft, ebenso zufrieden zu werden wie ihre verheirateten Geschlechtsgenossinnen.

Zwar weisen Beate Wilken und ihre Kolleginnen darauf hin, daß dem Familienstand – und nicht nur der Berufstätigkeit – der in zukünftigen Untersuchungen befragten Frauen trotzdem größeres Gewicht beigemessen werden sollte. Daß damit aber nicht von vorneherein Rückschlüsse auf das Glück der Alleinstehenden gezogen werden dürfte, ist für sie klar: Obwohl die alleinstehenden Frauen in ihrer Erziehung durch die nationalsozialistischen Ideale von Ehe und Mutterschaft schlecht auf ihre spätere Situation vorbereitet wurden, hat sie ihr Leben nicht entmutigt. BIRGIT HILLER mit diesen inneren Bildern auseinandersetzen und sie mit der aktuellen Wirklichkeit vergleichen.

So soll zunächst gefragt werden, welche Vorstellungen die Menschen hier in unserem Lande mit dem Alter verbinden, und dabei ist zu unterscheiden zwischen den Einstellungen gegenüber dem eigenen Alter (Selbstbild) und gegenüber dem Alter der anderen (Fremdbild). In einem zweiten Schritt müssen dann diese Vorstellungen verglichen werden mit der Wirklichkeit, wie sie sich in den zahlreich vorliegenden Untersuchungen und Feldbeobachtungen zu diesem Thema darstellt.

Die dabei zutage tretenden Differenzen sollen anschließend kurz erklärt und verständlich gemacht werden, ehe es um die psychologisch wichtige Frage geht, was die gesellschaftlichen Vorurteile für denjenigen bedeuten, der als alt etikettiert wird.

6.1 Fremdbild und Selbstbild des alten Menschen

Die meisten Menschen verbinden mit dem Wort „altern" eher negative Vorstellungen von Schwäche und Verfall. Alte Menschen werden als gebrechlich und hilfsbedürftig angesehen. Ein kleiner Versuch macht das deutlich: 22 angehende Altenpfleger wurden befragt, wie ihrer Ansicht nach alte Menschen in unserer Gesellschaft eingeschätzt würden. Es zeigte sich in erstaunlicher Übereinstimmung, daß sie für passiv, schwach, hilfsbedürftig, traurig, ängstlich, gebrechlich u.ä. gehalten wurden.

Auch viele wissenschaftliche Untersuchungen zum allgemeinen Altersbild weisen in dieselbe Richtung. Die Gerontologen Lehr und Schneider (1984) schreiben dazu:

> *„Obgleich im generalisierten Altersbild einige positive Aspekte vorzufinden sind, herrschen hier doch negative Beschreibungen bzgl. eines psychophysischen Abbaus und Verlustes bei älteren Menschen vor; der Ältere erscheint häufiger als krank, behindert, müde, sexuell desinteressiert, in seinen Denkabläufen gehemmt, vergeßlich, unorientiert, rigide, isoliert und unproduktiv."(S.32)*

Interessant ist in diesem Zusammenhang, daß Junge und Alte sich in der eher negativen Beurteilung des Alters durchaus einig sind, so daß *'wer als älterer Mensch etikettiert ist, mit einer standardisierten Erwartung quer durch alle Altersgruppen rechnen kann.'* (Rosenmayr 1990, S.58)

Die meisten Menschen halten alte Leute eher für ...

fröhlich	0	22	***traurig***	***gebrechlich***	22	0	robust
passiv	21	1	aktiv	geduldig	11	11	ungeduldig
schwach	21	1	stark	interessiert	1	21	***teilnahmslos***
gütig	19	3	streng	tolerant	3	19	intolerant
verschlossen	21	1	offen	***starrsinnig***	22	0	flexibel
glücklich	3	19	unglücklich	friedlich	19	3	aggressiv
mutig	0	22	***ängstlich***	***einsam***	20	2	gesellig
hilfsbedürftig	22	0	unabhängig	abgebaut	12	10	reif, weise
freundlich	16	6	unfreundlich	sicher	3	19	unsicher
hilfsbereit	11	11	egoistisch	gesund	1	21	***krank***

Abb. 2: Befragung von 22 Altenpflegern zur Einschätzung alter Menschen.

Allerdings müssen hier zwei Einschränkungen gemacht werden: Erstens ist zu beobachten, daß die Einstellungen gegenüber dem Alter positiver und differenzierter werden, je älter der Beurteiler selbst ist und je mehr persönliche Erfahrungen er mit alten Menschen hat.

Zum zweiten gibt es auch Anzeichen für ein sich veränderndes, positiveres Altersbild. In Kinder-, Jugend- und Schulbüchern sowie vor allem in Werbung und Fernsehen tritt neben das schon bekannte negative Stereotyp des gebrechlichen Greises das gleichfalls überzeichnete Bild des ewig jungen Alten, der keinem Abenteuer aus dem Wege geht und sich jeder Situation gewachsen zeigt.

Beiden Bildern ist gemeinsam, daß sie nicht so sehr die Realität widerspiegeln als vielmehr Ängste und Vorbehalte zum Ausdruck bringen, die wir gegenüber dem Alter empfinden. In einer Welt, die das Leben nicht als zirkulären Prozeß sieht, sondern einseitig auf Fortschritt, Wachstum, Erneuerung ausgerichtet ist und den Wert des Menschen nach seiner Produktivität bemißt, müssen wir uns fürchten, an die Grenzen unserer Leistungsfähigkeit zu geraten. Ob wir im Alter den Verfall oder ewige Jugend sehen, in beiden Fällen kommt die Furcht zum Ausdruck, nicht mehr als Partner im Lebenswettbewerb mithalten zu können.

Dementsprechend unterscheidet sich auch das Selbstbild des alten Menschen beträchtlich von seinem Fremdbild. Die Selbsteinschätzung fällt in der Regel positiver aus als die Fremdeinschätzung. Die meisten Älteren fühlen sich jünger und kräftiger als es dem kalendarischen Alter entspricht. Sie neigen dazu, das Alter vor sich herzuschieben und vermeiden es so lange wie möglich, sich selbst als alt zu etikettieren. Selbst 80jährige sprechen manchmal von „den alten Leuten", als gehörten sie selbst nicht dazu!

Die Gründe dafür können vielfältig sein:
- das lebendige Erleben des Alterns als ein Prozeß, der mit dem standardisierten Bild der Öffentlichkeit nicht in Einklang zu bringen ist,
- Angst vor dem Lebensende, vor Krankheit und Hilfsbedürftigkeit,
- der Versuch, das eigene Selbstvertrauen zu erhalten,
- das Gefühl von innerer Stärke und einer Leistungsfähigkeit, die durch die Umwelt nicht ausreichend in Anspruch genommen wird.

Sowohl in der Fremd- wie in der Selbsteinschätzung des Alters kommen Vermeidungsstrategien zum Vorschein. Wir fürchten uns, dem Alter mit seinen Zumutungen ins Auge zu schauen und verspielen damit die Chance, uns angemessen darauf vorzubereiten, seine Ressourcen zu nutzen und unvermeidliche Defizite in der richtigen Weise hinzunehmen.

Das gilt auch für diejenigen, die Menschen an ihrem Lebensende pflegen und versorgen. Nur wenn sie sich von den allgemeinen Vorurteilen gegenüber dem Alter lösen, können sie hoffen, das ins Blickfeld zu bekommen, was den Umgang mit alten Menschen so spannend macht: die im Alter zunehmende Eigenart und Besonderheit jedes einzelnen Menschen.

6.2 Bild und Wirklichkeit

Wie läßt sich nun die Wirklichkeit des Altwerdens in unserer heutigen Zeit und in der Gesellschaft, in der wir leben, angemessen beschreiben? Wie verhalten sich Bild und Wirklichkeit zueinander?

Empirische Untersuchungen, die sich dieser Frage widmen,machen vor allem eines deutlich: Die genannten Altersbilder erfassen nur Teile der Realität, die Wirklichkeit selbst ist um ein Vielfaches facettenreicher und vielgestaltiger: Neben den kranken, behinderten und gebrechlichen Alten gibt es genau so die Fitten, die mit achtzig Jahren nicht vor Bergbesteigungen und Marathonläufen zurückschrecken, entfernteste Weltgegenden bereisen, Vorträge halten und Konzerte geben. Neben den hilfsbedürftigen Heimbewohnern, die nur einen Bruchteil der Alten ausmachen, gibt es die, die trotz Rollstuhl und gesundheitlichen Beeiträchtigungen eisern an ihrer Selbständigkeit festhalten und sich bis zuletzt ihr Leben in ihren eigenen vier Wänden erhalten.

Weniger als jede andere Lebensphase läßt sich das Alter auf einen Nenner bringen. Auch wenn es manchem Jungen so scheinen mag, das Alter macht die Menschen nicht gleich, sondern vergrößert im Gegenteil die Unterschiede zwischen ihnen hinsichtlich Persönlichkeit, Gesundheit, Fitneß, Kompetenz etc. Zu den angeborenen konstitutionellen und wesensmäßigen Differenzen treten im Laufe des Lebens unterschiedliche biographische Erfahrungen, Lebensstile und Verhaltensstrategien. Die sich vergrößernden individuellen Unterschiede werden weiterhin vertieft durch die ganz verschiedenartigen Alternsschicksale, denen die einzelnen ausgesetzt sind und die nicht mehr durch soziale Zwänge und Verpflichtungen in Schach gehalten werden. So steht am Ende eines langen Lebens oft eine ganz eigene unverwechselbare Persönlichkeit, die eine große Faszination ausstrahlen kann, der Umwelt allerdings auch oft gehörige Probleme bereitet.

Die Alterswirklichkeit unterscheidet sich aber auch dadurch von den genannten stereotypen Vorstellungen, daß sie nicht als ein bestimmter Zustand in Erscheinung tritt, sondern als ein Prozeß, der zunächst nicht als Altern erkennbar ist, in dem aber immer häufiger bestimmte defizitäre Erfahrungen und gesundheitliche Einbrüche an das Älterwerden erinnern. Das Altern für sich genommen besitzt keine eigene Erlebnisqualität, aber die körperlichen Veränderungen, die im Spiegel sichtbar werden, die veränderten Reaktionen der Umwelt darauf oder das Erleb-

Stichwort: Einstellungen – Vorurteile

Menschen sind im täglichen Zusammenleben fortlaufend neuen Situationen – etwa fremden Menschen – ausgesetzt. Sie sind gezwungen, Stellung zu beziehen und zu handeln, ohne sich vorher ausreichend informieren zu können, und brauchen infolgedessen ein System von Vorannahmen und Bewertungskategorien (Einstellungen), die ihnen eine rasche Orientierung erlauben und einen Mangel an persönlichen Erfahrungen ersetzen.

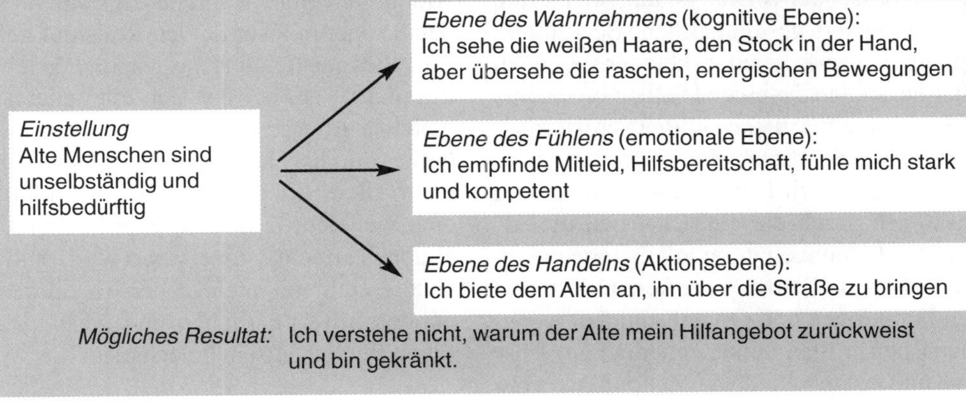

Mögliches Resultat: Ich verstehe nicht, warum der Alte mein Hilfangebot zurückweist und bin gekränkt.

Einstellungen sind relativ stabile Vorstellungs- und Beurteilungsschemata – innere Bilder und Ansichten –, die sich auf Individuen oder Personengruppen beziehen und unserem Handeln und Erleben eine bestimmte Richtung geben.
Sie beruhen auf der Verallgemeinerung und Verabsolutierung einzelner Merkmale, werden im Laufe des Lebens erworben bzw. von anderen Menschen oder aus Film und Fernsehen, Büchern und Zeitschriften übernommen und spiegeln eher die Werthaltungen einer Gesellschaft wider als die Realität.
Aufgrund unserer Einstellungen glauben wir zu wissen, wen wir vor uns haben, wenn wir etwa einem Türken oder einem Moslem, einem Alten oder einem Behinderten begegnen. Wir treten ihm mit bestimmten Erwartungen und Gefühlen entgegen und richten unser Verhalten danach aus. Einstellungen formen und organisieren unser Verhalten, indem sie auf drei Ebenen wirksam werden: auf der des Wahrnehmens, Fühlens und Handelns. Einstellungen geben unserem Verhalten eine gewisse Stabilität und Vorhersagbarkeit, sind aber auch durch persönliche Erfahrungen modifizierbar. Allerdings unterscheiden sich Menschen stark in ihrer Bereitschaft, ihre Einstellungen zu verändern und neuen Erfahrungen anzupassen. Wenn Einstellungen zu Wahrnehmungsverzerrungen gegenüber Personen und Situationen führen, reden wir von *Vorurteilen.*
Im Zusammenleben haben Einstellungen eine Reihe von wichtigen Funktionen:
- ***Orientierung:*** Einstellungen ermöglichen uns, Menschen einzuordnen. Sie machen die Welt durchschaubarer und übersichtlicher.
- ***Kommunikation:*** Einstellungen verbinden uns mit anderen Menschen. Sie ermöglichen uns eine Verständigung mit anderen über dritte.
- ***Steuerung:*** Einstellungen steuern unser Verhalten und unsere Erwartungen gegenüber anderen und uns selbst.
- ***Identifikation:*** Wir können uns mittels Einstellungen definieren, von anderen abgrenzen und auf diese Weise ein Identitätsgefühl gewinnen.
- ***Abwehr von Angst und Unsicherheit:*** Indem wir uns über gemeinsame Einstellungen mit der einen Gruppe verbinden und gegen die andere abgrenzen, können wir eigene Ängste und Unsicherheiten auf die anderen projizieren und dadurch von uns fernhalten.

nis nachlassender Leistungsfähigkeit und die Notwendigkeit, gesundheitliche Beeinträchtigungen immer wieder kompensieren zu müssen, stellen das eigene Selbstverständnis in Frage und machen es immer schwieriger, sich richtig einzuschätzen.

Erschwert wird die Selbsteinschätzung zusätzlich durch die Tatsache, daß die Alternserscheinungen ja im allgemeinen nicht die Person als Ganzes betreffen. Die einzelnen Funktionen und Organe sind bei jedem Menschen in ganz unterschiedlichem Ausmaß und zu verschiedenen Zeitpunkten vom Altern betroffen: Während der eine mit seinen 85 Jahren zwar an den Rollstuhl gefesselt, aber geistig noch ausgesprochen lebendig und fit ist, bewegt sich ein anderer im gleichen Alter zwar weitgehend beschwerdefrei durchs Haus, kann sich aber nicht mehr allein orientieren. Und während der eine vielleicht nur durch eine hochgradige Taubheit an sein Alter erinnert wird, muß der andere sich mit mehrfachen Beeinträchtigungen im körperlichen und geistig-seelischen Bereich auseinandersetzen.

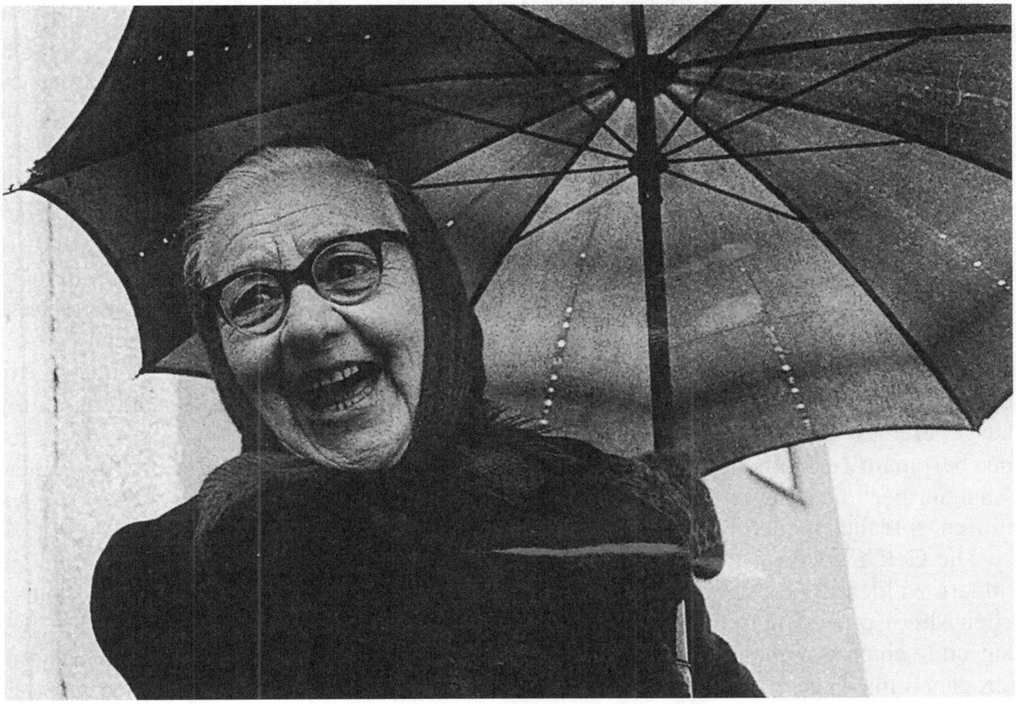

Zusammenfassend läßt sich sagen, daß die Wirklichkeit des Alterns sich als ein hochkomplexer Prozeß der personspezifischen Auseinandersetzung mit alternsbedingten Veränderungen darstellt, in dem sehr unterschiedliche Befindlichkeiten ihren Platz haben und sich miteinander abwechseln. Zeiten des Wohlbefindens und des inneren Gleichgewichts wechseln ab mit gesundheitlichen Beeinträchtigungen und defizitären Entwicklungen in einzelnen Bereichen, die einen immer größeren Einsatz an geistig-psychischer Energie zu ihrer Kompensation erfordern.

Die große Unterschiedlichkeit der Alternsverläufe macht es nicht nur dem Betroffenen selbst, sondern auch den Pflegenden und Angehörigen extrem schwer, die Möglichkeiten des Älterwerdenden richtig einzuschätzen. Sie enthält aber gleichzeitig die Chance, auf gesunde und gut ausgebildete Perönlichkeitsbereiche zurückgreifen und das Alter auf individuelle Art und Weise bewältigen zu können.

6.3 Konsequenzen für das Altwerden

Ob wir wollen oder nicht,die Vorstellungen vom Alter, die wir in uns tragen, nehmen Einfluß auf die Art und Weise, wie wir dem Alter begegnen. Älterwerdende, die im Alter nur den Verfall und die Hilfsbedürftigkeit sehen, sind in Gefahr, sich diesem Altersbild vorschnell anzupassen, sobald sie Anzeichen des Alters an sich wahrnehmen: Sie trauen sich nichts mehr zu, verlieren ihre Selbstachtung und gehen Herausforderungen aus dem Weg. Da sie sich von dem gesellschaftlichen Vorurteil gegenüber dem Alter bestätigt fühlen, wird es ihnen doppelt schwer gemacht, ihre kompensatorischen Fähigkeiten und Stärken wahrzunehmen, zu pflegen und auszunutzen.

Umgekehrt verleitet das einseitig positive Altersbild einer ewigen Jugendlichkeit dazu, die Anstrengungen zu unterschätzen, die notwendig sind, um die alternsbedingten Einbrüche kompensieren und allen Defiziten zum Trotz ein erfülltes, selbständiges Leben im Alter führen zu können. Die Gefahr besteht dann darin, die Möglichkeiten der Vorsorge in bezug auf Wohnen, Gesundheit und Fitneß nicht angemessen zu nutzen und dann den unvermeidlichen Einbrüchen hilflos ausgeliefert zu sein. Die vielen Fälle, in denen bei einem Zusammenbruch überforderte Angehörige überstürzte Entscheidungen treffen, sprechen hier eine beredte Sprache.

Die Gefahr, sich mit stereotypen Altersbildern zu identifizieren, statt den individuellen Alternsprozeß mit seinen Schwachstellen und seinen Kompensationsmöglichkeiten genau ins Auge zu fassen, betrifft nicht nur die Älterwerdenden, sondern auch die Angehörigen und Pflegenden. Für Angehörige ist die Versuchung besonders groß, die Augen vor dem Altwerden der Eltern zu verschließen und die notwendigen Gespräche darüber, wie dieses Alter auf gute Weise gelebt werden könnte, zu vermeiden.

Was die Pflegenden anbelangt, so ist eher die gegenteilige Gefahr gegeben, daß sie nämlich alle alten Menschen über einen Kamm scheren, sie als hilfsbedürftig und gebrechlich ansehen und ihre Selbsthilfemöglichkeiten unterschätzen. Dementsprechend bevormunden sie die Alten, nehmen ihre Fähigkeiten und Stärken zu wenig in Anspruch und tragen so zu ihrer Verkümmerung bei.

Es muß also in der Pflege darum gehen, sich von den Vorurteilen gegenüber dem Alter zu lösen und sich zu öffnen für die individuelle Ausprägung, die das Alter in jedem Einzelfall annimmt. In dem Maße, in dem es dem Pflegenden gelingt, die individuellen Ressourcen der Pflegebedürftigen wahrzunehmen und zu nutzen, wird die Pflege zu einem Abenteuer, das ihm nicht nur Kräfte kostet, sondern auch bereichernde Erfahrungen vermittelt.

Fragen zum Text:

- Wie wird der alte Mensch in unserer Gesellschaft vorwiegend gesehen?
- Wie sieht sich der alte Mensch selbst?
- Wie verhalten sich Bild und Wirklichkeit zueinander?
- Wie kommt es zu einem eher negativ getönten Altersbild?
- Was bedeutet ein negatives Altersbild für den, der alt wird?
- Welche Gefahren entstehen aus einem negativen Altersbild für die Altenpflege?

Literatur zum Thema:

Friedan, B. (1995). Mythos Alter. Hamburg: Rowohlt Verlag

Kaiser, J.: (1983). Altern aus sozialpsychologischer Sicht. In W.Oswald & V.Fleischmann (Hg.). Gerontopsychologie. Stuttgart: Kohlhammer

Voges, W. (1990). Soziologie des höheren Lebensalters 2.Aufl. Augsburg: Maro-Verlag

Wallis, V. (1998). Zwei alte Frauen. München: Wilhelm Heyne Verlag

7

Chancen des Altwerdens

7.1 Späte Freiheit

Vor zwanzig Jahren hat ein Buch mit dem Titel „Die gewonnenen Jahre“ großes Aufsehen erregt. Der Sozialhistoriker Arthur Imhof macht darin deutlich, daß sich in den letzten hundert Jahren aufgrund einer erhöhten Lebenserwartung und veränderter Lebensgewohnheiten das Gesicht des Alters grundlegend verändert hat.

Betrug die Lebenserwartung am Anfang des 20. Jahrhunderts für Frauen knapp 66, für Männer 62 Lebensjahre, so liegt sie heute für Frauen bei ungefähr 78, für Männer bei ca. 72 Jahren. Das bedeutet, daß in unserem Land immer mehr Menschen ein hohes bis sehr hohes Alter erreichen. War es in den vergangenen Jahrhunderten ein Privileg weniger, durch Gesundheit und glückliche Lebensumstände begünstigter, ein Alter von über 80 Jahren zu erreichen, so ist es heute eine Möglichkeit, mit der jeder einzelne

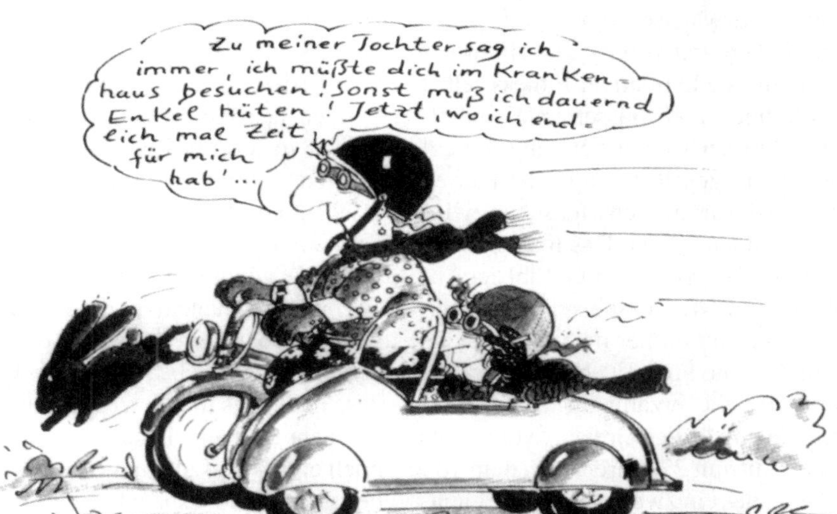
Zu meiner Tochter sag ich immer, ich müßte dich im Krankenhaus besuchen! Sonst muß ich dauernd Enkel hüten! Jetzt, wo ich endlich mal Zeit für mich hab'...

durchaus rechnen kann und muß. Das drückt sich am deutlichsten in den Zuwachsraten der Ältesten aus: In den Jahren zwischen 1950 und 1990 ist die Zahl der 75-80jährigen 6,1 mal, die der 85-90jährigen 21,7 mal und die der über 90jährigen sogar 43,4 mal so stark gestiegen, wie die Zahl der unter 70jährigen. Die Menschen hierzulande leben in der Mehrzahl nicht mehr auf dem Lande, sondern in der Stadt und müssen ihren Lebensunterhalt nicht mehr durch harte körperliche Arbeit verdienen. Sie müssen nicht fürchten, durch Verschleiß und Krankheit, Kriege und Katastrophen vorzeitig hinweggerafft zu werden, sondern haben wie nie zuvor die Möglichkeit, ihr Leben bis zum Ende zu leben (siehe Abb.3).

Dazu kommt dass die Frauen gelernt haben, die Anzahl ihrer Geburten zu kontrollieren: Statistisch gesehen bringt heute eine Frau höchstens ein bis zwei Kinder zur Welt und diese meist, bevor sie das 30-35.Lebensjahr erreicht hat. Wenn die Kinder aus dem Haus gehen, sind ihre Eltern „in den Fünfzigern"; wenn sie aus dem Berufsleben ausscheiden 60-65 Jahre. Das bedeutet, dass Männer und Frauen – wenn die wichtigsten Aufgaben des Erwachsenseins erfüllt sind – noch eine Lebenszeit von ca. 20 Jahren vor sich haben, die sie in relativer Fitness selbst gestalten können und müssen. Sie sind finanziell mehr oder weniger gut abgesichert und es gibt keine gesellschaftlich definierten Aufgaben, in die die älteren Menschen zwingend eingebunden wären. Das mag sich für manche Betroffenen in einem Gefühl des Abgeschoben- und Wertlosseins niederschlagen, wird aber von immer mehr Älteren als Chance und „späte Freiheit" begriffen.

Bertolt Brecht erzählt in seiner Geschichte „die unwürdige Greisin" von seiner Großmutter, die mit 72 Jahren nach dem Tod ihres Ehemannes ein zweites Leben beginnt, in dem sie lauter Dinge tut, die sie sich bisher versagt hat. Sie geht ins Kino, nimmt ihre Malzeiten im Wirtshaus ein, befreundet sich mit bedürftigen Menschen und lädt sie zu Ausflügen in die Umgebung ein. Ihr Sohn ist befremdet, enttäuscht, hatte gehofft, sie würde weiter – ihrer Rolle getreu – für Kinder und Enkel zur Verfügung stehen. Brecht aber schreibt von ihr, als sie zwei Jahre später plötzlich stirbt: *„Sie hatte die langen Jahre der Knechtschaft und die kurzen Jahre der Freiheit ausgekostet und das Brot des Lebens aufgezehrt bis auf den letzten Brosamen."* (Brecht 1967).

Immer mehr ältere Menschen nutzen die späte Freiheit auf diese Weise. Sie erweitern noch einmal ihren Lebensraum und erkunden Bereiche, die ihnen bisher verschlossen geblieben sind, sie gehen auf Reisen und lernen fremde Länder kennen, sie lassen sich noch einmal auf ein Studium an der Universität ein oder belegen die vielfältigen Kursangebote an Volkshochschule oder Familienbildungsstätten. Sie malen,handwerkern, musizieren und spielen Theater. Manche machen sich vertraut mit den neuen Medien und surfen im Internet, andere wiederum engagieren sich in Gemeindeaktivitäten oder Bürgerinitiativen oder widmen sich intensiv der Gesundheitsvorsorge, treiben Sport oder Gymnastik, tanzen, joggen, schwimmen.

Der Gerontologe Leopold Rosenmayr spricht in diesem Zusammenhang von der „späten Entfaltung des Lebensbaumes" (1990)). Die Motivation dazu ist nicht mehr aus dem Streben nach Ansehen und äußerem Erfolg zu gewinnen. Sie speist sich vielmehr aus einem immanenten Interesse an den Dingen und vor allem aus dem Bewußtsein der abnehmenden Lebenszeit. Die Erkenntnis, dass man, was man jetzt nicht tut, vielleicht nie mehr tun kann, ist für viele Ansporn, sich noch einmal auf alte unerfüllte Wünsche zu besinnen und die späte Freiheit zu nutzen.

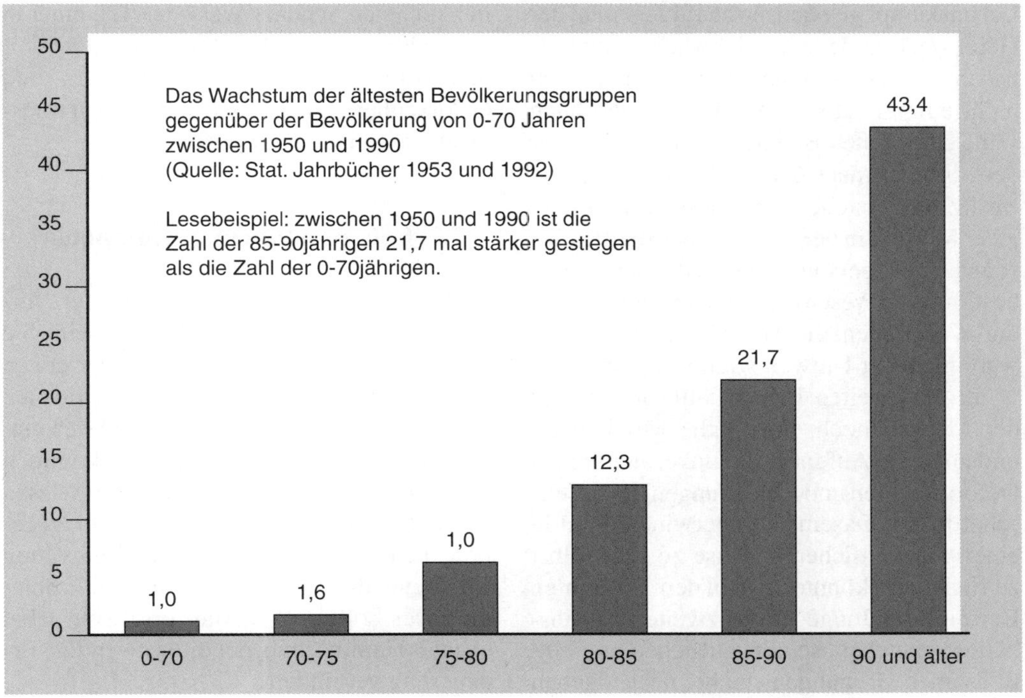

Abb. 3: Anstieg der älteren Bevölkerungsgruppen im Vergleich zur Gesamtbevölkerung.

7.2. Inneres Wachstum, Individuation

Die Beobachtung der Art und Weise, wie ältere Menschen ihre späte Freiheit nutzen, entspricht den Erkenntnissen, die der Tiefenpsychologe C.G. Jung in seiner therapeutischen Arbeit mit älteren Menschen gewonnen hat: daß nämlich Menschen in der zweiten Lebenshälfte eine ganz neue Chance haben, zu sich selbst zu kommen und sich in ihrem Menschsein zu entfalten.

Wie kein anderer hat sich C.G. Jung mit der Psychologie der zweiten Lebenshälfte beschäftigt. Er sieht im Leben einen inneren Wachstumsprozeß, der darauf ausgerichtet ist, die eigenen Begabungen und Wesensmerkmale voll zu entwickeln und auf diese Weise zu einer ganzheitlichen abgerundeten Persönlichkeit zu werden. Jung spricht in diesem Zusammenhang von einem Individuationsprozess, der den Menschen in der ersten und zweiten Lebenshälfte vor ganz unterschiedliche Aufgaben stellt.

In der ersten Hälfte geht es für den einzelnen vor allem darum, den Erwartungen der menschlichen Gemeinschaft, in die er hineingeboren ist, zu entsprechen und die ihm zugedachten Rollen zu übernehmen. Dafür muß er bestimmte Eigenschaften oder Möglichkeiten, die er hat, ausbilden, andere aber auch verdrängen oder unterdrücken. So etwa wird ein Junge, um erfolgreich zu sein, die in seiner Gesellschaft als männlich geltenden Eigenschaften entwickeln, während er „weiblichere“ Empfindungen wie zum Beispiel Zärtlichkeit oder Einfühlsamkeit eher unterdrücken wird.

Oder ein anderes Beispiel: Um sich dem

Lebenskampf gewachsen zu fühlen, muß der Heranwachsende seine Schwächen sorgfältig unter Verschluß halten und darf sie sich nicht einmal selbst eingestehen. Und auch seine spirituellen Bedürfnisse muß er hinter dem Streben nach materiellem Erfolg und Besitz zurückstellen. Auf diese Weise bildet jeder Mensch in der ersten Lebenshälfte eine sogenannte „persona" aus, in der sich neben bestimmten Wesensmerkmalen des Individuums vor allem die Anforderungen und Erwartungen der Umwelt widerspiegeln.

In der zweiten Lebenshälfte jedoch hat der Mensch noch einmal die Möglichkeit und auch die Aufgabe, die unvermeidlichen Deformationen und Einengungen des gesellschaftlichen Daseins zu überwinden und in einer ganzheitlicheren Weise zu sich selbst zu finden. So könnte etwa in dem erwähnten Beispiel der Junge in der zweiten Lebenshälfte versuchen, seinen zärtlichen und einfühlsamen Regungen mehr nachzugeben und auf diese Weise mehr Verständnis für weibliche Daseinsformen entwickeln.

Auch kann der ältere Mensch, mit der Sicherheit eines irgendwie bestandenen Lebenskampfes im Rücken, auf einmal wagen, die eigenen Schattenseiten und Schwächen in Augenschein zu nehmen und so zu einer umfassenderen Selbsterkenntnis zu gelangen, die ihn befreit von der Notwendigkeit, die eigenen Schwächen nach außen zu projizieren. Schließlich können auch im Angesicht zunehmender körperlicher Defizite und der Begrenztheit der Lebenszeit transzendente Bedürfnisse und Reflexionen an Raum gewinnen.

Diese Erweiterung der Persönlichkeit über die „persona" der ersten Lebenshälfte hinaus, die hier nur ganz kurz angedeutet werden kann, ist kein einfacher und schmerzloser Prozeß, da der Mensch dabei mit seiner Konflikthaftigkeit und Begrenztheit konfrontiert wird. Sie eröffnet ihm aber die Möglichkeit, sich in neuer Weise als Teil einer in sich widersprüchlichen Welt zu sehen, seinen Mitmenschen mit mehr Toleranz und Gelassenheit zu begegnen und sich auf transzendente Inhalte hin zu öffnen.

7.3. Lebenserfahrung, Kompetenz

Viele alte Menschen leiden unter der Vorstellung, zu nichts mehr nütze zu sein. Sie messen das Leben an den Zielen der ersten Lebenshälfte und sehen sich als wertlos an, weil sie nicht mehr so zupacken und sich einsetzen können wie zuvor. Auch bekommen sie immer wieder zu hören, daß ihr Wissen veraltet und für die Jungen nicht mehr zu gebrauchen sei. Verjüngung und Innovation sind heute die Zauberworte, die alle Probleme lösen sollen. Das Alter erscheint dabei eher als Hemmschuh, der die notwendige Erneuerung verhindert.

Haben die Alten den Jungen tatsächlich nichts zu vermitteln? Ist alles, was sie im Leben gelernt haben, schon an ihrem Lebensende wertlos? Wer so denkt, übersieht den entscheidenden Unterschied zwischen jung und alt: Sie stehen an verschiedenen Orten im Lebenslauf. Die Alten haben Lebensphasen bereits abgeschlossen, in die die Jungen noch tief verstrickt sind. Sie haben Niederlagen eingesteckt, Träume begraben, Verluste überwunden und leben den Jüngeren vor, wie man die Härten des Lebens übersteht. Die Alten sind also in punkto Lebenserfahrung immer den Jüngeren einen entscheidenden Schritt voraus und haben damit – ob sie das wollen oder nicht – eine Vorbildfunktion für die Nachkommenden. An dieser Situation ändert auch eine schnellebige, innovationssüchtige Zeit nichts. Im Gegenteil: die Älteren könnten kraft ihrer Lebenserfahrung einen wichtigen Beitrag bei der Bewertung und Einordnung des Neuen leisten.

Warum lassen sich die Jüngeren überall und zu allen Zeiten gern Geschichten von den Älteren erzählen? Sie spüren, daß in den Erzählungen ein Lebenswissen zum Ausdruck kommt, das sie noch nicht haben und auch nicht in der Schule lernen können. Die Härten und Ungereimtheiten des Lebens machen ihnen angst. Aber indem die Älteren davon berichten, demonstrieren sie gleichzeitig, daß man heil daraus hervorgehen, Not und Elend überstehen kann. Und das ist es, was die Jüngeren hören wollen und brauchen, um sich auf die Fährnisse des Lebens einlassen zu können.

Heutzutage jagt das Alter mit seinen möglichen Krankheiten und Defiziten vielen Jüngeren gehörige Angst ein. Die Vorstellung, eines Tages verwirrt und pflegebedürftig zu sein, erscheint ihnen ganz und gar unannehmbar. Hier sind die Alten – im Guten wie im Schlechten – Wegweiser. Sie leben den Jungen vor, wie man mit den Einschränkungen und Zumutungen des Alters fertig werden kann und ob man sie der Umwelt aufbürdet oder in eigener Verantwortung zu bewältigen versucht. An ihrem Verhalten entscheidet sich, ob die Nachkommenden ihrem eigenen Alter mit Zuversicht oder mit Angst und Abscheu entgegensehen.

7.4. Weisheit

Seit jeher wird die Weisheit mit dem Alter in Zusammenhang gebracht und als eine Frucht des Alters angesehen. Die großen Weisen – ob Priester oder König, Richter oder Lehrer -werden immer weißhaarig und mit zerfurchten Gesichtszügen dargestellt. Können wir also darauf hoffen, daß das Alter uns weise macht? Untersuchungen, die zu dieser Frage gemacht wurden, weisen darauf hin, daß das nicht der Fall ist. Weisheit ist zu allen Zeiten eine Eigenschaft einzelner gewesen, die das Privileg hatten, ein relativ eigenständiges, selbstbestimmtes Leben zu führen.

Weisheit ist aber auch keine Eigenschaft, die dem einen in die Wiege gelegt und dem anderen vorenthalten wird. Sie ist vielmehr eine geistige Kraft, die sich in der Auseinandersetzung mit den Anforderungen des Lebens entwickelt.

Was ist „Weisheit“? Da nicht alle Menschen das gleiche darunter verstehen, soll kurz definiert werden, was hier damit gemeint ist.

Weisheit äußert sich in einer gewissen Gelassenheit gegenüber dem Leben und beruht auf der lebendigen Erfahrung, wie es in der Welt zugeht und worauf es im Leben ankommt. Ihre wichtigsten Merkmale sind Selbstbescheidung, Toleranz und Urteilsfähigkeit.

Selbstbescheidung meint die Fähigkeit, sich selbst nicht zum Maßstab aller Dinge zu machen sondern sich als Teil eines übergeordneten Ganzen zu sehen, die eigene Begrenztheit anzuerkennen und sich mit kleinen Erfolgen und dem Erreichten zufriedenzugeben.

Toleranz ist die Schwester der Selbstbescheidung. Sie äußert sich nicht nur in Duldsamkeit gegenüber anderen Menschen, sondern auch gegenüber den Widersprüchlichkeiten, Abgründen und Ungewißheiten des Lebens überhaupt.

Und mit Urteilsfähigkeit schließlich ist die Gabe gemeint, Wichtiges von Unwichtigem zu unterscheiden, über den Alltag hinauszuschauen und das aktuelle Geschehen im Rahmen übergreifender Zusammenhänge zu bewerten.

Weisheit, so gesehen, ist an konkrete Lebenserfahrung und an Lebenssituationen geknüpft, die sich handelnd nicht allein bewältigen lassen. Die Auseinandersetzung mit der Begrenztheit eigener Möglichkeiten, mit

Schuld und Versagen, Abschied und Verlust erfordert eine geistig-psychische Aktivität und Beweglichkeit, die möglicherweise zu Weisheit führt.

Es liegt auf der Hand, daß diese Form der Lebensbewältigung eine besondere Chance im Alter hat, auch wenn sie nicht allein an diese Lebensphase gebunden ist. Aber das Lebensende ist, wie schon erwähnt, dadurch gekennzeichnet, daß der Handlungsspielraum kleiner und die Endlichkeit des Lebens sichtbar wird. Die Einschränkungen und Belastungen des Alters lassen sich häufig nur auf der kognitiven Ebene bewältigen. Sie müssen in den gesamten Lebenszusammenhang eingeordnet, akzeptiert und ertragen werden und es zeigt sich immer wieder, in welch bewunderungswürdiger Weise alte Menschen dazu in der Lage sind.

Wenn eine ältere Frau berichtet: „Ach, wissen Sie, ich bin so vergeßlich, aber das Gute daran ist, daß ich jedes Buch, das ich gerade gelesen habe, noch einmal lesen kann – mit der gleichen Spannung wie vorher," dann ist diese Umdeutung der Situation, diese Fähigkeit, die gute Seite einer Sache zu entdecken, eine weiser Schachzug und eine Meisterleistung kreativer psychologischer Selbsthilfe.

Fragen zum Text:

- Welche Entwicklungschancen bestehen im Alter?
- Was ist mit später Freiheit, Individuation, Weisheit gemeint?
- Auf welche Weise kann die Altenpflege diese Entwicklungschancen fördern oder auch behindern?

Literatur zum Thema:

Rosenmayr, L. (1983). Die späte Freiheit. Berlin: Severin & Siedler

Rosenmayr, L.: (1990). Die Kräfte des Alters. Wien: Wiener Journal Zeitschriftenverlag

Baltes,M& Montada,L.(Hg.) (1996). Produktives Leben im Alter. Frankfurt/M., New York: Campus Verlag

Jacobi, J.(1972). Die Psychologie C.G.Jungs Olten: Walter-Verlag

Teil III

Psychologische Grundlagen

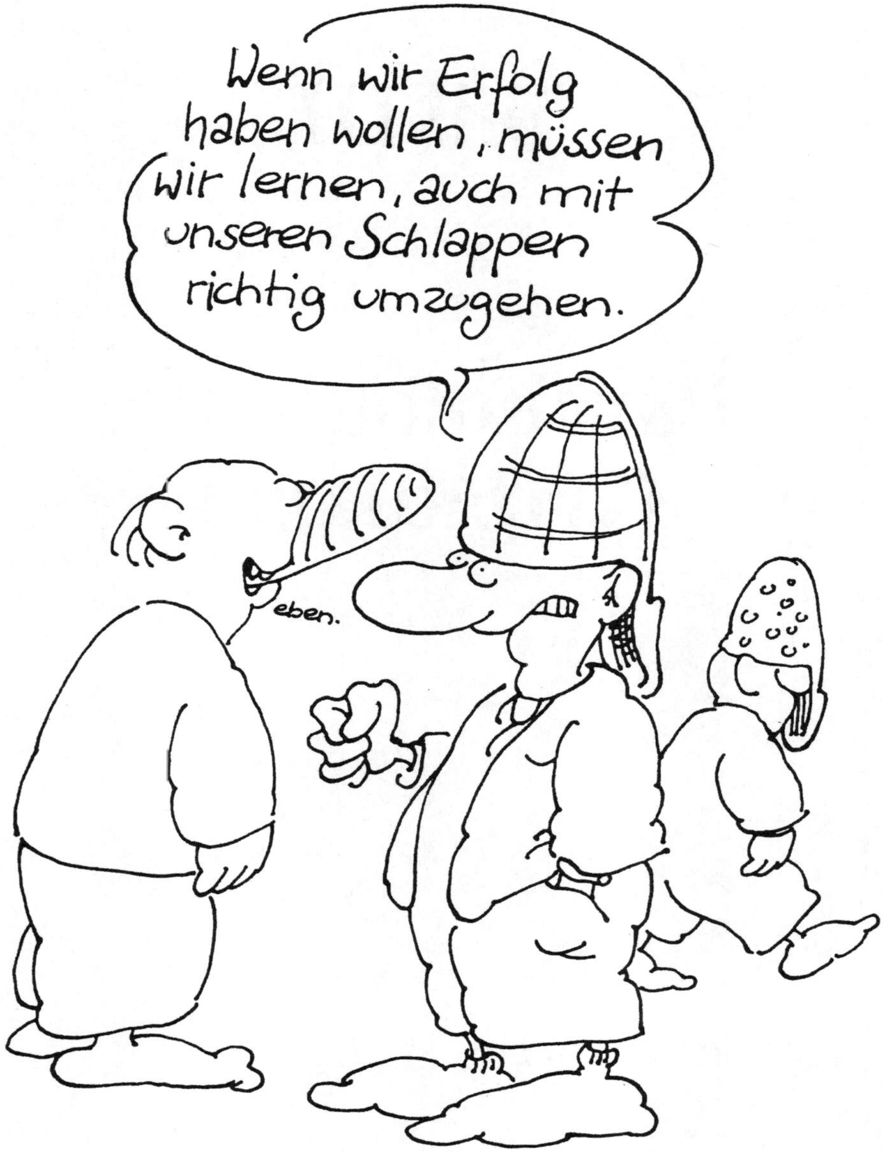
Wenn wir Erfolg haben wollen, müssen wir lernen, auch mit unseren Schlappen richtig umzugehen.
eben.

8

Definition: Psychologie und Gerontologie

Die Psychologie ist eine junge Wissenschaft, und viele Menschen haben noch keine sehr genaue Vorstellung darüber, womit sie sich befaßt. Die einen wissen, daß sie etwas mit der „Psyche" zu tun hat; sie sehen in ihr die „Lehre von der Seele" und halten sie für ungreifbar und zwielichtig wie die Seele selbst. Die anderen werfen Psychologie und Psychiatrie in einen Topf und glauben, die Psychologie befasse sich mit den krankhaften Auswüchsen des Seelenlebens, und wieder andere sehen im Psychologen den Fachmann fürs „Unbewußte", fühlen sich in unangenehmer Weise durchschaut und machen lieber einen Bogen um alles, was mit Psychologie zu tun hat.

Die Psychologie ist aber eine empirische Wissenschaft, die sich darauf beschränkt, das zu erforschen, was vom menschlichen Seelenleben erfaßbar und beobachtbar ist: das menschliche Verhalten und Erleben. Sie untersucht es in bezug auf Stabilität und Veränderlichkeit, versucht, seine Ursachen und Bedingungen zu verstehen und eventuell Veränderungen herbeizuführen.

Psychologie ist die Wissenschaft vom menschlichen Verhalten und Erleben. Sie versucht, beides im Hinblick auf Konstanz und Veränderlichkeit zu erfassen, zu erklären, vorherzusagen und darüber hinaus Methoden zur Beeinflussung von Verhalten und Erleben zu entwickeln.

Die Psychologie ist somit abzugrenzen gegen die *Psychiatrie,* die in den Bereich der medizinischen Wissenschaften gehört und als Lehre von den psychischen Erkrankungen (Depression, Schizophrenie u.a.) definiert werden kann, gegen die *Psychotherapie* als die Heilung seelischer Störungen mit psychologischen Mitteln (z.B. durch Psychoanalyse, Gesprächs-, Verhaltens-, Gestalt- oder Spieltherapie) und gegen die *Tiefenpsychologie,* die sich mit dem unbewußten Seelenleben befaßt.

In der Psychologie geht es um das alltägliche, für jeden beobachtbare oder erlebbare menschliche Verhalten, das uns immer wieder neue Rätsel aufgibt. Auch wenn wir glauben, gute Menschenkenner zu sein, stehen wir doch ratlos daneben, wenn andere in

Streit geraten, sich bedrohen und verfolgen. Wir begreifen nicht, warum etwa bei einem Partnerverlust der eine in tiefe Depression versinkt, während der andere entschlossen die eigenen Probleme in die Hand nimmt, oder wieso in wenigen Jahren aus einem fröhlich-zugewandten Kind ein abweisend-zugeknöpfter Jugendlicher werden kann. Es mag sogar geschehen, daß wir uns selbst fremd werden, wenn wir z.B. plötzlich einen Wutanfall bekommen in einer Situation, die uns bisher immer kaltgelassen hat.

Es sind diese Fragen des Zusammenlebens, der Entwicklung und der Lebensbewältigung, mit denen sich die Psychologie beschäftigt. So geht etwa die *Sozialpsychologie* dem Problem des Zusammenlebens nach, die *Entwicklungspsychologie* erforscht die Veränderungen, denen das menschliche Leben unterworfen ist, die *Persönlichkeitspsychologie* befaßt sich mit den Unterschieden, die zwischen Menschen bestehen, und die *klinische Psychologie* untersucht die Lebensbedingungen, die zu Verhaltens- und Erlebensstörungen führen.

Alle Bereiche des menschlichen Lebens können zum Thema der Psychologie werden, so auch das Altern, mit dessen psychologischen Aspekten sich die *Gerontopsychologie* befaßt.

Die Geronto- oder Alternspsychologie selbst ist wiederum ein Teilbereich der allgemeinen Wissenschaft vom Altern, der *Gerontologie,* die sowohl medizinische als auch psychologische und soziologische Aspekte umfaßt:

Um die wissenschaftlichen Grundlagen und Methoden der Psychologie kennenzulernen und sich entscheiden zu können, welchen Teilbereich der Psychologie man sich zuwenden möchte, ist ein Universitätsstudium von mindestens zehn Semestern notwendig, an das sich häufig noch eine klinische oder psychotherapeutische Zusatzausbildung anschließt.

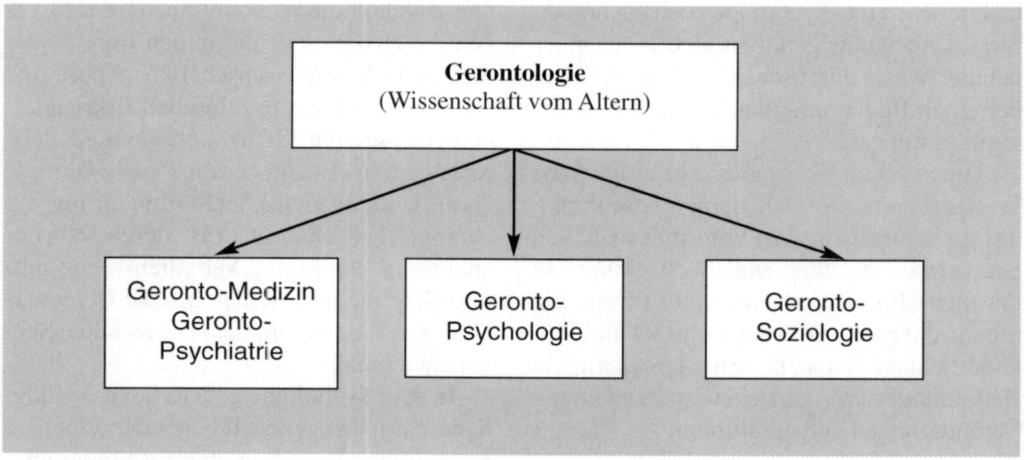

9

Grundannahmen psychologischen Denkens

9.1 Der Mensch ist ein Produkt aus Anlage und Umwelt

Ein Mensch kommt nicht als unbeschriebenes Blatt auf die Welt. Er besitzt vielmehr in der Stunde seiner Geburt

- eine Reihe von inneren und äußeren Merkmalen, die ihn von anderen Menschen unterscheiden (z.B. Hautfarbe, Physiognomie, Konstitution, Temperament u.a.);
- eine Reihe von physiologischen und psychosozialen Grundbedürfnissen wie z.B. nach Essen und Trinken, Wärme, Schlaf, Kontakt, Sicherheit u.a. (siehe Hirsch Bd.II 1997,S. 82);
- ein inneres Reifungsprogramm, das seine Entwicklung steuert, und dem ein Bedürfnis nach Wachstum, Entwicklung und Autonomie entspricht;
- eine Reihe von Verhaltensmöglichkeiten wie z.B. sehen, hören, greifen, laufen, sprechen;
- und als vielleicht wichtigste Eigenschaft die Fähigkeit zu lernen.

Seine Lernfähigkeit bzw. seine prinzipielle Offenheit gegenüber der Außenwelt versetzen den Menschen in die Lage, sich an unterschiedliche und sich verändernde Umwelterfordernisse anzupassen. Mit seiner Gabe, die Umwelt zu erforschen, zu verstehen und sich zunutze zu machen, übertrifft der Mensch alle anderen Lebewesen. Lernend setzt er sich mit der Welt in Beziehung und erfährt dabei, was er mit ihr anfangen kann und welche Grenzen sie ihm setzt; lernend verwandeln sich die angeborenen Verhaltensmöglichkeiten in konkrete Verhaltens- und Erlebensmuster.

In diesem Sinne ist der Mensch sowohl ein biologisches als auch ein kulturelles Wesen, ein Produkt aus Anlage und Umwelt. In der Auseinandersetzung mit inneren Reifungsprozessen, Verhaltenstendenzen. und Lernmöglichkeiten einerseits, äußeren Lebensbedingungen und Lernangeboten, familiären und soziokulturellen Einflüssen andererseits bildet sich die Persönlichkeit mit ihren Eigenheiten, Stärken und Schwächen, Einstellungen, Bedürfnissen, Interessen und Daseinstechniken (siehe Abb. 4).

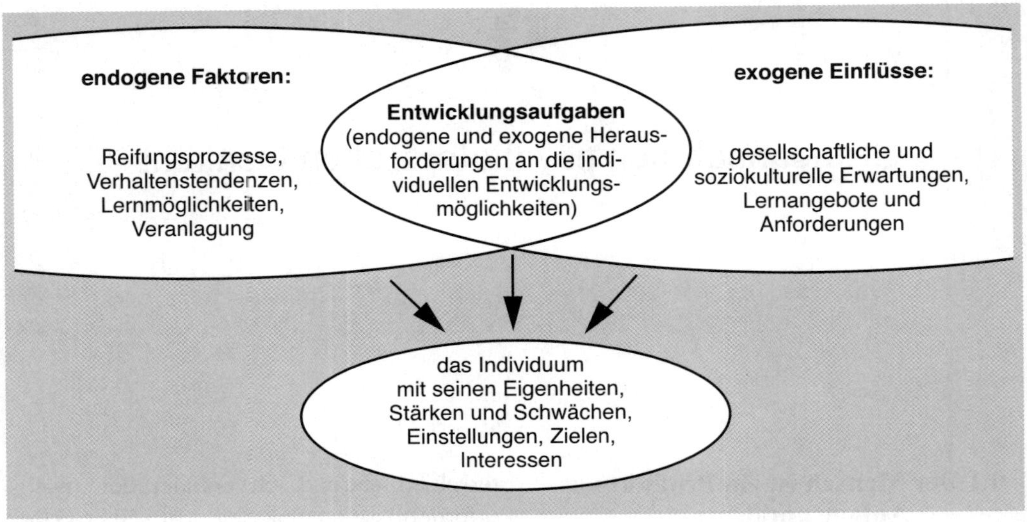

Abb. 4: Das Individuum als Produkt der Auseinandersetzung mit Anlage und Umwelt.

9.2 Verhalten ist veränderbar

Unser konkretes Verhalten ist nicht durch unsere Anlagen vorgegeben; niemand muß sich in einer ganz bestimmten Weise verhalten. Angeboren sind, wie bereits ausgeführt, gewisse Verhaltensmöglichkeiten und -neigungen. Diese bedürfen aber der Herausforderung, Billigung und Unterstützung durch die Umwelt, um sich in konkrete Verhaltensmuster umzusetzen.

Verhalten, wie es uns im täglichen Zusammenleben begegnet, ist erlernt und ein Versuch, die eigenen Vorstellungen und Bedürfnisse mit den Erfordernissen einer bestimmten Situation in Einklang zu bringen. Es wird von drei Seiten her gesteuert:

- durch innere, organische und/oder entwicklungsbedingte Faktoren (z.B. Hormone, Krankheiten, Befindlichkeiten), die dem Individuum nur zum Teil bewußt sind;
- durch Erwartungen und Anforderungen seitens der Umwelt;
- durch Wertvorstellungen und Zielsetzungen der Persönlichkeit.

Die endogenen Faktoren schaffen gewisse Verhaltensbereitschaften. Wie weit und in welcher Form der Betroffene ihnen nachgibt, hängt aber davon ab, was die Umwelt von ihm erwartet und welche persönlichen Ziele er damit verfolgt.

Ob zum Beispiel ein wütender Lehrer einem Schüler eine Ohrfeige versetzt, eine Strafarbeit aufgibt oder seinen Zorn stillschweigend herunterschluckt, entscheidet sich daran, was ihm erlaubt ist und was er selbst für richtig hält.

In diesem Sinne kann jeder Mensch sein eigenes Verhalten steuern und durch Zustimmung und Ablehnung Einfluß auf das Verhalten anderer Menschen nehmen.

9.3 Der Mensch ist ein sich entwickelndes Wesen

Ein Mensch kommt unfertig und hilflos auf die Welt mit einem Bestreben,die eigenen Anlagen zu entfalten und selbständig zu werden. Er wächst und sieht sich immer wieder neuen, inneren und äußeren Herausforderungen gegenüber. Die Auseinandersetzung damit macht seine Entwicklung aus. Sie entscheidet darüber, ob er wächst und neue Dimensionen dazugewinnt oder stagniert und gar in eine Sackgasse gerät. In diesem Sinne ist ein Mensch das Resultat seiner Lebensgeschichte und der Protagonist in einem Lebenslauf, der mit der Zeugung beginnt und mit dem Tod endet. Er hat eine ganz persönliche Vergangenheit und eine Zukunft, die durch die Vergangenheit ihren Rahmen erhält.

Jede Hilfe für einen anderen muß sich daran messen lassen, wie weit sie in der Lage ist, die Entwicklung des Hilfsbedürftigen im Rahmen seiner Lebensgeschichte zu unterstützen. Eine Versorgung, die das Überleben eines Menschen sichert, aber seine Entwicklungmöglichkeiten blockiert, ist inhuman. Eine wirksame Hilfe muß den zeitlichen Ort im Lebenslauf eines Menschen mitbedenken und den Hilfsbedürftigen „dort abholen, wo er steht“.

Indem der Betreuer sich mit der biographischen Lebenssituation des Betreuten vertraut macht und die daraus erwachsenden Lebensaufgaben zu verstehen sucht, kann er ihm Hilfestellung leisten, die nicht entmündigt, sondern ihn in die Lage versetzt, sein Leben aus eigener Kraft zu meistern.

9.4 Jeder Mensch ist ein Individuum und lebt in seiner eigenen Welt

Jeder Mensch kommt als ein einzigartiges Wesen auf die Welt. In der Kombination seiner Merkmale und Möglichkeiten unterscheidet er sich von allen anderen Mitmenschen. Gemeinsam ist allen dagegen die Offenheit gegenüber der Außenwelt, d.h. die Fähigkeit, entsprechend den eigenen Potentialen eine Beziehung zur Welt aufzunehmen, sie kennenzulernen und in Ansätzen zu verstehen. Je nachdem, welche Erfahrungen der einzelne mit der Außenwelt macht, zeigt sie sich ihm in unterschiedlichem Lichte, gewinnt andere Konturen und Akzente. Jeder Mensch schafft sich dementsprechend ein personspezifisches Abbild der Welt, einen subjektiven Lebensraum, der zwar viele Übereinstimmungen mit den Lebensräumen anderer Menschen aufweist, aber sich in ganz wesentlichen Punkten auch unterscheidet.

Die Beziehung zwischen subjektivem Lebensraum und objektiver Wirklichkeit läßt sich am ehesten vergleichen mit der Beziehung zwischen Landkarte und Landschaft. Auch eine Landkarte bildet die Gegend nicht realitätsgerecht ab, sondern begnügt sich damit, wichtige Punkte zu markieren und die zwischen ihnen bestehenden Verbindungswege und Beziehungen deutlich zu machen. Unsere Erfahrungen fügen sich zu einer Art innerer Landkarte zusammen, die uns darüber informiert, wo unser Standort in dieser Welt ist und welchen Verhaltensspielraum wir darin haben.

Jeder Mensch trägt eine andere Landkarte mit sich herum, je nachdem, in welchem Umfeld er aufgewachsen ist. Die Karten verschiedener Menschen enthalten also unterschiedliche Ausschnitte aus der Gesamtwirklichkeit, und sie unterscheiden sich nach Umfang, Differenziertheit und Genauigkeit.

Ihre Brauchbarkeit hängt nicht zuletzt davon ab, inwieweit sie dazu in der Lage sind, neue Erfahrungen und Erkenntnisse aufzunehmen.

Im allgemeinen verändern wir unsere inneren Landkarten nicht gern; unser Bestreben, an einmal gewonnenen Erkenntnissen festzuhalten, ist groß. Wollen wir uns aber weiterentwickeln und uns in einer Welt des Wandels ein Leben lang am rechten Platz fühlen, so müssen wir uns auf Veränderungen und Korrekturen einlassen.

Um jemandem helfen zu können, müssen wir bereit sein, die Welt mit seinen Augen zu sehen. Wir müssen uns auf seine Landkarte einlassen, sie mit ihm gemeinsam studieren und mögliche Korrekturen diskutieren. Aber nur er allein kann die nötigen Veränderungen vornehmen und den richtigen Weg für sich bestimmen.

9.5 Jeder Mensch ist eine Leib-Seele-Einheit

Den Menschen als Leib-Seele-Einheit zu sehen bedeutet, dem Rechnung zu tragen, daß das leibliche Befinden immer auch Einfluß auf das seelische Erleben nimmt und das geistig-seelische Erleben zurückwirkt auf leibliche Zustände. Da die Entwicklungsmöglichkeiten der Psyche häufig länger bestehen bleiben als die des leiblichen Organismus, kommt – wie wir sehen werden – den geistig-psychischen Kräften im Alter besondere Bedeutung zu. Altenpfleger müssen diese Zusammenhänge kennen, verstehen und sich zunutze machen.

Jeder Mensch ist aber auch als Leib-Seele- Wesen nicht nur Teil der materiellen, sichtbaren Außenwelt, in der er lebt, sondern auch Teil einer unsichtbaren, geistig-seelischen Innenwelt, die – genauso wie die Außenwelt – seinem Bewußtsein und seinem Verständnis nur ausschnittweise zugänglich ist. Das hat zur Folge, daß der Mensch sich in vielem, was er tut und denkt, selbst fragwürdig ist und sein Verhalten vor sich und seinen

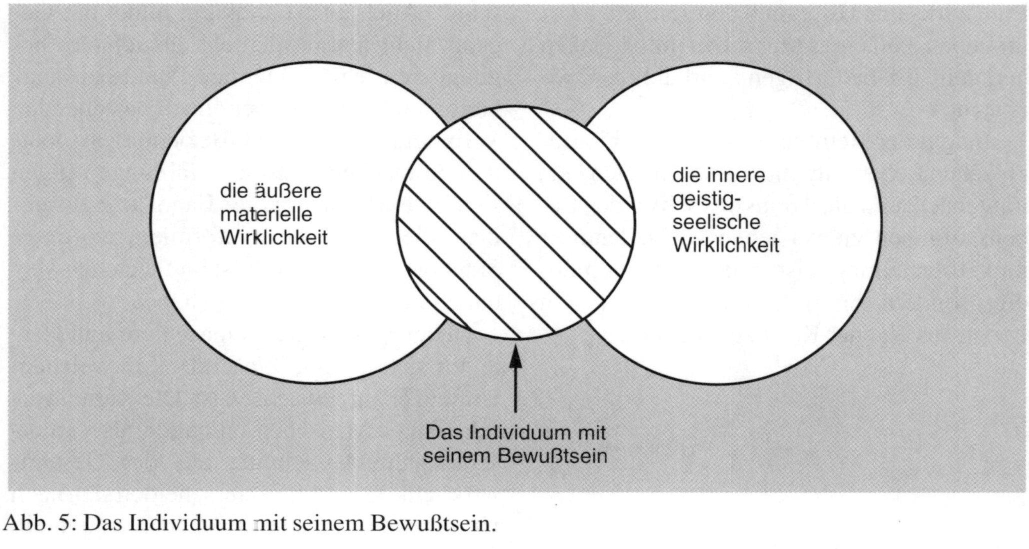

Abb. 5: Das Individuum mit seinem Bewußtsein.

Mitmenschen rechtfertigen muß. In diesem Sinne ist der Mensch über seine leibliche Existenz hinaus immer auch ein Träger geistig-sittlicher Werte.

Das Grundgesetz nimmt auf diesen Sachverhalt Bezug, wenn es an erster Stelle fordert, die Menschenwürde zu achten. Gemeint ist damit, daß wir bei jeder Einflußnahme auf andere Menschen dafür Sorge tragen müssen, sie in ihren geistig-sittlichen Bedürfnissen zu respektieren und ihnen genügend Freiraum einzuräumen, damit sie diesen Bedürfnissen entsprechend leben können.

Fragen zum Text:

- Von welchen Grundannahmen über den Menschen geht die Psychologie aus?
- Was bedeuten diese Grundannahmen für die Betreuung alter Menschen an ihrem Lebensende?
- Inwieweit ist menschliches Verhalten festgelegt, beziehungsweise veränderbar?

Literatur zur Einführung:

Rogers, C. (1973). Entwicklung der Persönlichkeit. Stuttgart: Klett.

Wittrahm, A. (1993). Orientierungen zur ganzheitlichen Altenpflege. Bonn: Dümmlers.

10

Lernen – Grundbaustein des Lebens

10.1 Was heißt „Lernen"?

Wie kein anderes Lebewesen ist der Mensch in der Lage, sich an neue, unterschiedliche und sich verändernde Umweltgegebenheiten anzupassen, indem er sich mit ihnen vertraut macht, über sie nachdenkt und sein Verhalten auf sie abstimmt. Seine Lernfähigkeit ist sowohl die Grundlage für seine individuelle Entwicklung wie auch für sein Zusammenleben mit anderen Menschen, für die Entwicklung neuer Gesellschaftsformen und Kulturen.

> *Mit Lernen bezeichnen wir die innere Informationsverarbeitung, die darauf abzielt, das eigene Verhalten, Wissen und Erleben relativ dauerhaft an neue Umwelterfordernisse anzupassen.*

Lernvorgänge begleiten unser Leben, wo immer es sich gerade abspielt: im alltäglichen Lebensvollzug oder in der „Studierstube". Dabei können wir zwei Aktionsebenen grundsätzlich voneinander unterscheiden:

- das soziale oder interaktionsorientierte Lernen auf der äußeren Lebensbühne, das großenteils ungeplant und unkontrolliert abläuft und nur allzu oft ungewollte Wirkungen hat;
- das verbale Lernen, das sich auf einer inneren, vorgestellten Bühne abspielt und – geplant und gesteuert – auf die Erweiterung unserer Handlungs- und Erkenntnismöglichkeiten abzielt.

Wir müssen uns das Lernen auf der einen wie auf der anderen Ebene genauer ansehen.

10.2 Soziales Lernen (Verhaltenslernen)

Ein Beispiel: Sie sind zu einer Fortbildung gefahren und etwa um halb zwölf in der Ihnen unbekannten Bildungsstätte angekommen. Sie haben Ihre Unterlagen vergessen und sind daher nicht über den Tagesablauf informiert. Sie sitzen in Ihrem Zimmer und haben Hunger. Als ein Gong ertönt, hoffen Sie, daß er zum Mittagessen ruft und machen sich auf den Weg. Da Sie nicht wissen, wo der Speisesaal liegt, folgen Sie den Pfeilen an der Wand, landen aber nicht im Speisesaal, sondern an einem Notausgang.

Zu Ihrem Ausgangspunkt zurückgekehrt, sehen Sie andere Kursteilnehmer aus ihren Zimmern kommen und in eine bestimmte Richtung gehen. Sie folgen ihnen und gelangen tatsächlich in den Speisesaal, wo ein Mittagessen bereitsteht.

In dem vorstehenden Beispiel werden drei der wichtigsten Lernprinzipien sichtbar, die uns in die Lage versetzen, mit neuen Situationen fertig zu werden:

- Wir lernen, indem wir Unbekanntes mit Bekanntem verknüpfen (Signallernen);
- wir lernen durch Erfolg und Mißerfolg (Verstärkungslernen);
- wir lernen durch Nachahmung (Beobachtungslernen).

Signallernen: Das Lernen von Gefühlen, Bedeutungen, Einstellungen

Für ein Neugeborenes ist die Welt ein weitgehend neutraler Ort, weder gut noch böse, weder angenehm noch unangenehm. Erst in dem Maße, in dem es sich mit ihr in Beziehung setzt (durch sehen, hören, saugen, schreien, greifen, usw.) und positive oder negative Erfahrungen mit ihr sammelt, lernt es, den Gegenständen, Menschen, Situationen unterschiedliche Bedeutung beizumessen. Die Dinge erhalten eine positive oder negative Wertigkeit, je nachdem, ob sie der Befriedigung bestimmter Bedürfnisse dienen oder sie verhindern. Die angenehmen Erlebnisse werden nach Möglichkeit wiederholt, in die Länge gezogen, aufgesucht, sie lösen Freude und Zufriedenheit aus. Die anderen dagegen erregen Angst und Abwehr.

Zunächst ist ein Kind diesen Erfahrungen hilflos ausgeliefert. Aber schon wenige Wochen nach der Geburt gelingt es ihm, in gewissem Maße Ereignisse „vorauszusehen“. Es fängt etwa an zu schmatzen und zu saugen, wenn es die Flasche in der Hand der Mutter sieht, oder es lacht und jauchzt, wenn der Vater ihm die Jacke anzieht, um mit ihm spazierenzugehen. Die Flasche signalisiert die Stillung des Hungers, das Jackeanziehen kündigt eine unterhaltsame Unternehmung mit dem Vater an. Beides weckt freudige Gefühle, die genaugenommen zunächst nicht der Flasche oder dem Jackeanziehen selbst gelten, sondern den darauffolgenden befriedigenden Erlebnissen. Trotzdem verbinden sich die Signale mit den Erlebnissen zu einer festen Einheit und lösen auch dann entsprechende Gefühle aus, wenn die nachfolgenden Beglückungserlebnisse einmal ausbleiben.

Was hier abläuft, wird in der Psychologie als *Signallernen oder klassisches Konditionieren* bezeichnet. Es ist eine sehr elementare Form des Lernens, die wir auch bei Tieren beobachten und die schon im frühesten Säuglingsstadium möglich ist, weil sie nicht an ein bewußtes Verständnis der Zusammenhänge gebunden ist. Die kurzzeitige Aufeinanderfolge von neutralem und gefühlsgeladenem Reiz reicht aus, um dem ersteren eine positive oder negative Wertigkeit zu verleihen. Viele an sich wertneutrale Dinge gewinnen auf diese Weise eine gefühlsmäßige Bedeutung: ein Lied erinnert an alte Lagerfeuerromantik und löst glückliche Gefühle aus; die Schritte des heimkehrenden, allzu gestrengen Vaters verursachen Angst; ein bestimmter Geruch informiert über den Besuch einer Tante.

Das Erlernen solcher Signale ermöglicht es, bestimmte Ereignisse vorauszusehen. Das hat allerdings auch zur Folge, daß die auf diese Weise gelernten gefühlsmäßigen Reaktionen und ihre vegetativen Begleiterscheinungen wie z.B. Herzklopfen, Magendrücken, Erröten usw. häufig bestehen bleiben und unser Verhalten beeinflussen, auch wenn das der Situation nicht mehr angemessen ist. Das Herzklopfen beim Stirnrunzeln des Vaters mag bei einem kleinen Kind verständlich erscheinen, das kaum Möglichkeiten hat, sich vor väterlichen Maßnahmen zu schützen; bei einem erwachsenen Kind, das inzwischen auf eigenen Beinen steht, ist es hingegen unangemessen.

Im Prinzip kann die Übertragung einer Gefühlsreaktion auf eine neutrale Situation wieder verlernt oder „gelöscht“ werden, wenn die enge Beziehung zwischen ihnen unterbrochen und beide Reize als unabhängig voneinander erlebt werden.

Bedauerlicherweise erweisen sich aber gerade viele negative Gefühle – v.a. Ängste – als sehr änderungsresistent, und zwar aus folgendem Grunde: Angst löst Vermeidungsverhalten aus. Das erlernte Signal verschafft uns die Möglichkeit, der angstauslösenden Situation aus dem Weg zu gehen. Indem wir das tun, nehmen wir uns aber auch die Möglichkeit, die Unabhängigkeit des neutralen vom auslösenden Reiz zu erfahren: die Angst bleibt auch weiterhin mit dem neutralen „unschuldigen“ Signal gekoppelt.

Viele unserer täglichen Ängste und Ausweichmanöver – vor allem diejenigen, die sich auf soziale Situationen beziehen, wie z.B. die Angst vor Autoritäten, Gesprächen, Prüfungen – sind Relikte aus einer Zeit, in der wir uns mit den Regeln und Normen des sozialen Zusammenlebens noch nicht auskannten und darum in ganz elementarer Weise von der Zustimmung bzw. Mißbilligung unserer nächsten Bezugspersonen abhängig waren. Später, wenn wir die sozialen Spielregeln besser durchschauen, sind solche Ängste oft nicht mehr angemessen, und es gehört zum Prozeß des Erwachsenwerdens, daß wir ihre Bedingtheit erkennen und sie überwinden lernen.

Beispiel: Auf dem Nachhauseweg werden wir durch wildes Hundegebell hinter einem Gartenzaun erschreckt. Wir wählen einen anderen Weg, den wir von da an täglich benutzen. Das Unbehagen beim Anblick des Gartenzauns bleibt bestehen. Möglicherweise vermeiden wir es, an dem Gartenzaun vorbeizugehen, auch wenn längst kein Hund mehr dahinter lauert.

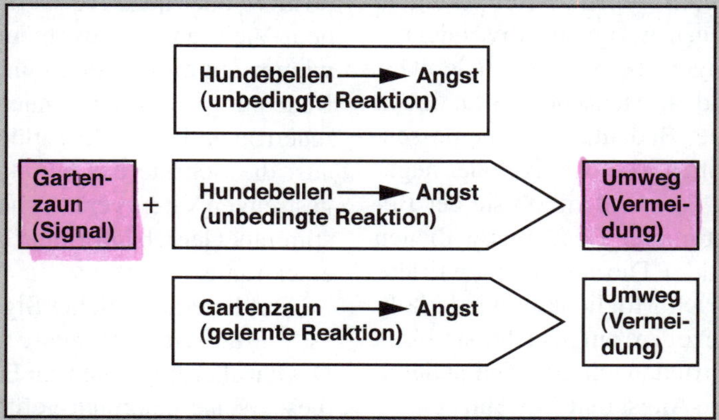

Gelingt uns das nicht, so schleppen wir unter Umständen eine Menge Ballast mit durchs Leben und blockieren uns selbst in unserer Entwicklung. Manche seelische Störung hat hier ihren Ursprung, und auch die Schwierigkeit mancher erwachsener Kinder, ein angemessenes Verhältnis zu ihren alternden Eltern zu gewinnen, hat oft ihre Ursachen in der Unfähigkeit, sich von alten Konditionierungen zu lösen.

Verstärkungslernen: Lernen durch Erfolg und Mißerfolg

In den ersten Lebensjahren entwickelt ein Kind eine Unzahl von Verhaltensweisen und experimentiert mit ihnen herum. Es ist unermüdlich tätig und probiert aus, was man alles machen kann und wozu eine Sache gut ist. Dabei lernt es sehr rasch, zwischen seinen Verhaltensweisen zu unterscheiden: Beibehalten, geübt und ausgebaut werden diejenigen, die sich in irgendeiner Weise bewährt haben, andere dagegen werden fallengelassen.

So lernt und übt ein Kind am Ende des ersten Lebensjahres z.B. das Laufen und gibt andere Fortbewegungsmethoden wie Robben, Krabbeln, Rutschen auf, weil sie nicht so effektiv sind wie das Laufen.

Wir sind also von Anfang an in der Lage, unser Verhalten nach seinen Konsequenzen zu bemessen und können daher als allgemeine Gesetzmäßigkeit definieren:

> *Verhaltensweisen mit positiven Konsequenzen werden als erfolgreich empfunden und in der Folgezeit häufiger eingesetzt; Verhaltensweisen mit negativen Konsequenzen werden dagegen in der Folgezeit vermieden (Vermeidungsverhalten).*

Positive Konsequenzen: Als positiv wird sowohl die *Effektivität* als auch die *Akzeptanz* eines Verhaltens erlebt. Im ersten Fall verstärkt sich ein Verhalten dadurch, daß es rasch und zuverlässig zu der Befriedigung eines Bedürfnisses führt (innere Verstärkung); im zweiten Fall erfolgt die Bekräftigung durch die soziale Resonanz bzw. die Anerkennung und Aufmerksamkeit, die es bei anderen Menschen hervorruft (äußere Verstärkung).

Negative Konsequenzen: Folgen auf eine Verhaltensweise negative Konsequenzen, so wird sie als wenig erfolgreich erlebt und in der Folgezeit seltener eingesetzt. Als negativ kann sich *mangelnde Effektivität* erweisen (negative innere Verstärkung) oder *Mißbilligung* und *Tadel* von außen (negative äußere Verstärkung).

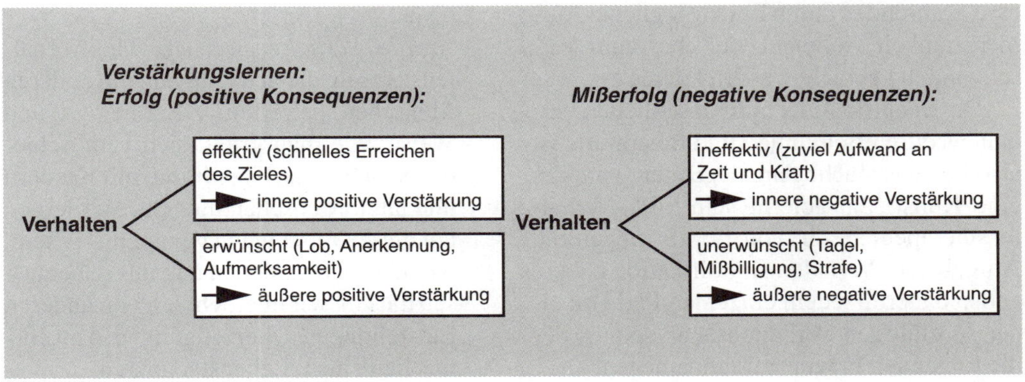

Lob und Tadel sind – wie wir alle wissen – das Grundhandwerkszeug des Erziehers. Indem er die erwünschten und anerkannten Verhaltensweisen lobt und die nicht erlaubten tadelt, versucht er, seinen Zöglingen das „richtige" Verhalten beizubringen. Aber diese Rechnung geht, wie jeder Erzieher weiß, nicht immer auf, und dafür lassen sich vor allem zwei Gründe verantwortlich machen:

Erstens treten im Zusammenhang mit einem Verhalten oft gleichzeitig positive und negative Verstärker auf und laufen sich gegenseitig den Rang ab (z.B. wenn ein Kind trotz des elterlichen Verbotes mit seinen Freunden Zigaretten raucht).

Zweitens sind Verstärkungen nicht immer eindeutig als positiv oder negativ definiert. Was als negative Verstärkung gedacht ist, kann positiv empfunden werden und umgekehrt. Das hängt von dem Betroffenen ab und von den Zielen, die er mit seinem Verhalten verfolgt. Tadel, Zurechtweisung, Ärger und Zorn eines Erziehers können für den Betroffenen einen positiven Wert gewinnen, wenn er sich nach sozialer Resonanz sehnt und keinen anderen Weg findet, sich die Aufmerksamkeit und Zuwendung seiner Mitmenschen zu verschaffen.

Die Bestrafung unliebsamen Verhaltens hat also leicht einen unerwünschten Nebeneffekt: Sie verstärkt das in Frage stehende Verhalten durch das ihm zugewandte Interesse, während es durch Entzug jeglicher Aufmerksamkeit vielleicht viel eher zum Verschwinden gebracht werden könnte.

Die Beeinflussung mitmenschlichen Verhaltens durch Belohnung und Bestrafung ist also keine einfache Angelegenheit, sondern eine Kunst, die gelernt sein will. Verhaltenstherapeuten, die von Berufs wegen die Aufgabe der Verhaltensmodifikation haben, gehen daher in jedem einzelnen Fall von einer sorgfältigen Verhaltensanalyse aus, der die folgenden Fragen zugrunde liegen:

- Wodurch wird das störende Verhalten in Gang gehalten (positiv verstärkt)?
- Auf welche Weise können die dahinter zutage tretenden Bedürfnisse besser befriedigt werden?
- Wie läßt sich das störende Verhalten am einfachsten beseitigen?

Beobachtungslernen: Lernen durch Nachahmung, Lernen am Modell

Glücklicherweise müssen wir nicht jede Verhaltensweise, die wir lernen wollen, auf ihre positiven oder negativen Konsequenzen hin überprüfen. Das wäre eine allzu langwierige Prozedur, die uns außerdem allen möglichen Gefahren aussetzen würde. Wir benutzen meist einen viel effektiveren Weg, neue Verhaltensweisen zu erlernen: wir ahmen andere Menschen nach. Wir beobachten genau, wie und was sie wann und in welcher Situation tun. Auf diese Weise sind wir in der Lage, uns höchst komplexe Verhaltensmuster anzueignen, ohne sie Schritt für Schritt aufbauen und verstehen zu müssen. Vor allem zwei Gruppen von Verhaltensweisen werden so gelernt:

- *komplexe Verhaltensmuster und -sequenzen,* d.h. handwerkliche, sportliche und künstlerische Fertigkeiten wie etwa Tanzen, Klettern, Klavierspielen, Ski fahren u.v.a.;
- *soziale Verhaltensweisen,* d.h. Verhaltensweisen, die den Umgang mit anderen Menschen betreffen, z.B. die Art und Weise, wie man grüßt, sich verabschiedet, sich bei Tisch benimmt, mit Kindern und alten Menschen umgeht. Wir lernen auf diese Weise, wann wir aggressiv sein, weinen, lachen, lieben und uns gehenlassen dürfen, wir übernehmen von anderen Einstellungen, Überzeugungen, Abwehrmechanismen, Lebenstechniken.

Die Nachahmung gewinnt besondere Bedeutung in sozialen Situationen, in denen wir uns nicht auskennen, denen wir uns aber auch nicht entziehen können, wie z.B. die Versetzung in ein fremdes Land, ein Krankenhausaufenthalt, eine Heimunterbringung.

Wer wird nachgeahmt? Untersuchungen haben ergeben, daß nicht alle Menschen gleichermaßen als Modelle in Frage kommen. Imitiert werden Personen, die man liebt und bewundert, die als mächtig und einflußreich angesehen werden, und Verhaltensweisen, mit denen man Aufmerksamkeit und Anerkennung erreicht. Naturgemäß werden in erster Linie die Eltern nachgeahmt, aber auch ältere Geschwister, Freunde, Verwandte, Erzieher oder Lehrer. Familienähnlichkeiten beruhen oft mehr als auf äußerlichen Merkmalen auf der Gemeinsamkeit von Sprechweisen und Umgangsformen, Gebärden und Gewohnheiten.

Durch Beobachtung werden auch viele Verhaltensweisen gelernt, die zunächst gar nicht gebraucht, sondern erst viele Jahre später eingesetzt werden. So lernt z.B. ein Mädchen durch Beobachtung seiner Mutter, wie man ein Baby versorgt, füttert, wickelt, zur Ruhe bringt oder ein ungezogenes Kind bestraft. Unglückseligerweise werden auf diesem Weg auch ungewollt manche elterlichen Verhaltensweisen gelernt, die man ablehnt, weil man als Kind unter ihnen gelitten hat. In einer entsprechenden Situation werden sie dann eingesetzt, weil keine anderen Reaktionsmuster verfügbar sind.

Das „Löschen" einer solchen durch Beobachtung früh gelernten Verhaltensweise erfordert ein hohes Maß an Selbstbeobachtung und -kontrolle und vor allem den systematischen Erwerb angemessener Ersatzmuster.

Zusammenfassung

Wir lernen im täglichen Leben, uns in neuen Situationen zurechtzufinden, indem wir Unbekanntes mit Bekanntem verknüpfen, alte Verhaltensmuster ausprobieren und uns dabei an Erfolg und Mißerfolg orientieren und neue Verhaltensweisen durch Nachahmung anderer Menschen übernehmen. Auf diese Weise erweitern wir unser Verhaltensrepertoire und gewinnen an sozialer Kompetenz. Da diese alltäglichen Lernprozesse weitgehend unbewußt und ungeplant ablaufen, haben sie oft Resultate, die weder beabsichtigt noch erwünscht sind:

- wir erwerben in der Kindheit soziale Ängste, Vorbehalte und Abneigungen, die, wenn sie nicht überwunden werden, unsere weitere Entwicklung als Erwachsene möglicherweise behindern;
- durch die Art, wie wir reagieren, verstärken wir ungewollt fehlerhaftes Verhalten bei anderen Menschen;
- durch Nachahmung anderer Personen lernen wir falsche, unbrauchbare Verhaltensweisen.

Im Gegensatz dazu laufen die Prozesse kognitiven Lernens kontrollierter ab. Sie sind auf ein definiertes Ziel hin ausgerichtet, werden geplant und in bewußter Weise durchgeführt. Sie sind das Thema des nächsten Kapitels.

10.3 Verbales Lernen (Wissenserwerb)

Eine der erstaunlichsten menschlichen Fähigkeiten ist es, sich die Welt innerlich vorstellen und durch Worte und Zeichen repräsentieren zu können. Der Mensch gewinnt dadurch ein inneres Handlungsfeld, mit dessen Hilfe er sich Zusammenhänge erschließen kann, die weit über seinen konkreten Erfahrungshorizont hinausgehen. Im Schonraum einer schulischen Einrichtung oder einer Studierstube kann er in Gedanken Situationen durchspielen und Erkenntnisse gewinnen, die ihm hinterher als Rüstzeug für die Bewältigung schwierigster spezieller Aufgaben dienen.

Um die angestrebten Lernziele zu erreichen, sind ganz unterschiedliche innere Aktivitäten vonnöten:

1. Lernmotivation
2. Konzentration und Aufmerksamkeit
3. Informationsverarbeitung im Kurzzeitspeicher
4. Informationsspeicherung im Langzeitgedächtnis.

Lernmotivation

Die Veränderung einmal erworbener Verhaltensmuster und Erkenntnisse ist eine innere Arbeit, die wir nicht ohne Druck bestimmter Bedürfnisse erbringen. Wenn wir wunschlos glücklich und zufrieden sind, lernen wir nichts. Erst wenn wir erleben, daß uns etwas fehlt und wir bestimmte Dinge nicht verstehen oder andere Menschen uns übertreffen, gewinnen wir die Kraft, uns lernend zu verändern.

Die dahinterstehenden Motive können dabei höchst unterschiedlicher Natur sein, angefangen bei den elementaren Bedürfnissen nach Essen und Trinken, Ruhe und Anregung, Geborgenheit, Anerkennung und Liebe bis hin zu dem mehr sachbezogenen Streben nach Wissen, Verstehen und Erkenntnis.

Konzentration und Aufmerksamkeit

Der Wunsch nach neuen Lernerfahrungen ist nicht nur erforderlich, um uns zu aktivieren, sondern auch, um unserer Aktivität eine bestimmte Richtung zu verleihen. Die innere Gestimmtheit, Wünsche und Erwartungen geben unserem Handeln ein Ziel und entscheiden darüber, was wir in der Außenwelt wahrnehmen und womit wir uns beschäftigen.

Nun werden wir aber in der Regel nicht nur von einem einzigen, sondern von vielfältigen Bedürfnissen bewegt. Neben dem Wunsch, etwas Neues zu lernen, steht möglicherweise die Angst zu versagen oder auf unliebsame Erkenntnisse zu stoßen, die Verlockung, sich auf die faule Haut zu legen oder der Einladung eines Freundes zu folgen. Unser Lernerfolg hängt daher wesentlich von unserer Fähigkeit ab, die Bewußtseinsvorgänge zu steuern und auf ein einzelnes Ziel hin auszurichten.

Das ist nicht allein ein Akt des Willens oder Wollens. Auch bei einer hohen willensmäßigen Lernbereitschaft kann aufgrund von Krankheiten oder konstitutionellen Schwächen, hirnorganischen Schädigungen oder psychischen Belastungen die Fähigkeit zur Konzentration eingeschränkt sein, so daß der gewünschte Lernerfolg ausbleibt.

Die Informationsverarbeitung im Kurzzeitspeicher

Erst die Konzentration auf ein Lernziel schafft die Voraussetzung für die sinnvolle

Verarbeitung neuer Eindrücke und Informationen in dem Teil unseres Gehirns, den wir als *Kurzzeitspeicher* oder *Kurzzeitgedächtnis* bezeichnen. Was dabei mit „Verarbeitung“ gemeint ist, soll anhand von drei wichtigen Lernprozessen genauer dargestellt werden.

Lernen durch Verknüpfen („Vokabeln lernen“)

Sowohl auf der inneren Vorstellungsebene wie auch auf der Verhaltensebene besteht ein grundlegender Vorgang des Lernens in der Verknüpfung von neuen und alten Informationen. Beim Wissenserwerb handelt es sich vor allem darum, Sachverhalte mit Zeichen, Worten, Symbolen zu verbinden und sich neue Begriffe einzuprägen.

Das Wort „Gerontologie“ zum Beispiel werden wir sehr rasch wieder vergessen, wenn es uns nur als Klanggestalt begegnet. Erinnern wir uns aber daran, daß die Endung „-logie“ immer auf eine Lehre oder Wissenschaft hindeutet und „Geront“ das griechische Wort für „Greis“ ist, so fällt es uns nicht mehr schwer, das Wort Gerontologie als die Lehre vom Alter in unserem Gedächtnis zu speichern und mit konkretem Inhalt zu füllen.

Das Kurzzeitgedächtnis ist die zentrale Schaltstelle zwischen neuen, von außen kommenden Eindrücken und inneren, im Langzeitgedächtnis gespeicherten Wissensinhalten. Es ist sozusagen der Bildschirm, auf dem sich unsere Gedankenarbeit abspielt. Hier werden neue Informationen kurzzeitig festgehalten, damit sie mit Altbekanntem verglichen und in Beziehung gesetzt werden können. Erst damit haben wir die Chance, sie in unserem Gedächtnis zu verankern und zu einem späteren Zeitpunkt wieder zur Verfügung zu haben.

Lernen durch Strukturieren

Verknüpfungsvorgänge sind die Voraussetzung für die Möglichkeit, Einzelinformationen nach bestimmten Regeln zu größeren Einheiten zusammenzufügen. Wie kommt es zum Beispiel, daß ein Erwachsener einen ihm unbekannten Buchtext im Sprechtempo herunterlesen kann, während ein Kind mühsam Wort für Wort entziffern muß?

Während sich der ungeübte Leser ein Wort Buchstabe für Buchstabe erarbeiten muß, erfaßt der Geübte mit einem Blick ganze Worte und Satzteile. Genauso ergeht es dem erfahrenen Klavierspieler, der auf seinem Notenblatt nicht mehr einzelne Noten, sondern Melodien und Akkorde liest.

Das Ordnen, Gliedern und Zusammenfassen unter bestimmten Oberbegriffen sind zentrale innere Tätigkeiten, die das Verstehen und Beherrschen komplizierter Zusammenhänge erst ermöglichen. Das gilt sowohl für das Erlernen komplexer Handlungsabfolgen, z.B. Autofahren und Computerbedienung, wie auch für das Erfassen abstrakter Gedankengänge.

Lernen erweist sich dabei als eine aktive, persönliche, mit Nachdenken verbundene Tätigkeit, da sich Einzelelemente unter den verschiedensten Gesichtspunkten zu Einheiten kombinieren lassen. Menschen, die gut lernen können, haben häufig nicht das bessere Gedächtnis, sondern die größere Übung im Strukturieren. Kinder sind den Erwachsenen gewöhnlich im mechanischen Auswendiglernen überlegen; Erwachsene dagegen sind im allgemeinen viel geübter darin, Gesetzmäßigkeiten zu erkennen und sich zunutze zu machen.

Lernen durch Nachdenken

So wie das Verknüpfen von Einzelelementen die Voraussetzung für das Erfassen von Ordnungen und Regeln ist, so ist das Strukturieren wiederum Voraussetzung für das Entdecken neuer Beziehungen. Viele Aufgabenstellungen, denen wir in der Schule und vor allem im täglichen Leben begegnen, lassen sich nicht allein durch „Pauken“ und das Erlernen von Regeln lösen. Es wird vielmehr erwartet, daß wir lernen, auf neue Fragen neue Antworten zu finden und aus dem, was wir wissen, Schlußfolgerungen zu ziehen auf das, was wir noch nicht wissen.

> ***Beispiel:***
> Wenn A größer ist als B und B größer als C, muß A größer als C sein.

Lernen auf der Stufe des Problemlösens bedeutet analysieren, kritisieren, kombinieren, schlußfolgern und stellt eine durchaus kreative Tätigkeit der Beziehungsstiftung dar. Es setzt eine gewisse Übung im Denken voraus, die darin besteht, Elemente in unterschiedlichen Zusammenhängen sehen und neue Beziehungen herstellen zu können. Die entsprechenden Tätigkeiten werden zwar in Schule und Ausbildung gefördert, im weiteren Verlauf das Lebens aber häufig nicht mehr weiterentwickelt, so daß es nicht verwundern kann, wenn ältere Leute in entsprechenden Tests schlechter abschneiden als junge, die noch in der Ausbildung stehen. Auch hier ist nicht das schlechtere Gedächtnis der Hauptschuldige, sondern der Mangel an Übung.

Die drei genannten Verarbeitungsmechanismen sollen genügen, um zu zeigen, wieviel an „Gedankenarbeit“ im Kurzzeitspeicher vor sich geht. Ich denke, es liegt auf der Hand, daß diese innere Arbeit der Konzentration bedarf und leicht von außen gestört werden kann. Auch ist die Aufnahmekapazität des Kurzzeitspeichers beschränkt, so daß nur eine begrenzte Anzahl von Einzelinformationen gleichzeitig bearbeitet werden können. Gelingt es aber nicht, das Neue ausreichend mit altem Gedankengut in Verbindung zu bringen, so geht es unwiederbringlich verloren.

Das Problem des Behaltens und Vergessens soll im Zusammenhang mit der Informationsspeicherung im folgenden Kapitel ausführlicher erörtert werden.

Die Informationsspeicherung im Langzeitgedächtnis

Wenn wir etwas vergessen haben, machen wir unser „schlechtes Gedächtnis“ dafür verantwortlich, als handele es sich beim Gedächtnis um eine Art Großraumlager, in welchem unsere Erlebnisse, gut verstaut, auf einen erneuten Abruf warteten.

Bei genauerem Hinsehen zeigt sich aber, daß das Gedächtnis eher einer komplexen Verarbeitungswerkstatt gleicht, die mindestens drei verschiedene Speicherstufen umfaßt: das sensorische Register, den Kurzzeitspeicher, den Langzeitspeicher.

Diese drei Speicher sind hintereinander geschaltet, wobei die vorhergehende Speicherstufe einen Filter für die nachfolgenden darstellt. Eine Information wird erst ein Teil unseres Gedächtnisses, wenn sie in den Langzeitspeicher gelangt und dort „Spuren“ in Form von molekularen Veränderungen hinterläßt. Aber nur ein Bruchteil aller Außenreize gelangt über das sensorische Register in den Kurzzeitspeicher und damit in unser Bewußtsein. Und wiederum nur ein Bruchteil wird von dort in den Langzeitspeicher weitergeleitet.

Das sensorische Register

Das sensorische Register, das man entsprechend dem jeweiligen Empfangsorgan auch als visuelles oder auditives Register bezeichnet, ist die Voraussetzung für eine geordnete Wahrnehmung. Würden alle uns treffenden Außenreize unser Bewußtsein erreichen, wären wir hoffnungslos überfordert und handlungsunfähig.

Eine höchstens Bruchteile von Sekunden dauernde Speicherung im sensorischen Register ermöglicht einen Vergleich des Außeneindrucks mit Gedächtnisinhalten im Langzeitspeicher und eine Entscheidung darüber, ob der Reiz für uns bedeutungsvoll oder bedeutungslos ist. Außenreize werden nur dann in den Kurzzeitspeicher weitergeleitet, wenn sie in irgendeiner Weise unser Interesse erwecken, sei es daß sie einer bestimmten Erwartung entsprechen oder ein spezifisches Bedürfnis befriedigen.

Die Auswahl an Sinnesreizen, die in unser Bewußtsein dringt, ist also eine persönliche und hängt ab von unseren Interessen, unseren Vorerfahrungen und vor allem unserer aktuellen Motivation.

Beispiele:
Packt uns bei einer Stadtbesichtigung der Hunger, *sehen* wir das nächstgelegene Restaurant, *übersehen* dagegen die danebenliegende schöne romanische Kirche.

Wenn wir die Straße überqueren wollen, *hören* wir ein näherkommendes Auto, *überhören* aber die Musik, die aus einem geöffneten Fenster auf die Straße schallt.

Was vom sensorischen Register „nicht bemerkt" wird, ist unwiederbringlich verloren;

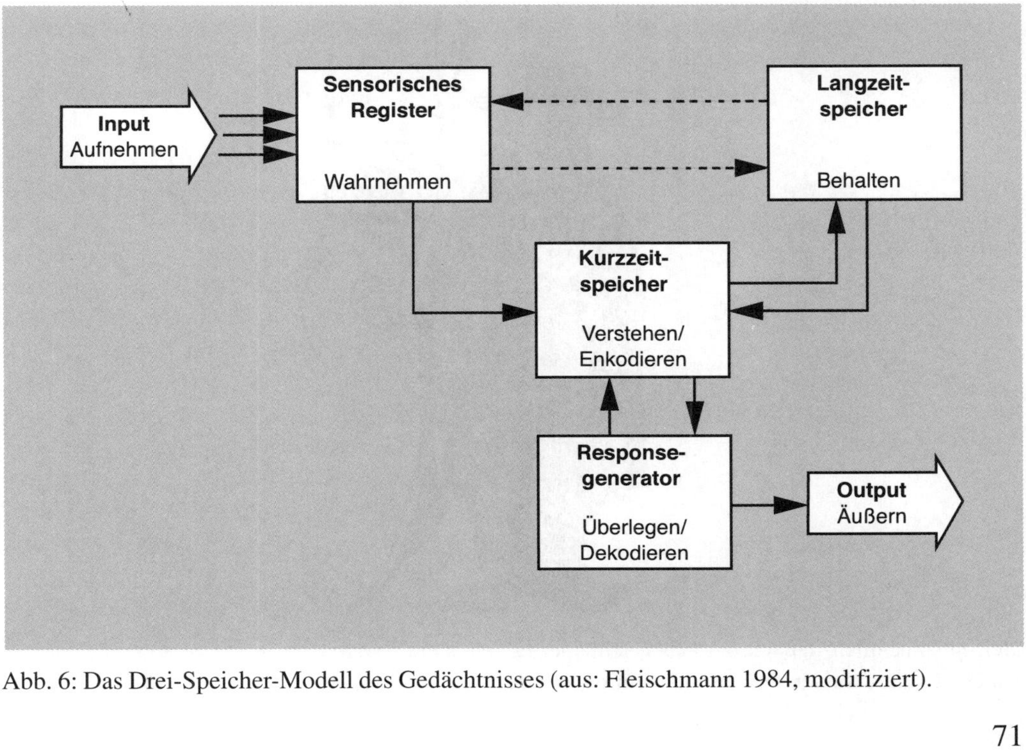

Abb. 6: Das Drei-Speicher-Modell des Gedächtnisses (aus: Fleischmann 1984, modifiziert).

was dagegen behalten und weitergeleitet wird, ordnet sich zu sinnvollen Gestalten, Wahrnehmungen, Informationen.

Der Kurzzeitspeicher (Arbeitsspeicher)

Der Kurzzeitspeicher ist, wie wir bereits wissen, die *zentrale Verarbeitungsinstanz,* in der die eintreffenden Wahrnehmungen in Begriffe gefaßt (kodiert), analysiert und geordnet werden. Nur in dieser Weise bearbeitete Eindrücke können im Langzeitgedächtnis gespeichert werden.

Die Kapazität des Kurzzeitgedächtnisses ist beschränkt und umfaßt nicht mehr als 7 (±2) Merkeinheiten. Unser innerer „Bildschirm" ist mit anderen Worten nicht in der Lage, mehr als etwa sieben Einzelinformationen gleichzeitig präsent zu halten und mit ihnen zu arbeiten. Je nach den individuellen Fähigkeiten, Einzelinformationen zu ordnen und zusammenzufassen, sind diese Merkeinheiten jedoch unterschiedlich groß. Dementsprechend hängt auch die Frage, wieviel Information im Langzeitgedächtnis gespeichert werden kann, von den Voraussetzungen ab, die der Lernende jeweils mitbringt.

Beispiel: Auswendiglernen von Hauptwörtern (nach Kugemann, 1988)

Hund	*Nelke*	*Pferd*
Posaune	*Banane*	*Klavier*
Apfel	*Geige*	*Birne*
Rose	*Katze*	*Aster*

Würden wir versuchen, diese Begriffe mechanisch in der angegebenen Reihen-

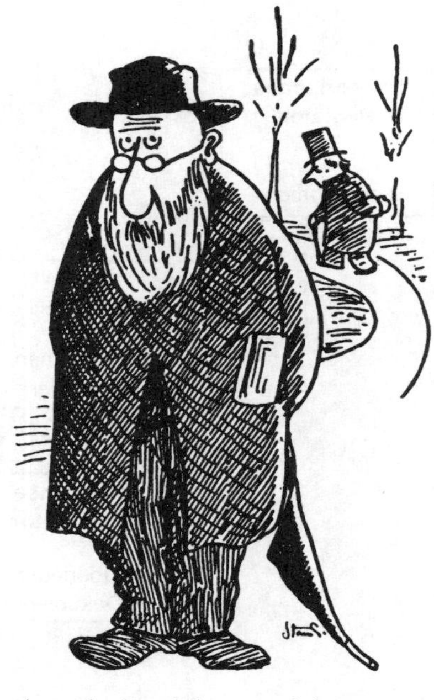

„Ich entsinne mich, daß wir uns in den achtziger Jahren uneinig waren – worüber wir uns aber uneinig waren, darüber können wir uns nicht einig werden."

folge zu lernen, so hätten wir damit vermutlich einige Schwierigkeiten. Ordnen wir dagegen die Worte nach den Oberbegriffen „Tiere“, „Früchte“, „Instrumente“, „Blumen“, so ist das Lernen kaum noch ein Problem.

Das Kurzzeitgedächtnis ist in hohem Maße störanfällig. Nur konzentrierte Aufmerksamkeit kann verhindern, daß der Bearbeitungsvorgang nicht vorzeitig abgebrochen oder durch neue Eindrücke verdrängt wird.

Vergessen kommt auf dieser Speicherstufe zustande durch:

- Überlastung (zu viele Merkeinheiten);
- mangelhafte Konzentration, Ermüdung, Ablenkung durch Nebentätigkeiten;
- Störung der laufenden Verarbeitungsvorgänge durch vorhergehende oder nachfolgende Lernprozesse.

Der Langzeitspeicher

Erst im Langzeitspeicher hinterläßt eine neue Information „Gedächtnisspuren“. Dort kommt es, so wird angenommen, zu chemischen und strukturellen Veränderungen in den Nervenzellen, die nicht mehr rückgängig zu machen sind. Vergleichbar den ausgetretenen Pfaden in einem unwegsamen Dickicht, sind sie um so leichter verfügbar, je öfter sie benutzt werden und mit anderen Pfaden verbunden sind. Darum muß das, was wir behalten wollen, immer wieder geübt und in Anspruch genommen werden.

Die Kapazität des Langzeitspeichers ist nicht begrenzt; ein Mensch kann mit anderen Worten lernen, soviel er will und solange er lebt. Allerdings wird es mit zunehmendem Alter schwieriger, dauerhafte Spuren zu bilden. Auch bleibt das Gelernte nicht unverändert, sondern fügt sich entsprechend der eigenen Lebens- und Lerngeschichte in neue Zusammenhänge ein.

Das Hauptproblem unseres Gedächtnisses ist dementsprechend nicht der Mangel an Speicherraum, sondern die Frage, wie wir an die gespeicherten Inhalte gelangen. Ähnlich wie in einer großen Registratur hängt es von der inneren Ordnung ab, ob wir einen abgelegten Vorgang auch wiederfinden. Je besser ein einzelner Inhalt innerlich verarbeitet und in unterschiedliche Zusammenhänge eingebunden ist, desto größer ist unsere Chance in dieser Hinsicht.

Ein gut ausgebildeter Fachmann hat einem Laien vor allem das voraus, daß er in seinem Fachbereich sein Wissen immer wieder braucht und in unterschiedlichen Situationen einsetzen muß und daher neue Informationen sogleich mit zahlreichen älteren Erfahrungen in Verbindung bringen kann. Er lernt also in seinem Bereich viel schneller und leichter dazu, als jemand, der keine Vorerfahrungen hat, an die er anknüpfen kann.

Ein gutes Gedächtnis bedeutet in diesem Sinne, das eigene Wissen in vielfältiger Weise in Anspruch zu nehmen, auszuweiten und durch eine gute innere Organisation verfügbar zu halten.

Fragen zum Text:

- Worin unterscheiden sich soziales und kognitives Lernen?
- Auf welche Weise lernen Menschen, sich „richtig“ zu verhalten?
- Wie entsteht soziale Angst und Vermeidungsverhalten?
- Welche Menschen werden von anderen nachgeahmt?
- Was versteht man unter „positiver Verstärkung“, und welche Möglichkeiten positiver Verstärkung gibt es?
- Wie können die Prinzipien sozialen Lernens bei der Betreuung alter Menschen hilfreich eingesetzt werden?
- Welche Funktionen haben das sensorische Register, der Kurzzeitspeicher und das Langzeitgedächtnis im Rahmen der Informationsverarbeitung und -speicherung?
- Was bedeutet „Vergessen“ auf den verschiedenen Speicherstufen?
- Was ist mit „Verarbeitung von Informationen“ gemeint?
- Welche Lernvoraussetzungen sind für eine erfolgreiche Informationsverarbeitung erforderlich?

Literatur zum Thema:

Bandura, A. (1976). Lernen am Modell. Stuttgart: Klett.

Kugemann, W. (1988). Lerntechniken für Erwachsene. Reinbek: Rowohlt.

Metzig, W. & Schuster, M. (1982). Lernen zu lernen. Berlin: Springer.

Leitner, S. (1991). So lernt man lernen. Angewandte Lernpsychologie. 16. Aufl. Freiburg: Herder.

Schwäbisch, L. & Siems, M. (1974). Anleitung zum sozialen Lernen für Paare, Gruppen und Erzieher. Reinbek: Rowohlt.

Teil IV

Psychologie des Alterns

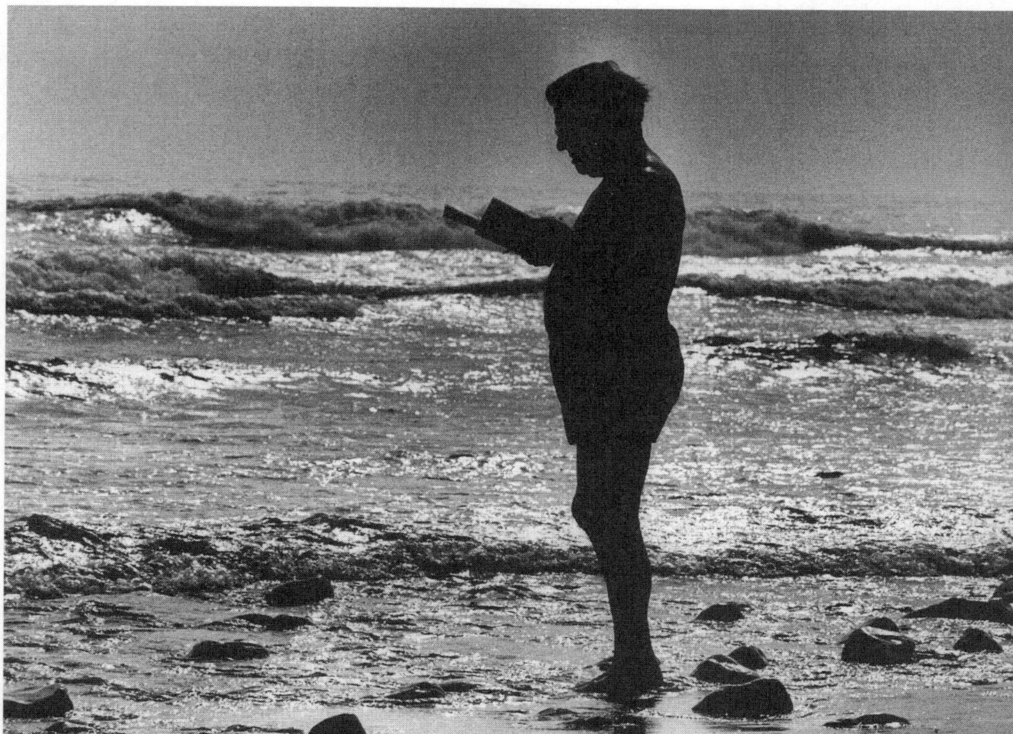

11

Veränderungen der intellektuellen Leistungfähigkeit

„Altern bedeutet Abbau der körperlichen und geistigen Leistungsfähigkeit. Das ist wissenschaftlich erwiesen," so lautet eine Äußerung, die immer wieder zu hören ist. Wir haben bereits erörtert, wie es in unserer Gesellschaft zu der Klischeevorstellung des hilflosen, gebrechlichen Alten kommen konnte. Nun müssen wir uns aber fragen, inwiefern sogar die Wissenschaft dazu beigetragen hat, dieses Altersbild zu untermauern.

12.1 Das Defizitmodell der intellektuellen Entwicklung

Zu Beginn des 20. Jahrhunderts hatte es sich die Psychologie zur Aufgabe gemacht, Tests zu entwickeln, mit deren Hilfe man die intellektuelle Leistungsfähigkeit messen und den Ausbildungserfolg eines Menschen vorhersagen konnte. So entstanden die *Intelligenztests,* die sich bald als hilfreiches Instrument in der Beratungs- und Auslesepraxis erwiesen.

Zu Beginn des 1. Weltkrieges wurden in den USA Intelligenzmessungen an Wehrpflichtigen mit dem Ziel durchgeführt, potentielle Offiziersanwärter herauszufinden, wobei man von der Annahme ausging, daß Führungseigenschaften auch ein höheres Maß an Intelligenz erforderten. Bei diesen ausgedehnten Untersuchungen von Männern im Alter von 18–60 Jahren stellte sich nun heraus, daß – im Durchschnitt gesehen – die Versuchspersonen um so schlechter abschnitten, je älter sie waren. Weitere Untersuchungen mit zum Teil jüngeren, zum Teil noch älteren Versuchspersonen erbrachten immer wieder ein ähnliches Ergebnis. Man war rasch damit bei der Hand, daraus einen Schluß auf die allgemeine Intelligenzentwicklung zu ziehen, der besagte, daß die Intelligenz bis zu Beginn des dritten Lebensjahrzehnts zunehme, um dann kontinuierlich über die Jahre hinweg wieder abzufallen.Damit war das *Defizitmodell des Alterns* geboren; es schien nun auch wissenschaftlich erwiesen, daß den körperlich sichtbaren Zeichen des Alterns ein Abbau im geistigen Bereich entspreche.Zweifel und Kritik wurden aber sehr bald von den verschiedenen Seiten geäußert, widersprach das Defizitmodell doch allzu kraß der täglichen Erfahrung, daß ältere Menschen – sofern sie körperlich und geistig gesund sind – in sehr kompetenter Weise mit ihrem Leben umzugehen verstehen. Wollte man in der nachstehenden Kurve tatsächlich ein verbindliches Abbild der Intelligenzentwichlung sehen, so bliebe

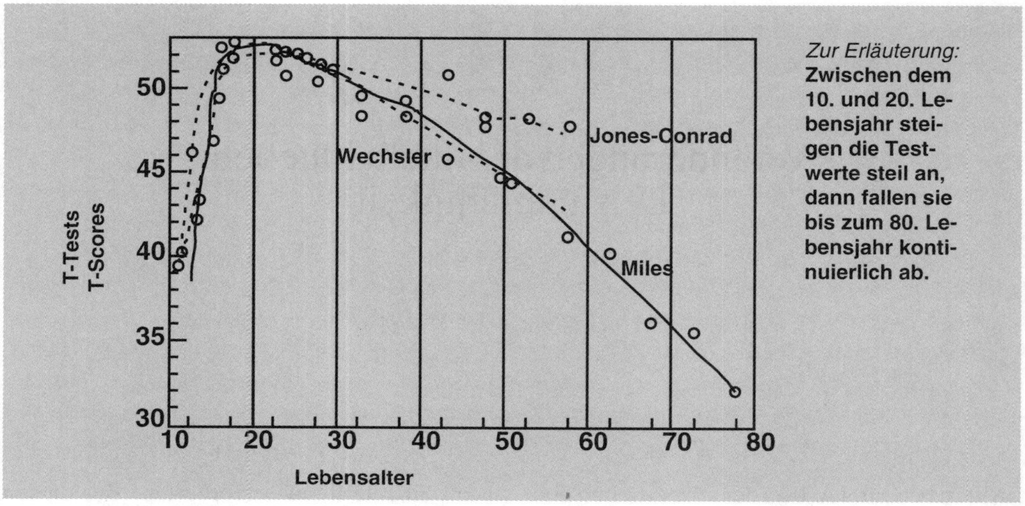

Abb. 7: Durchschnittsleistungen bei Intelligenztests in Beziehung zum Lebensalter (aus: Lehr 1977, S. 53).

schlechthin unverständlich, wieso so viele verantwortliche Positionen in Politik, Wissenschaft und Industrie in den Händen von über 60jährigen Männern liegen, deren Intelligenz der eines 12jährigen Kindes entspräche. Die Kritik am Defizitmodell betrifft ganz unterschiedliche Aspekte, von denen hier vier angesprochen werden sollten:

- die angewandte Methode,
- das zugrundeliegende Intelligenzkonzept,
- die Aussagekraft der Testintelligenz,
- die Nichtbeachtung biographischer Unterschiede zwischen jüngeren und älteren Probanden.

11.2 Kritik an der angewandten Methode

Die dargestellten Ergebnisse sind auf dem Weg über *Querschnittsuntersuchungen* gewonnen worden, d.h. zu einem bestimmten Zeitpunkt wurde eine große Anzahl von Versuchspersonen im Alter von 10–80 Jahren mit immer den gleichen Tests untersucht. Dieses Vorgehen läßt Aussagen über *Unterschiede* zwischen verschiedenen Altersgruppen durchaus zu, eine Aussage über *Veränderungen* ist dagegen problematisch, weil keine Veränderungen erfaßt wurden.

Veränderungen lassen sich strenggenommen nur mit Hilfe von *Längsschnittuntersuchungen* nachweisen, bei denen die gleichen Versuchspersonenzu unterschiedlichen Zeitpunkten mit den gleichen Tests untersucht werden. Solche Untersuchungen sind naturgemäß viel zeitaufwendiger und schwieriger durchzuführen als Querschnittsvergleiche, bräuchte man doch, um die Intelligenzentwicklung vom Kindes- bis zum Greisenalter wirklich zu verfolgen, Versuchspersonen, die ihr ganzes Leben hindurch in regelmäßigen Abständen für Untersuchungen zur Verfügung stünden.

Trotz großer Schwierigkeiten sind inzwischen sowohl in Amerika als auch in Deutschland Längsschnittuntersuchungen über mehrere Jahrzehnte hinweg durchgeführt worden. Sie lassen die Entwicklung im Alter in ganz anderem Licht erscheinen.

In erster Linie fällt hier *die große Varia-*

Stichwort: Intelligenztests (Wechsler 1964)
Intelligenztests dienen der Messung der Intelligenz, wobei mit Intelligenz all jene Fähigkeiten gemeint sind, die einen Menschen in die Lage versetzen, sich in neuartigen Situationen zurechtzufinden, sich zu behaupten und Probleme auf sachliche Weise zu lösen.
Intelligenztests bestehen aus einer Sammlung unterschiedlicher Aufgaben, die alle auf ihre Weise intellektuelle Operationen erfordern.
Als Beispiel seien hier die Untertests des Hamburg-Wechsler-Intelligenztests für Erwachsene (HAWIE) genannt. Der HAWIE umfaßt einen Verbalteil, der die sprachlich-abstrakte Intelligenz erfassen soll, und einen Handlungsteil, der auf die praktische Intelligenz ausgerichtet ist.

HAWIE: Verbalteil	***HAWIE: Handlungsteil***
Allgemeines Wissen	Zahlen-Symbol-Test
Allgemeines Verständnis	Bilder ordnen
Zahlen nachsprechen	Bilder ergänzen
Rechnerisches Denken	Mosaiktest
Gemeinsamkeiten finden	Figuren legen
Wortschatztest	

Der Proband muß – oft innerhalb einer bestimmten Zeit – möglichst viele Fragen zu einem Untertest beantworten.
Zur *Auswertung* werden die richtigen Antworten mit Punkten bewertet und die Punkte zu einem Gesamtpunktwert addiert. Das Ergebnis wird mit entsprechenden Altersnormen verglichen, die aus der Untersuchung einer repräsentativen Stichprobe der Bevölkerung gewonnen wurden und Aufschluß über den allgemeinen Leistungsstand einer bestimmten Altersstufe geben. Aufgrund dieses Vergleichs wird der Intelligenzquotient berechnet, der die intellektuelle Leistungsfähigkeit auch über die Altersstufen hinweg vergleichbar macht und eine Aussage darüber erlaubt, wie die Leistungsfähigkeit des einzelnen Probanden im Vergleich mit der übrigen Bevölkerung einzustufen ist. Ausgehend von einem Mittelwert IQ = 100 werden IQ-Werte von 90–110 als durchschnittlich, Werte darüber und darunter als hohe bzw. niedrige Intelligenz bezeichnet.

bilität zwischen den Entwicklungsverläufen auf. Während die Intelligenzentwicklung bis zu Beginn des dritten Lebensjahrzehnts bei allen Probanden relativ gleichförmig ansteigt, nimmt danach die Unterschiedlichkeit zwischen den Entwicklungsverläufen erheblich zu: Während die Kurve bei manchen Personen tatsächlich der in Abb. 7 entspricht, steigt sie bei anderen sogar weiter an und zeigt erst in höherem Alter eine abfallende Tendenz.

In dieser Zunahme der Variabilität kommt zum Ausdruck, daß eine gemeinsam verbrachte Schulzeit ein gewisses Gleichmaß der Entwicklung garantiert, während danach die Unterschiedlichkeit der Lebensumstände zunimmt und die Entwicklung der Menschen in ganz verschiedene Richtungen verläuft. Ein Leistungsabfall am Ende des Lebens wird dabei nicht geleugnet. Die Frage aber, wann und in welchem Ausmaß er eintritt, hängt von Persönlichkeitsfaktoren

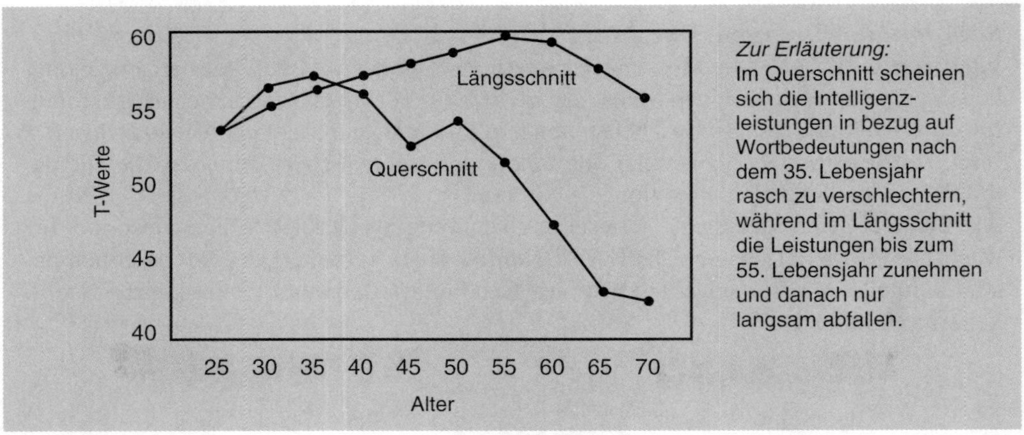

Abb. 8: Vergleichbare Quer- und Längsschnittwerte im Intelligenztest „Wortbedeutung“ (aus: Skowronek 1979, S.290).

und äußeren Lebensumständen ab, ist also keinesfalls ein unabwendbares Schicksal.

11.3 Kritik am zugrundeliegenden Intelligenzkonzept: Flüssige und kristallisierte Intelligenz

Längsschnittuntersuchungen zeigen weiterhin unterschiedliche Entwicklungskurven, je nachdem welche Tests zur Messung der intellektuellen Leistungsfähigkeit angewandt wurden. Sie machen auf diese Weise deutlich, daß es nicht gerechtfertigt ist, Intelligenz als eine einheitliche Fähigkeit anzusehen. Intelligentes Denken und Handeln ist in ganz unterschiedlichem Ausmaß von allgemeinem Wissen und sprachlichem Verständnis, logischem und abstraktem Denken, räumlichem Vorstellungsvermögen und anderen Faktoren abhängig.

Die Wissenschaftler Horn und Cattell unterscheiden deshalb in dem von ihnen konstruierten Test zwischen flüssiger (fluider) und kristallisierter Intelligenz.

Unter *flüssiger Intelligenz* verstehen sie die Schnelligkeit und Präzision der Informationsverarbeitung, Flexibilität des Denkens und Kombinationsvermögen. Diese Fähigkeiten sind stark von neurophysiologischen Prozessen im Zentralnervensystem abhängig und daher altersbedingten Veränderungen unterworfen.

Mit *kristallisierter Intelligenz* ist dagegen das angesammelte Kulturwissen gemeint, das auf Lebenserfahrungen und -erkenntnissen, sprachlichem und sozialem Verständnis aufbaut und möglicherweise in eine Weisheit des Alters mündet. Diese Fähigkeiten sind stärker als von zentralnervösen Prozessen von biographischen Faktoren und dem individuellen Lebensstil abhängig und können daher bis ins hohe Alter hinein zunehmen.

11.4 Die Aussagekraft der Testintelligenz

Intelligenztests sind für die Schul- und Berufslaufbahnberatung entwickelt worden und haben sich dabei als brauchbar erwiesen. Für den Erfolg im weiteren Leben gewinnen dann aber andere, nicht-intellektuelle Qualifikationen wie z.B. Durchsetzungsvermö-

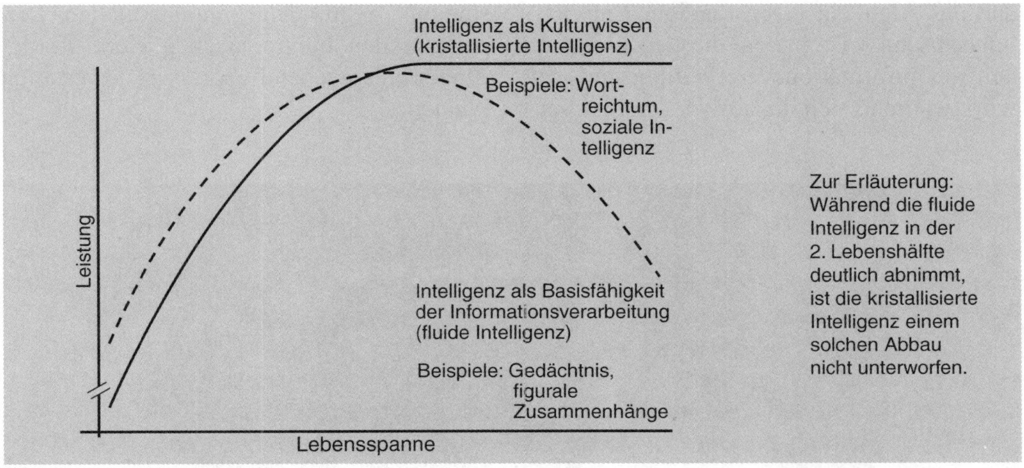

Abb. 9: verschiedene Formen der Intelligenz und ihre Entwicklung (aus: Baltes 1984; S. 50).

gen, Menschenkenntnis, Temperament, Organisationsvermögen u.ä. eine immer größere Bedeutung.

11.5 Biographische Unterschiede zwischen jüngeren und älteren Probanden

Schüler und ältere Erwachsene bringen bei der Durchführung von Intelligenztests unterschiedliche biographische und soziokulturelle Voraussetzungen mit, die das Ergebnis unter Umständen mehr beeinflussen als die sogenannte Testintelligenz. Dazu gehören:

- ***Unterschiedliche Schulbildung:*** Vergleiche zwischen älteren und jüngeren Probanden spiegeln immer auch gesellschaftliche Veränderungen wider. So haben jüngere Probanden im allgemeinen eine bessere formale Ausbildung genossen als ihre Eltern und Großeltern und schneiden daher in den Tests besser ab.
- ***Mangelnde Vertrautheit mit der Testsituation:*** Die Testsituation ähnelt in vieler Hinsicht dem Unterricht in der Schule. Inhalt und formaler Ablauf stellen für den Schüler relativ vertraute Herausforderungen dar, für den Erwachsenen sind sie dagegen ungewohnt und möglicherweise bedrohlich.
- ***Mangelndes Training:*** Während Schüler durch den Unterricht ein tägliches Training erfahren, fehlt vielen Erwachsenen jegliche Übung in all den Fertigkeiten, die in dem Test erfragt werden.
- ***Der Geschwindigkeitsfaktor:*** Ältere Erwachsene sind in ihren Reaktionen langsamer und bedächtiger als junge Leute. Läßt man ihnen genügend Zeit, sind sie durchaus in der Lage, genauso gute Leistungen zu erbringen wie die jüngeren. Unter Zeitdruck aber fühlen sie sich unterlegen, schalten leichter ab und machen Fehler.

Das Defizitmodell beruht auf einer Fehlinterpretation von Untersuchungsergebnissen. Die Annahme eines generellen Abbaus der intellektuellen Leistungsfähigkeit hat sich als unhaltbar erwiesen. Spätere Untersuchungen haben vielmehr deutlich gemacht, daß das Alter ein eigenständiger Entwicklungsabschnitt ist, in dem die Geschwindigkeit der Informationsverarbeitung geringer wird, während sich die auf Wissen und Verständnis gegründeten intellektuellen Leistungen den biographischen Herausforderungen entsprechend erweitern und vertiefen können.

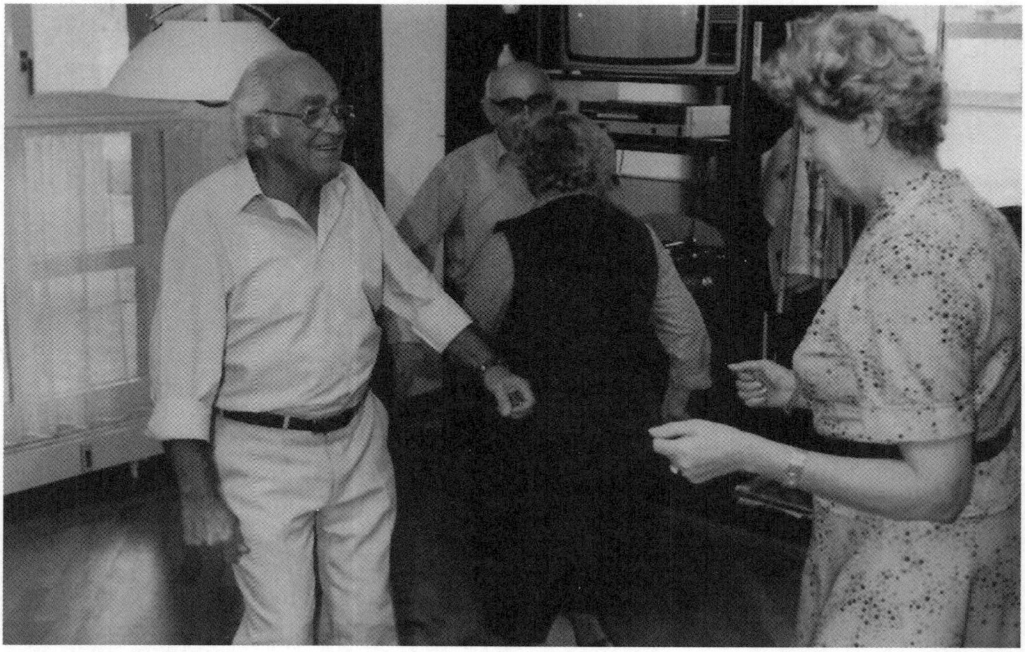

Fragen zum Text:

- Wie ist das Defizitmodell der intellektuellen Leistungsfähigkeit entstanden, was sagt es aus und was ist dagegen einzuwenden?
- Was zeigen Längsschnittuntersuchungen bezüglich der Entwicklung der Intelligenz im höheren Alter?
- Wie lassen sich die Unterschiede zwischen jüngeren und älteren Probanden in Intelligenztests erklären?
- Wie unterscheiden sich flüssige und kristallisierte Intelligenz?

Literatur zum Thema:

Lehr, U. (1977). Psychologie des Alterns. 3. Aufl. Heidelberg: Quelle & Meyer.

Geuß, H. (1988). Intellektuelle Leistungsfähigkeit. In J. Howe u.a. (Hg.), Lehrbuch der psychologischen und sozialen Alternswissenschaft, Bd. 1. Heidelberg: Asanger.

Fleischmann, U. (1990). Intelligenz im Alter. In P. Mayring & W. Saup (Hg.), Entwicklungsprozesse im Alter. Stuttgart: Kohlhammer.

12

Lernen im Alter

Eine erfolgreiche Bewältigung der Entwicklungsaufgaben im Alter setzt die Möglichkeit zu lernen voraus. Die zunehmende Zahl von höchst kompetenten alten Menschen, die sowohl die späte Freiheit des frühen Alters zu nutzen wissen als auch in der Lage sind, sich auf die Einschränkungen des hohen Alters einzulassen, macht deutlich, daß Lernen lebenslang möglich ist.

Wenn daran immer wieder Zweifel auftauchen, so liegt das vor allem an zwei Punkten:

- Wir sind uns zu wenig der täglichen Lernprozesse bewußt, die ein Betagter in Anpassung an die späte Freiheit wie auch an die Funktionseinbußen im Alter vollziehen muß.
- Wir sind selbst noch nicht alt gewesen und haben daher keine Vorstellungen, unter welchen Voraussetzungen Lernen im Alter gelingt.

Es ist die Aufgabe dieses Kapitels zu zeigen, wie Verhalten im Alter gelernt und beeinflußt wird und welche speziellen Probleme der Informationsverarbeitung im Alter bestehen.

12.1 Erlerntes Altern

Im Zusammenspiel mit anderen Menschen lernen wir, auf die „richtige", d.h. übliche Weise alt zu werden. Die Erwartungen, die in diesem Zusammenhang an alte Menschen gestellt werden, können dabei durchaus widersprüchlich sein. Wird heute für das frühe Alter ein relativ hohes Maß an Offenheit, Selbständigkeit und Eigeninitiative gefordert, so muß der Mensch im hohen Alter lernen, Einschränkungen zu akzeptieren, Hilfe in Anspruch zu nehmen und seine Bedürfnisse zurückzustellen.

Die Lernmechanismen, die ihm dabei zur Verfügung stehen, sind die gleichen, die wir schon im Teil III kennengelernt haben: Auch alterstypische Verhaltensweisen werden durch Nachahmung, Verstärkung und Signalwirkung gelernt. Dabei verdienen nicht nur die erwünschten, sondern vor allem auch die ungewollten Effekte unsere besondere Beachtung.

Beobachtungslernen

Wir lernen Verhaltensweisen, die wir unter Umständen erst viele Jahre später im Leben brauchen, indem wir das Verhalten uns nahestehender und einflußreicher Bezugspersonen beobachten. Lange bevor wir selbst alt sind, vermitteln uns z.B. unsere Großeltern eine erste Vorstellung darüber, wie man sich im Alter benimmt und was es bedeutet, alt zu sein. Für Menschen, die nur wenig Kontakt mit Älteren haben, gewinnt u.U. die Begegnung mit einem einzelnen eine prägende Bedeutung.

Inzwischen hat die Zahl älterer und sehr alter Menschen in unserer Gesellschaft zugenommen, und die Vorbilder für das Altern sind dementsprechend vielfältiger geworden: Neben den kranken, gebrechlichen gibt es gesunde, tatkräftige Alte, neben den zurückgezogenen Einzelgängern gesellige, aufgeschlossene Senioren. Damit ist der Weg frei zu einem Altern, das sich mehr an den eigenen Möglichkeiten orientiert als an stereotypen Vorstellungen. Dennoch müssen wir akzeptieren, daß heute noch viele alte Menschen ihre späte Freiheit wenig zu nutzen verstehen, weil sie in jüngeren Jahren das Alter nur einseitig als Phase der Einschränkungen kennengelernt haben.

Das Beobachtungslernen spielt aber nicht nur für die Vorstellung vom Altwerden eine Rolle, sondern vor allem dort, wo es um die konkrete Übernahme alterstypischer Verhaltensweisen geht. Wenn wir „in die Jahre kommen", orientieren wir uns an anderen alten Menschen, um zu erfahren, was man im Alter tut oder nicht tut, wie man wohnt, sich kleidet und sich bewegt, mit Krankheiten umgeht, sein schlechtes Gedächtnis vertuscht, um Hilfe bittet oder diese ablehnt und vieles andere mehr.

Insbesondere das Leben im Heim mit seinen besonderen heiminternen Spielregeln ist am einfachsten durch die Beobachtung und Nachahmung anderer Heimbewohner zu erlernen. In diesem Zusammenhang gewinnt aber auch das Verhalten der Betreuer vorbildhafte Wirkung, weil sie als zentrale Bezugspersonen hohe Autorität genießen. Altenpfleger müssen sich dessen bewußt sein, daß zum Beispiel ihre Art und Weise, mit Kranken, psychisch Gestörten und Verwirrten umzugehen, unter Umständen zum Modell für andere Heimbewohner wird.

Andererseits sollten Betreuer auch bewußt von der Möglichkeit Gebrauch machen, die Fähigkeit zur Nachahmung anzusprechen und Kranken und Verwirrten, denen man bestimmte Dinge nicht mehr erklären kann, durch Zeigen, Vormachen und Üben bestimmte notwendige Geschicklichkeiten zu vermitteln.

Verstärkungslernen

Genauso wie das Beobachtungslernen gewinnt das Verstärkungslernen dort eine besondere Bedeutung, wo Menschen von anderen abhängig sind und in relativ abgeschlossenen Einrichtungen leben. Das ist in Heimen der Fall und dort, wo Menschen der Pflege bedürfen.

Wie später noch im einzelnen darzustellen ist, erfordert die Übersiedlung in ein Heim eine große Anpassungs- und Lernleistung, und wir müssen uns eigentlich darüber wundern, wie vielen alten und durchaus hilfsbedürftigen Menschen es gelingt, von ihren bisherigen Lebensgewohnheiten Abschied zu nehmen und sich auf die so ganz anderen Spielregeln eines Heimes einzulassen.

Dabei bedürfen sie aber der Unterstützung von außen, insbesondere durch ihre Betreuer. Hier läßt sich in Anlehnung an das in Teil III Gesagte als allgemeine Gesetzmäßigkeit formulieren, daß diejenigen Verhaltensweisen, die auf positive Resonanz bei den Betreuern stoßen – sei es, daß sie Lob und Anerkennung erhalten oder Hilfsbereitschaft und Aufmerksamkeit erwecken – als erfolgreich empfunden und in der Folgezeit häufiger eingesetzt werden.

Damit ergeben sich für den Altenpfleger eine Reihe von Möglichkeiten, gezielt Einfluß auf das Verhalten der Betreuten zu nehmen, Kompetenzen und Geschicklichkeiten zu unterstützen und störendes Verhalten zu beseitigen. Das kann im täglichen Kontakt geschehen oder in der Form eines echten Verhaltenstrainings (z.B. Blasentraining), das allerdings ein gut geschultes und aufeinander eingearbeitetes Team voraussetzt.

Eine solche Verhaltenssteuerung findet verstärkt dort statt, wo Menschen unmittelbar aufeinander angewiesen sind. Darum ist es notwendig, daß sich Betreuer immer wieder Rechenschaft darüber ablegen, welchen Einfluß ihr Verhalten auf die Betreuten ausübt. Sonst kann es geschehen, daß sie, ohne es zu wollen, Verhaltensweisen verstärken, die sie lieber eliminieren würden.

So erweist sich z.B. manches Störverhalten für den Heimbewohner als durchaus effektiv, wenn es darum geht, die Zuwendung und Aufmerksamkeit des Personals zu gewinnen. Und auch Äußerungen der Hilflosigkeit erscheinen in diesem Zusammenhang erfolgreicher als etwa Bemühungen um Selbständigkeit. Den alten Menschen so zu verstärken, daß es ihm gelingt, aus eigener Kraft mit den Zumutungen des Alterns fertig zu werden, ist eine der wichtigsten und schwierigsten Aufgaben in der Altenpflege.

Signallernen

Je weniger ein Mensch in der Lage ist, aktiv Einfluß auf seine Lebensumstände zu nehmen und Eingriffe in seine körperliche Intimsphäre zu verhindern, desto bedeutsamer werden für ihn Signale, die ihm Ereignisse wenigstens in gewissem Ausmaß vorherzusehen erlauben.

Krankenpflege ist fast immer ein Eingriff in die Körpersphäre, der mit Unannehmlichkeiten verbunden ist, so z.B. mit Schmerz, Kälte, Ekel, Angst, Demütigung. Signale, die auf ein solches bevorstehendes Ereignis hinweisen, prägen sich auch im Alter sehr rasch ein. Sie werden leicht verallgemeinert, d.h. auf ähnliche Situationen übertragen und können ein Vermeidungsverhalten zur Folge haben, das für Außenstehende oft schwer verständlich erscheint.

So mag z.B. der Anblick eines weißen Kittels Übelkeit und Erbrechen auslösen, weil er an unangenehme ärztliche Maßnahmen erinnert, oder das Läuten des Telefons Herzbeschwerden verursachen, weil sich auf diese Weise die energische Tochter anzukündigen pflegt, um mit der Mutter Laufübungen zu machen. Manch ein Pflegebedürftiger mag ein bestimmtes Kleid nicht mehr tragen, ein Gericht nicht mehr essen oder ein Gesicht nicht mehr sehen, nur weil er einmal schlechte Erfahrungen damit gemacht hat.

In diesem Zusammenhang gewinnen auch alle nonverbalen Signale eine überragende Bedeutung. Die Art und Weise, wie morgens eine Schwester das Licht anknipst und guten Morgen wünscht, wie sie beim Anziehen behilflich ist oder einen Verband anlegt, teilt dem Kranken mit, ob sie heute einen guten oder schlechten Tag hat und führt unter Umständen dazu, daß er sich entsprechend gut oder schlecht fühlt und bestimmte Maßnahmen akzeptiert oder verweigert.

Solche Signalwirkungen lassen sich nicht immer vermeiden. Auch lösen sie sich häufig von selbst wieder auf, wenn sie nicht weiter verstärkt werden. Immer dann, wenn in der Pflege scheinbar unsinnige Reaktionsweisen auftreten, ist es aber sinnvoll, an solche Lernprozesse zu denken. Oft läßt sich dann durch eine geringfügige Änderung der Prozedur die Signalwirkung auflösen.

Umgekehrt können Signale aber auch in

positivem Sinne eingesetzt werden, um die Orientierung zu erleichtern und auf bestimmte Ereignisse vorzubereiten, so daß der alte Mensch sich nicht so oft ausgeliefert und überrumpelt fühlen muß.

Erlernte Hilfsbedürftigkeit und Inkompetenz im Alter

Die soeben vorgestellten Lernmechanismen sind das Resultat sozialer Interaktionen. Sie hängen entscheidend davon ab, wie die soziale Umwelt auf das Verhalten älter werdender Menschen reagiert.

Amerikanische Autoren (Kuypers & Bengtson 1973) haben dementsprechend ein Modell des normalen Alterns entworfen, welches demonstrieren soll, daß alterstypische Inkompetenz in erster Linie ein Lernprozeß ist, ein „soziales Schicksal", das wesentlich von der Gesellschaft hervorgerufen und gesteuert wird.

Sie argumentieren dabei folgendermaßen: Der Rollen- und Aufgabenverlust im Alter führe zu einer Verunsicherung des Betroffenen, die ihn empfänglich mache für äußere Etikettierungen. Stößt er in dieser Situation auf gesellschaftliche Überzeugungen, die den alten Menschen als inkompetent, rückständig und nutzlos abwerten, so werde ein negativer Regelkreis in Bewegung gesetzt in der Weise, daß der Betagte die äußere Bewertung übernimmt, das Zutrauen zu seinen eigenen Fähigkeiten verliert, Situationen, in denen er diese Fähigkeiten unter Beweis stellen könnte, vermeidet und so aktiv zu einem Nachlassen seiner sozialen Kompetenz beiträgt. Die nachlassende Funktionstüchtigkeit wiederum bestätige und verstärke die negative Selbsteinschätzung, so daß ein weiterer Verfall der Kompetenz die Folge sei. Dieser Teufelskreis führe in letzter Konsequenz zu einem sozialen Zusammenbruch mit körperlichen und psychischen Erkrankungen.

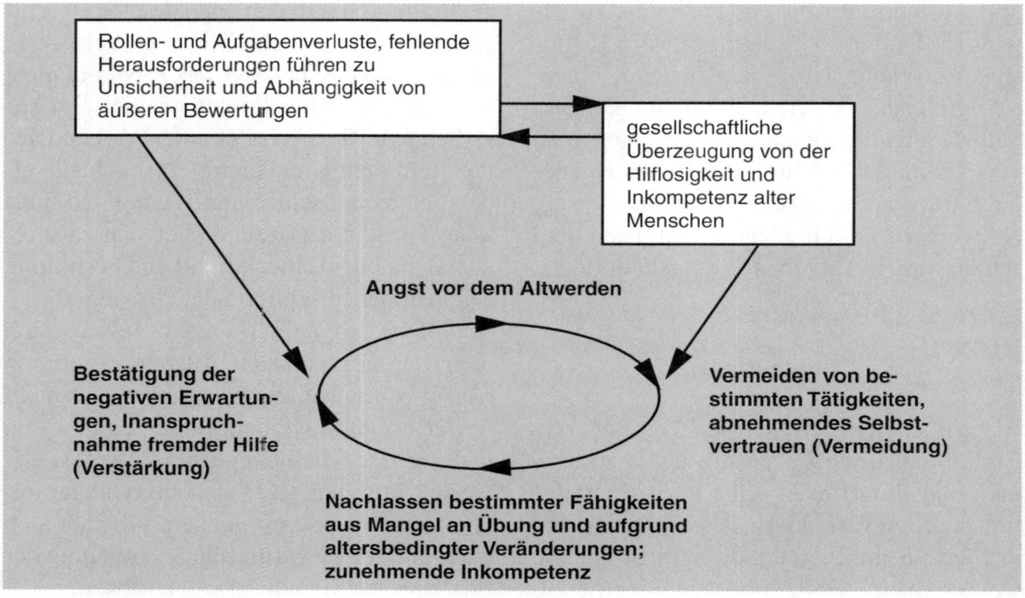

Abb. 10: Erlernte Inkompetenz im Alter (nach Kuypers & Bengtson, 1973).

Wenn wir auch kritisch festhalten müssen, daß dieses Modell der Vielfalt möglicher Alternsverläufe nicht gerecht wird, so macht es doch deutlich, mit welchen sozialen Schwierigkeiten Menschen im Alter konfrontiert sind und welche Verantwortung der nächsten Umwelt bei der Bewältigung dieser Probleme zukommt.

Schlußfolgerungen: Hilfreiche Unterstützung bei sozialen Lernprozessen

Soziale Lernprozesse gewinnen vor allem dort an Bedeutung, wo Menschen von anderen abhängig sind und ihre Hilfe benötigen. Altenpfleger, die in Institutionen arbeiten, müssen sich im klaren sein, daß sie mit ihrem eigenen Verhalten

- Heimbewohnern möglicherweise als Modell dienen;
- gewollt oder ungewollt bestimmte Verhaltensweisen ihrer Schutzbefohlenen verstärken;
- oder eventuell Vermeidungs- und Verweigerungsreaktionen auslösen.

Sie können sich aber soziale Lernvorgänge auch zunutze machen, um die soziale Kompetenz der Betreuten zu fördern, indem sie

- diejenigen Verhaltensweisen durch Anerkennung, Aufmerksamkeit, Ermutigung usw. unterstützen, die den Betroffenen selbst erwünscht sind und ihnen Selbstbestätigung und Selbstvertrauen, Freude und Anregung vermitteln;
- vermeiden, Selbständigkeitsäußerungen durch negative Verstärkung zu unterdrücken;
- Störverhalten nicht durch zuviel Aufmerksamkeit und Zuwendung ungewollt verstärken, sondern den Ursachen nachgehen;
- die Betreuten ermutigen, sich von unbrauchbaren Vorbildern zu lösen;
- durch „Vormachen" den Alten Gelegenheit geben, Geschicklichkeiten und den Umgang mit Hilfsmitteln einzuüben;
- positive Signale einsetzen, um Ängste und Widerstände abzubauen und die Mitarbeit des anderen zu gewinnen.

Fragen zum Text:

- Was muß ein Mensch im Alter möglicherweise noch lernen:
  a) im sozialen Bereich? b) im kognitiven Bereich?
- Inwiefern kann Hilfsbedürftigkeit und Inkompetenz im Alter erlernt sein? Welche Rolle spielen dabei Beobachtungslernen und Verstärkungslernen?
- Was können Betreuer tun, um die soziale Kompetenz alter Menschen zu fördern und zu erhalten?

Literatur zum Thema:

Seligman, M. (1983). Erlernte Hilflosigkeit. München: Urban & Schwarzenberg.

Neumann, E.-M. & Wahl, H.-W. (1989). Unselbständigkeit im Alter: Definition, Empirie, Modifikation. In P. Zeman (Hg.), Hilfebedürftigkeit und Autonomie. 2. Aufl. Berlin: Deutsches Zentrum für Altersfragen e.V.

Haske, H. (1988). Soziale Kompetenz im Alter. In J. Howe u.a. (Hg.), Lehrbuch der psychologischen und sozialen Alternswissenschaft. Bd. 1. Heidelberg: Asanger.

12.2 Altersbedingte Veränderungen des verbalen Lernens

Menschen müssen im Alter nicht nur lernen, ihr Verhalten neuen Umwelterfordernissen anzupassen, auch ihr Wissen und Verständnis ist in einer ständig sich wandelnden Welt immer neuen Herausforderungen ausgesetzt. Dabei geht es nicht nur um die Möglichkeit, in Ausnutzung der „späten Freiheit" Lernangebote in der Volkshochschule oder an anderen Bildungsstätten wahrzunehmen, sondern ebenso um die tägliche Notwendigkeit, mit technischen Geräten und medizinischen Fachausdrücken, Reiseprospekten und Gebrauchsanweisungen, Radio und Fernsehen zurechtzukommen. Die Betagten selbst sind nur allzu rasch bereit, sich den entsprechenden Anforderungen mit dem Hinweis zu entziehen, sie seien zu alt, da mache ihr Gedächtnis nicht mehr mit.

Bei genauerem Hinsehen erweist sich aber, daß das vielzitierte „schlechte Gedächtnis" für sehr unterschiedliche Sachverhalte herhalten muß:

- für die *innere Einstellung,* lernen sei nur etwas für junge Leute, im Alter könne man nichts Neues dazulernen;
- für einen *Mangel an Motivation, Interesse und Bereitschaft,* den erforderlichen Lernaufwand zu betreiben, unter Umständen verstärkt durch negative Erfahrungen in Situationen, wo die Lernbedingungen in keiner Weise auf die Bedürfnisse alter Menschen zugeschnitten waren;
- für die *altersspezifischen Defizite* bei der Informationsverarbeitung, die das Lernen zwar nicht unmöglich machen, aber an manchen Punkten erschweren.

Noch wissen wir zu wenig über die Einzelheiten der Informationsverarbeitung, aber eine Reihe von Untersuchungen bestärken doch die Vermutung, daß die schlechten Lernleistungen im Alter häufig mit einem Mangel an Übung und Motivation im Zusammenhang stehen.

Vieles deutet darauf hin, daß Menschen das Lernen mit der Zeit verlernen – sowohl aus Mangel an Gelegenheit wie auch aufgrund der Unkenntnis altersgemäßer Lernbedingungen. Entsprechende Trainingsprogramme zeigen immer wieder gute Resultate, auch wenn sich die Lernerfolge nicht automatisch von einer trainierten Fähigkeit auf eine andere übertragen lassen. Die verschiedenen Schritte effektiver Informationsverarbeitung müssen jeder für sich erprobt und trainiert werden.

Um gezielte Übungsprogramme einsetzen und Kompensationsstrategien anbieten zu können, ist es notwendig, die Faktoren im einzelnen zu kennen, die den Lernvorgang im Alter von dem in der Jugend unterscheiden.

Lernmotivation im Alter

Lernen im Alter gelingt nur, wenn es als sinnvoll und anregend erlebt wird. Mehr noch als in jungen Jahren setzt es also eine entsprechende Motivation voraus. Aber gerade in diesem Punkt stehen ihm die größten Hindernisse entgegen:

- einmal die vom Defizitmodell geprägte Vorstellung, man könne im Alter nichts mehr lernen, Lernen sei das Vorrecht der Jugend;
- zum zweiten der Gedanke, man habe das Lernen im Alter nicht mehr nötig;
- und schließlich die Überzeugung, es habe keinen Sinn mehr, etwas zu lernen, das Leben sei sowieso vorbei.

Sicherlich sind viele alte Menschen das Lernen nicht mehr gewöhnt. Es erscheint ihnen, da es in ihrer Erinnerung mit Leistungsanforderungen verbunden ist, wenig attraktiv.

Sie denken an Schule und Unterricht und sehen im Lernen vor allem ein notwendiges Übel zum Erreichen fachlicher Kompetenz. Neuere Untersuchungen zeigen aber, daß immer mehr Senioren das spätere Erwachsenenalter als eine Zeit zu entdecken beginnen, in der man nicht lernen *muß*, sondern lernen *darf*. Die „späte Freiheit" macht es möglich, daß alte Menschen das Lernen um seiner selbst willen betreiben, ohne Leistungs- und Erfolgsdruck, einfach deshalb, weil es Spaß macht, neue Bezüge zur Außenwelt eröffnet, die innere Welt erweitert, Fragen beantwortet, Selbstvertrauen vermittelt und die Lebenszufriedenheit erhöht (Saup 1991).

Es muß also in der Altenarbeit darum gehen, die Vorbehalte und Ängste gegenüber dem Lernen abzubauen, indem man die Senioren über die altersgemäßen Lernmöglichkeiten und -beschränkungen aufklärt, das Lernen vom Leistungsdruck befreit und es wie in früheren Zeiten mit spielerischen, kreativen Elementen verbindet.

Konzentration und Aufmerksamkeit im Alter

Konzentration und Aufmerksamkeit werden beim Lernen im Alter noch stärker beansprucht als in jungen Jahren, da die altersbedingte Verlangsamung physiologischer Prozesse naturgemäß auch die Informationsverarbeitung und -speicherung betrifft. Während die Aktivierung automatisierter Prozesse im Alter relativ wenig beeinträchtigt ist, werden aufmerksamkeitsbeanspruchende Prozesse leicht gestört durch

- starke Außenreize und ablenkende Nebentätigkeiten;
- Erschöpfung, Ermüdung, Überforderung;
- gesundheitliche Beeinträchtigungen und Schmerzen;
- psychische Sorgen und Ängste.

Außerdem ist auch die Konzentration übungsabhängig, so daß ein alter Mensch, der

Alte Singles strömen in die Hörsäle

Fast 30 000 Senioren an deutschen Universitäten eingeschrieben

Schwäbisch Gmünd (dpa) – Etwa 20000 bis 30000 Senioren sind mit Beginn des Sommersemesters an den deutschen Universitäten eingeschrieben. Frauen stellen mit 71 Prozent die Überzahl der „jungen Alten", die mit viel Ehrgeiz nachholen wollen, was sie in der Jugend versäumt haben. Das Durchschnittsalter der „Altsemester" liegt zwischen 60 und 70 Jahren, hat Professor Lothar Zahn, der Leiter der ältesten deutschen Seniorenhochschule Baden-Württembergs in Schwäbisch Gmünd, ermittelt.

In letzter Zeit zeichnet sich jedoch eine deutliche Verjüngungstendenz ab. Auch Berufstätige nutzen zunehmend die Möglichkeit, sich wissenschaftlich weiterzubilden. Besondere Bildungsangebote für Senioren bieten bundesweit 17 von 120 Hochschulen und wissenschaftlichen Einrichtungen an. Laut Zahn ist dies zuwenig vor dem Hintergrund des Hochschulrahmengesetzes von 1976, das die Hochschulen zur Weiterbildung verpflichtet.

Die Mehrzahl der „Spätberufenen" sind Singles. Viele von ihnen schätzen den Kontakt mit den anderen Studenten und wollen sich auch im Ruhestand weiterbilden. Die bevorzugten Fächer der Seniorenstudenten sind nach einer Studie die Geistes- und Sozialwissenschaften. Naturwissenschaftliche Angebote nehmen sie vorwiegend unter gesellschaftlich-ethischen Gesichtspunkten wahr.

Durch den Massenandrang junger Studenten an den Hochschulen gerät nach der Aussage von Professor Zahn das Seniorenstudium jedoch in Gefahr. Hochschulinterne Gelder und Personal würden zugunsten der berufsorientierten Studiengänge verlagert. Vor zwei Jahren hat es in Deutschland immerhin noch doppelt so viele Seniorenhochschulen gegeben wie heute.

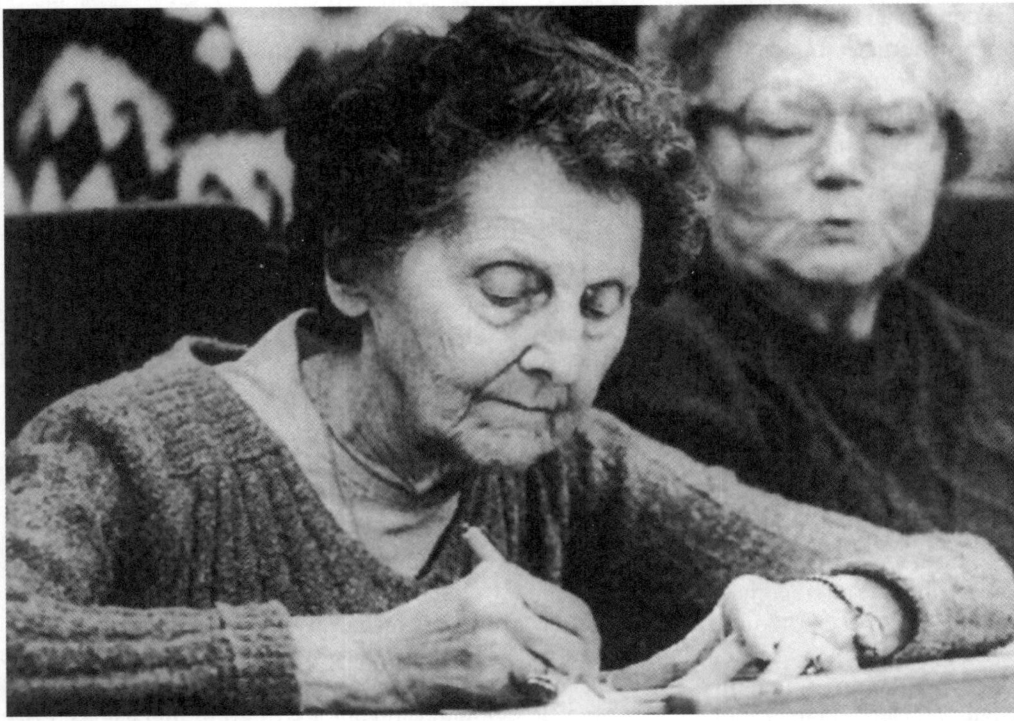

lange nichts mehr gelernt hat, erst einmal trainieren muß, sich zu sammeln und seine ganze Aufmerksamkeit *einer* Sache zuzuwenden.

Informationsverarbeitung und -speicherung im Alter

Die Informationsverarbeitung beginnt bei der Filterung akustischer und visueller Reize im ***sensorischen Register.*** Auf das Geschehen an dieser Stelle haben naturgemäß die Beschaffenheit der Rezeptororgane Auge und Ohr sowie die physiologischen Vorgänge im Zentralnervensystem (ZNS) einen entscheidenden Einfluß.

Die Registrierung und Weiterleitung sensorischer Reize wird im Alter unter Umständen beeinträchtigt

- durch eine *Minderleistung der Organe;* das bedeutet, daß alte Menschen aufgrund schlechterer Seh- und Hörleistungen in ihrer Aufnahmefähigkeit eingeschränkt sind;
- durch eine *verlangsamte Auffassung visueller und akustischer Information;* akustische Signale verklingen rascher, sie bedürfen also einer gewissen Dauer, um das Bewußtsein zu erreichen; visuelle Eindrücke brauchen länger, ehe sie verlöschen und einem neuen Eindruck Platz machen. Infolgedessen bekommen alte Menschen bei der Beobachtung der zeitlichen Abfolge eines Geschehens häufig weniger mit als junge. Es unterlaufen ihnen leichter Wahrnehmungsfehler, die z.B. im Verkehr verhängnisvolle Folgen haben können.

Es liegt auf der Hand, daß Lernen im Alter nur erfolgreich sein kann, wenn die Aufnahme des Lernmaterials über die Sinnesorgane gewährleistet ist.

Im ***Kurzzeitspeicher*** werden, wie bereits dargestellt, die Sinneseindrücke mit den im Langzeitspeicher vorhandenen Inhalten in Beziehung gesetzt. Die damit verbundenen inneren Tätigkeiten – kodieren, assoziieren, ordnen, zusammenfassen, analysieren, schlußfolgern – sind übungsabhängig und vielen älteren Menschen nicht mehr so selbstverständlich verfügbar.

Außerdem wird diese „Gedankenarbeit“ im Alter aus folgenden Gründen schwieriger:

- Die *Aufnahmekapazität* verringert sich, d.h. die Anzahl der Informationen, die gleichzeitig verarbeitet werden können, wird kleiner; dementsprechend fühlt sich ein alter Mensch rascher durch die Fülle der Informationen überfordert.
- Der *Verarbeitungsprozeß* wird langsamer; alte Menschen brauchen für ihre Gedankenarbeit mehr Zeit. Damit besteht die Gefahr, daß sie im Wettbewerb mit jüngeren ihre inneren Lerntätigkeiten nicht zu Ende führen können und sie deswegen nach und nach einstellen. Es zeigt sich immer wieder, daß ältere Menschen bei Ausschaltung des Zeitfaktors fast ebenso gute Lernresultate erbringen können wie jüngere.

Auch das ***Langzeitgedächtnis,*** in dem unsere Erinnerungen und Vorstellungen über die Welt gespeichert sind, ist altersbedingten Veränderungen unterworfen. Seine Inhalte verändern sich über die Zeit hinweg unter dem Einfluß neuer Erfahrungen. Ihre Prägnanz hängt davon ab, wie oft und in welchem Kontext sie hervorgeholt und in Anspruch genommen werden.

Das über Jahre hinweg angesammelte Wissen – die *Wissensbasis* – stellt die Grundlage für die laufenden Verarbeitungsprozesse dar. Auch wenn diese Basis als solche nicht verlorengeht, so verändert sich doch mit der Zeit der Zugriff auf ihre Inhalte. Täglich gebrauchte, automatisierte Prozesse sind schnell verfügbar, und neue Informationen lassen sich unter Umständen rasch und effektiv assimilieren, sofern eine umfangreiche Wissensbasis die notwendigen Anknüpfungspunkte bietet.

Das über Jahre hinweg angesammelte und praxiserprobte (kristallisierte) Wissen führt häufig dazu, daß ältere Menschen die jungen an sozialer und fachlicher Kompetenz übertreffen. Man denke nur an einen alten, erfahrenen Schachspieler, der einem jungen Anfänger weit überlegen ist in der Fähigkeit, sich neue Strategien anzueignen, auch wenn die inneren Prozesse bei ihm langsamer ablaufen.

Andererseits benötigt der Rückgriff auf Wissensinhalte, die vor langer Zeit erworben wurden, *längere Suchzeiten* als in der Jugend. Auch kann sich die einmal erworbene Wissensbasis als hinderlich erweisen, sobald es um die Rezeption neuer Denkansätze geht. Wenn alten Menschen ein gewisser Starrsinn nachgesagt wird, dann hängt das mit der grundsätzlichen Schwierigkeit zusammen, früher gewonnene Erkenntnisse zu revidieren und einmal eingeschlagene Denkwege zu verlassen.

Alles in allem ist davon auszugehen, daß das Abrufen von Gedächtnisinhalten im Alter schwieriger und zeitraubender wird, daß Fehler dabei zunehmen und die Notwendigkeit wächst, auf Gedächtnisstützen, Eselsbrücken und systematische Ordnungsstrategien zurückzugreifen.

Schlußfolgerungen: Hilfreiche Unterstützung bei kognitiven Lernprozessen

Die dargestellten Erkenntnisse über das Lernen im Alter lassen sich in bezug auf die Unterstützung von Lernprozessen unter folgenden Gesichtspunkten zusammenfassen:

1. ***Zum Lernen motivieren:***
- Vorbehalte gegen das Lernen im Alter abbauen;
- über Lernmöglichkeiten und -beschränkungen aufklären;
- Spaß und Interesse an einer Sache wecken;
- Leistungsdruck durch spielerische, kreative Elemente ersetzen;
- an Wissen und Vorerfahrungen anknüpfen.

2. ***Die richtigen Lernvoraussetzungen schaffen:***
- Minderleistungen im Hören und Sehen kontrollieren;
- Konzentrationshindernisse nach Möglichkeit beseitigen;
- genügend Zeit und einen stillen Raum zur Verfügung stellen;
- das individuelle Lerntempo beachten;
- Lernprozeß individuell planen und dabei an personspezifische Vorlieben, Interessen, Stärken anknüpfen.

3. ***Lerntechniken verbessern:***
- mehrere Lernkanäle (z.B. Buch, Video, Vortrag) benutzen, um das Einprägen und Abrufen des Gelernten zu verbessern;
- Lernstoff verteilen, wiederholen, Pausen einlegen;
- der inneren Verarbeitung Zeit lassen; Gelerntes durch Zusatzinformationen vertiefen und nicht durch neue Lernvorgänge stören;
- das Lernen systematisieren: Einprägungs- und Abrufstrategien entwickeln, Gedächtnisstützen, Merkhilfen, Eselsbrücken benutzen.

Fragen zum Text:

- Was kann die Ursache sein, wenn ältere Menschen über ihr schlechtes Gedächtnis klagen?
- Welche nichtkognitiven Faktoren können das Lernen im Alter beeinträchtigen?
- Wodurch wird die Informationsverarbeitung und -speicherung im Alter möglicherweise erschwert?
- Inwieweit kann ein Gedächtnistraining im Alter hilfreich sein?
- Wie kann man als Betreuer zum Lernen motivieren und Lernerfolge unterstützen?

Literatur zum Thema:

Fleischmann, U. (1983). Leistungspsychologische Aspekte des höheren Lebensalters. In W. D. Oswald & U. Fleischmann (Hg.), Gerontopsychologie. Stuttgart: Kohlhammer.

Schuster, M. (1990). Gedächtnisentwicklung im Alter. In Ph. Mayring & Saup, W. (Hg.), Entwicklungsprozesse im Alter. Stuttgart: Kohlhammer.

Schwank, E., Seidel, E. & Tormin, D. (1986). Lern- und Gedächtnistraining im Alter. Frankfurt/M.: Pädagogische Arbeitsstelle des deutschen Volkshochschulverbandes.

12.3 Verwirrtheit als Störung der Informationsverarbeitung

Altenpfleger haben immer häufiger verwirrte alte Menschen zu betreuen, d.h. Menschen, die sich in Raum und Zeit nicht mehr klar orientieren können, zusammenhanglose Reden führen und in Gesprächskontakten oft befremdlich reagieren. Ein solches Verhalten ist um so schwerer zu begreifen, je mehr der Betreffende rein äußerlich gesund und mobil zu sein scheint. Verwirrtheit ist nicht sichtbar wie andere Behinderungen. Sie tritt erst im zwischenmenschlichen Kontakt in Erscheinung und führt dort zu Irritationen und Fehleinschätzungen.

Verwirrtheit ist in erster Linie ein psychopathologisches Symptom und gehört damit in den Bereich der Gerontopsychiatrie. Sie kann im Zusammenhang mit den unterschiedlichsten organischen und psychischen Erkrankungen auftreten und einen dementsprechend unterschiedlichen Verlauf nehmen, vom einmaligen vorübergehenden Ereignis bis zu einem chronisch sich verschlechternden Dauerzustand. Das im einzelnen darzulegen, kann nicht Aufgabe dieses Buches sein.

Von der Psychologie der Informationsverarbeitung her ist es aber möglich, einen Zugang zum Verständnis der Verwirrtheit zu gewinnen. Im psychologischen Sinne bedeutet Verwirrtheit eine Störung der Informationsverarbeitung.

Wir haben gezeigt, daß der Prozeß der Informationsverarbeitung im Alter in mehrfacher Weise erschwert sein kann, sei es durch Beeinträchtigungen im sensorischen Register, durch die Verlangsamung der Prozesse im Kurzzeitspeicher oder die größere Schwierigkeit des Zugriffs auf die Inhalte des Langzeitspeichers. Verwirrtheit entsteht, wenn neue Eindrücke und Ereignisse nicht mehr aufgefaßt und mit den Inhalten des Langzeitgedächtnisses in Beziehung gebracht werden können.

Wir finden uns normalerweise dadurch in der Welt zurecht, daß wir alles, was uns begegnet, in einen kontinuierlichen Erlebnisstrom einordnen, der durch die Dimensionen von Zeit und Raum seine Konturen erhält. Manche Ereignisse konfrontieren uns mit neuartigen Eindrücken, während andere uns wohlvertraut sind, aber wir finden gewöhnlich immer einen Weg, auch das Unbekannte mit dem Bekannten in Verbindung zu setzen. Wenn wir z.B. nach einem Unfall aus der Bewußtlosigkeit erwachen, identifizieren wir sehr rasch den unbekannten Ort als Krankenhaus und die Person in weißem Kittel als Arzt. Wir ordnen die Dinge in einen Zusammenhang ein und verleihen ihnen dadurch einen Sinn.

Im Zustand der Verwirrtheit aber gelingt dieser Prozeß nicht mehr. Die Eindrücke, die wir über unsere Sinne empfangen, stehen mehr oder weniger zusammenhanglos da; sie mögen wohl die eine oder andere Assoziation erwecken, gewinnen aber nicht mehr einen festen Bezug im persönlichen Erlebnisstrom, lassen sich nicht mehr sicher in das Gerüst von Raum und Zeit einfügen und werden dadurch fremd und unwirklich wie Traumbilder. Die Grenze zwischen Wunsch und Wirklichkeit, innerer und äußerer Welt, Vergangenheit und Gegenwart verschwimmt.

Es ist nicht schwer, sich auszumalen, wie hilflos und verloren sich ein Mensch fühlen muß, der in dieser Weise nicht mehr versteht, was ihm geschieht. Seine Unruhe, Angst und Anhänglichkeit, die äußerlich zusammenhanglosen Reden und Konfabulationen sind nur allzu begreiflich als Versuch, wieder zu irgendeiner Art von Ordnung und Zusammenhang zurückzufinden.

Wie läßt sich einem verwirrten Menschen am ehesten helfen? Erinnern wir uns daran, daß der Mensch zwei unterschiedliche Möglichkeiten hat, etwas zu lernen, zwei Wege, sich mit der Welt in Beziehung zu setzen: einmal über das *Tun* und einmal über das *Denken.*

Auch wenn es dem Verwirrten immer weniger gelingt, sich durch Sprechen und Denken in der Welt zu orientieren, so bleibt ihm, solange er noch körperlich gesund und mobil ist, immer noch die Möglichkeit, sich über das Tun, d.h. die automatisierten Verhaltensmuster, einen Zugang zur Welt zu verschaffen. Ein geistig behinderter Mensch lebt viel ausschließlicher als ein gesunder in der unmittelbaren Gegenwart. Angeregt durch das, was er vor Augen hat, kann er tun, was er früher gelernt hat, und in dem Maße, in dem sich sein Verhalten als richtig und angemessen erweist, kann er ein Stück verlorengegangener Orientierung zurückgewinnen.

Es ist daher die wichtigste Aufgabe des Betreuers, sich dem Verwirrten als „Hilfs-Ich“ zur Verfügung zu stellen und ihm *Orientierungshilfe* zu leisten. Er ist der Vertreter der Realität. Der Verwirrte braucht das gemeinsame Tun und den Kontakt mit ihm, um sich trotz seiner kognitiven Defizite in der Welt noch akzeptiert und zu Hause zu fühlen. Orientierung wird erleichtert ...

- durch ein warmherziges, ermutigendes Verhalten, das verstärkt auch von nonverbalen Kontaktmöglichkeiten Gebrauch macht;
- durch ein Sprachverhalten, das sich der jeweiligen Aufnahmefähigkeit des Verwirrten anpaßt;
- durch eine überschaubare, geordnete persönliche Umgebung;
- durch das Vermeiden von raschen Verän-

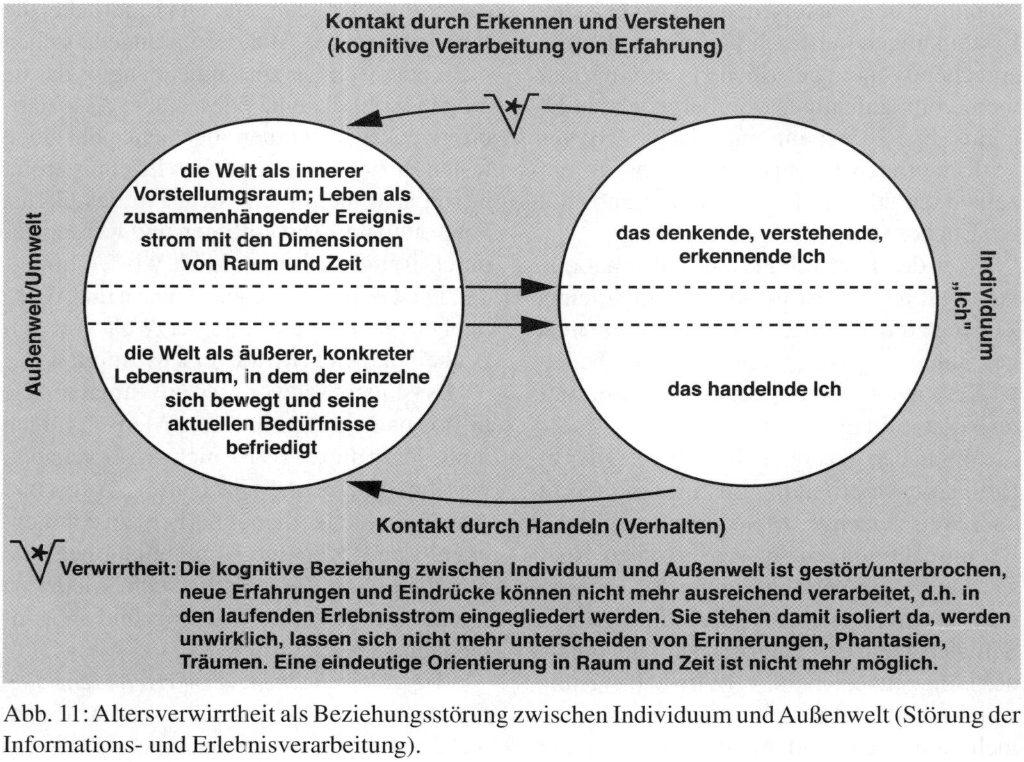

Abb. 11: Altersverwirrtheit als Beziehungsstörung zwischen Individuum und Außenwelt (Störung der Informations- und Erlebnisverarbeitung).

derungen und Reizüberflutung;
- durch einen gleichbleibenden, vorhersehbaren Tagesablauf;
- durch hauswirtschaftliche, jahreszeitlich bedingte Tätigkeiten und Tätigsein überhaupt (Orientierung an der Natur und am Jahreskreislauf)
- durch Kalender, Uhr, Zeitunglesen, Betonung unterschiedlicher Wochentage;
- durch Gespräche und Informationen über aktuelles Geschehen.

Fragen zum Text:

- Was hat Verwirrtheit mit der Informationsverarbeitung und -speicherung zu tun?
- Auf welche Weise können sich verwirrte Menschen auch bei eingeschränkter kognitiver Funktion in der Umwelt orientieren?
- Welche Hilfestellungen sind für verwirrte Menschen besonders wichtig?

Literatur zum Thema:

Grond, E. (1984). Die Pflege verwirrter alter Menschen. Freiburg i.Br.: Lambertus.

Mace, N. L. & Rabins, P. V. (1988). Der 36-Stunden-Tag. Bern: Huber.

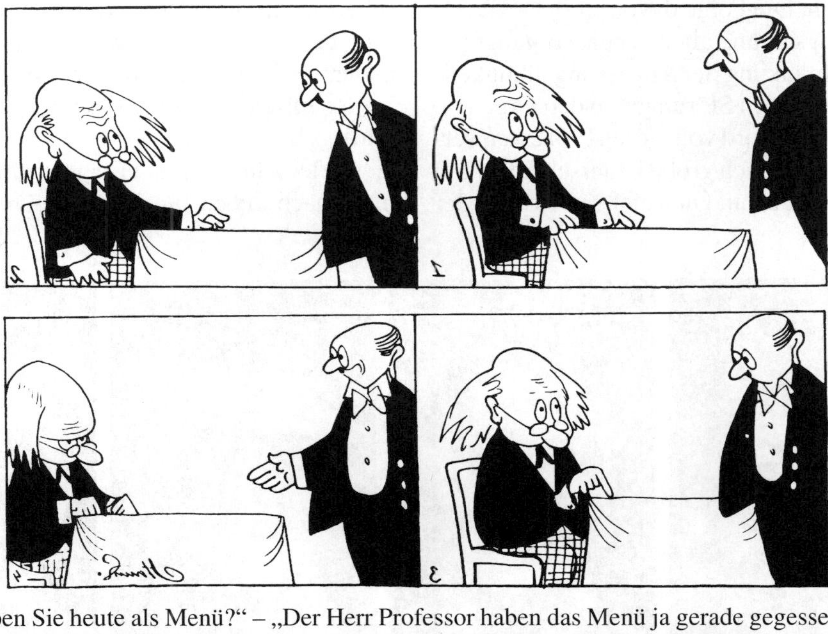

„Was haben Sie heute als Menü?“ – „Der Herr Professor haben das Menü ja gerade gegessen!“ „Gut. Dann möchte ich zahlen.“ – „Der Herr Professor haben soeben bezahlt!“ „Hm – bin ich gegangen?“

13

Die Auseinandersetzung mit körperlich-organischen Veränderungen im Alter

13.1 Organische Altersveränderungen und ihre Bedeutung

Die Veränderungen, die einen Menschen alt erschienen lassen, beruhen auf dem Grundprozeß der Zellalterung. Die Rate der Zellerneuerung sinkt mit zunehmendem Alter, verbrauchte Zellen werden nicht mehr ersetzt. Es kommt zu Störungen des Stoffwechsels, Flüssigkeitsverlust, Ansammlung von Schlacken. Die Folge davon:

- Verlangsamung aller Lebensvorgänge;
- Einschränkung der Anpassungsfähigkeit;
- Zunahme von Störungen in den Organen.

Kein Mensch wird von diesen Prozessen verschont, wenn auch große Unterschiede darin bestehen, wann und in welchem Ausmaß der einzelne Mensch, das einzelne Organ, davon betroffen werden. Das hängt nicht allein vom Alter ab, sondern ebenso sehr von der konstitutionellen Beschaffenheit der Organe und der äußeren Lebensweise.

Erlebnismäßig treten diese Veränderungen auf zweierlei Weise in Erscheinung. Sofern sie äußerlich wahrnehmbar sind (faltige Haut, weißes Haar, veränderte Haltung) und dadurch die Reaktionen anderer Menschen beeinflussen, verändern sie das *Selbstbild* des Betroffenen. Man sieht sich mit anderen Augen, wenn man erlebt, daß man in der Öffentlichkeit als Senior eingestuft wird.

Viele Altersveränderungen treten aber nicht nach außen hin in Erscheinung, son-

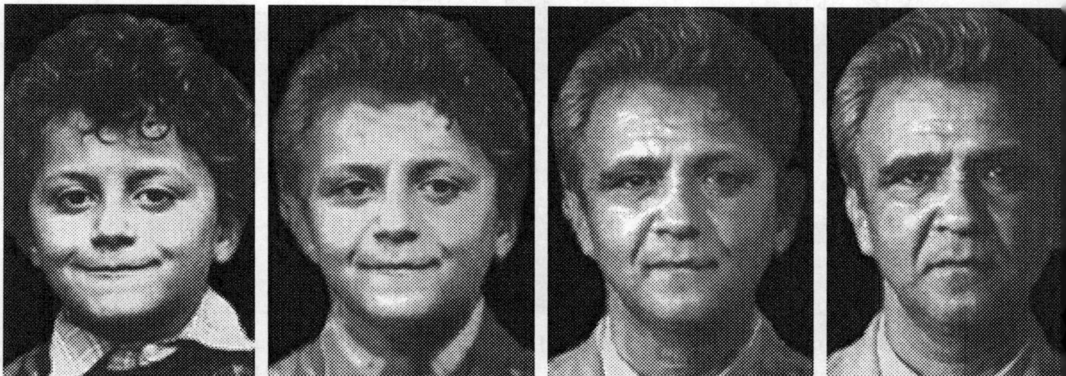

Körperlich-organische Veränderungen im Alter:
- *Veränderung des äußeren Erscheinungsbildes (Haut, Haar, Muskeln, Haltung)*
- *verminderte Leistung der Sinnesorgane (Augen, Ohren u.a.)*
- *eingeschränkte Herz-Kreislauftätigkeit*
- *nachlassende Funktionstüchtigkeit der Verdauungsorgane*
- *nachlassende Funktionstüchtigkeit des Bewegungsapparates*
- *Skelettveränderungen*
- *hirnorganische Veränderungen*
- *Schwächung des Immunsystems, zunehmende Krankheitsanfälligkeit*

dern sind nur für den Betroffenen bemerkbar und verändern sein *Selbstgefühl.*

Die Augen ermüden rascher, werden lichtbedürftig, sehen unscharf; das genaue Hinhören wird schwieriger und beeinträchtigt den sozialen Kontakt. Die allgemeine Verlangsamung provoziert Überforderungssituationen und Streßgefühle. Erschöpfungszustände und Verdauungsstörungen nehmen zu, die Gelenke schmerzen, man kommt nicht mehr so schnell den Berg hinauf und schlechter über Infektionskrankheiten hinweg.

Die Einschränkung der Anpassungsfähigkeit verursacht negative Körpergefühle und wirft den Betroffenen auf seinen Organismus zurück. Allzu leicht wird die Beschäftigung mit den eigenen Körperfunktionen als Altersegozentrik mißverstanden. Sie ist aber unumgänglich, wenn im Angesicht auftretender Funktionsminderungen die eigene Leistungsfähigkeit immer wieder neu definiert werden muß.

Alles in allem bringen die organischen Einschränkungen den alten Menschen gegenüber den jüngeren ins Hintertreffen; sie provozieren Krankheitsängste und untergraben das Selbstvertrauen. Das kann in die negative Spirale erlernter Hilfsbedürftigkeit einmünden, aber auch zum Anlaß werden, sich nach neuen Maßstäben umzusehen und von sozialen Normen zu befreien.

13.2 Die Auseinandersetzung mit Beeinträchtigungen im organischen Bereich

Wenn wir das Erlebnis nachlassender Funktionstüchtigkeit in allgemeiner Form beschreiben, wissen wir noch nicht, was es für

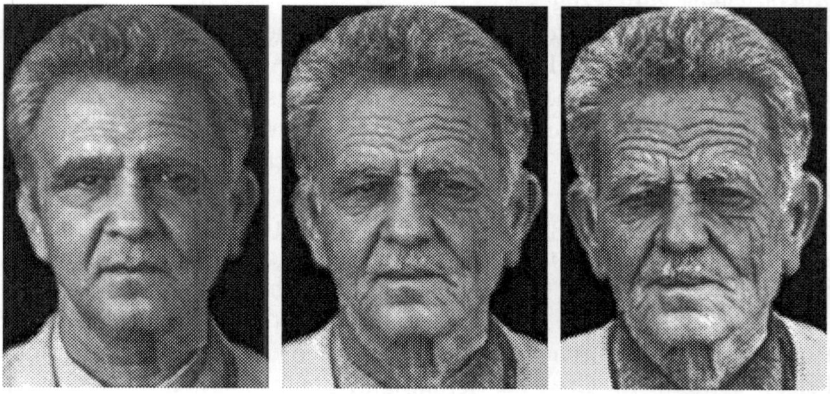

den einzelnen bedeutet und wie er sich damit auseinandersetzt. Erst das Wissen um den persönlichen Stellenwert einer solchen Beeinträchtigung versetzt uns aber in die Lage, in gezielter Weise hilfreich zu sein.

Dieser Stellenwert läßt sich nur im Rahmen der Gesamtpersönlichkeit und ihrer Lebensgeschichte ermessen. Das Nachlassen äußerer Attraktivität z.B. ist für einen Menschen besonders schmerzlich, der sich gerne in der Öffentlichkeit zeigt und von der Bewunderung anderer lebt, während ein Bücherfreund vor allem unter dem Nachlassen seiner visuellen Leistungsfähigkeit leidet. Für ihn ist ein Beinleiden unter Umständen eine leicht zu verkraftende Einschränkung, während sie für den leidenschaftlichen Sportler zur Katastrophe wird.
Menschen sind also durch die ihnen widerfahrenden Beeinträchtigungen in ganz unterschiedlicher Weise betroffen, und sie unterscheiden sich beträchtlich in der Möglichkeit, sich mit ihnen auseinanderzusetzen und sie zu kompensieren. Dem einen gelingt es angesichts seiner motorischen Defizite, sein ehemaliges Interesse an Briefmarken oder Musik wieder zu aktivieren, während ein anderer sich auf seine sozialen Fähigkeiten besinnt und ein dritter sich innerlich aufgibt und keinen Sinn mehr im Leben sieht. Der eine widersetzt sich, kämpft und übt, um verkümmerte Fähigkeiten wieder zurückzugewinnen, der andere läßt sich fallen, fühlt sich als Opfer, resigniert. Wie schon im Kapitel 5 dargelegt, hängt es von diesen Reaktionen ab, ob sich die Entwicklung in Richtung Reife oder Verfall bewegt.

13.3 Möglichkeiten psychologischer Hilfestellung

Hilfsmaßnahmen müssen sich an den Grundprinzipien der Personzentriertheit, Ganzheitlichkeit und Aktivierung orientieren.
Personzentriertheit: Hilfsmaßnahmen sind um so effektiver, je mehr sie sich an dem personspezifischen Bedeutungsgehalt orientieren. Das bedeutet, sich einer dreifachen Frage zu stellen:
- Von welchen körperlichen Veränderungen ist der Hilfsbedürftige betroffen?
- Was bedeuten diese Veränderungen für ihn?
- Wie geht er damit um?

Erst bei einer solchen Herangehensweise gelingt es uns, die Beeinträchtigungen mit den Augen des Betroffenen zu sehen und ihn bei seinen Bewältigungsversuchen zu unterstützen, statt ihn mit unseren Vorstellungen zu überfahren.

Ganzheitlichkeit: Ganzheitlichkeit heißt, den Blick weg von den körperlichen Beeinträchtigungen auf die gesunden, leistungsfähigen Anteile der Persönlichkeit zu lenken und diese zu unterstützen. Die Einbußen an körperlicher Funktionstüchtigkeit sind oft irreversibel und müssen hingenommen werden, während soziale Kompetenzen und psychische Energien unter Umständen länger erhalten bleiben und eine Weiterentwicklung ermöglichen. Hier gilt es, dem einzelnen Mut zu seinen eigenen Kompensationsmöglichkeiten zu machen.

Aktivierung: Schmerzen, abnehmende Körperkräfte und wiederholte Krankheitseinbrüche machen es den Betroffenen oft schwer, sich immer wieder von neuem auf die eigenen Möglichkeiten zu besinnen und verlorengegangene Fähigkeiten zurückzugewinnen. Aktivierung bedeutet in diesem Zusammenhang nicht nur jede Hilfe beim Training nachlassender Funktionen und dem Vertrautwerden mit prothetischen Hilfsmitteln, sondern ebenso sehr Ermutigung, Motivierung und Anteilnahme und vor allem auch die Bereitschaft, nicht die eigenen Lebensansprüche zum Maßstab zu machen, sondern sich an den Bedürfnissen des alten Menschen zu orientieren und sich auf ein Aktivitätsniveau einzulassen, das dem Betroffenen wohltut.

Alle Maßnahmen, Angebote und Anregungen müssen aber in erster Linie dazu dienen, den Betagten mit seinen Handikaps auszusöhnen und ihm einen eigenverantwortlichen Umgang mit ihnen zu ermöglichen.

Fragen und Literatur zum Thema siehe S. 107.

Menschen mit körperlichen Defiziten brauchen ...

- *Hilfe und Ermutigung beim Einüben neuer oder verlorengegangener Fähigkeiten;*
- *Hilfe und Ermutigung beim Umgang mit prothetischen Hilfsmitteln;*
- *Anregungen und Angebote im Bereich geselliger und sozialer Aktivitäten;*
- *Unterstützung aller geistig-seelischen Aktivitäten;*
- *kulturelle Angebote wie Theater, Konzert, Kino usw.;*
- *Zweiergespräche, Gesprächskreise.*

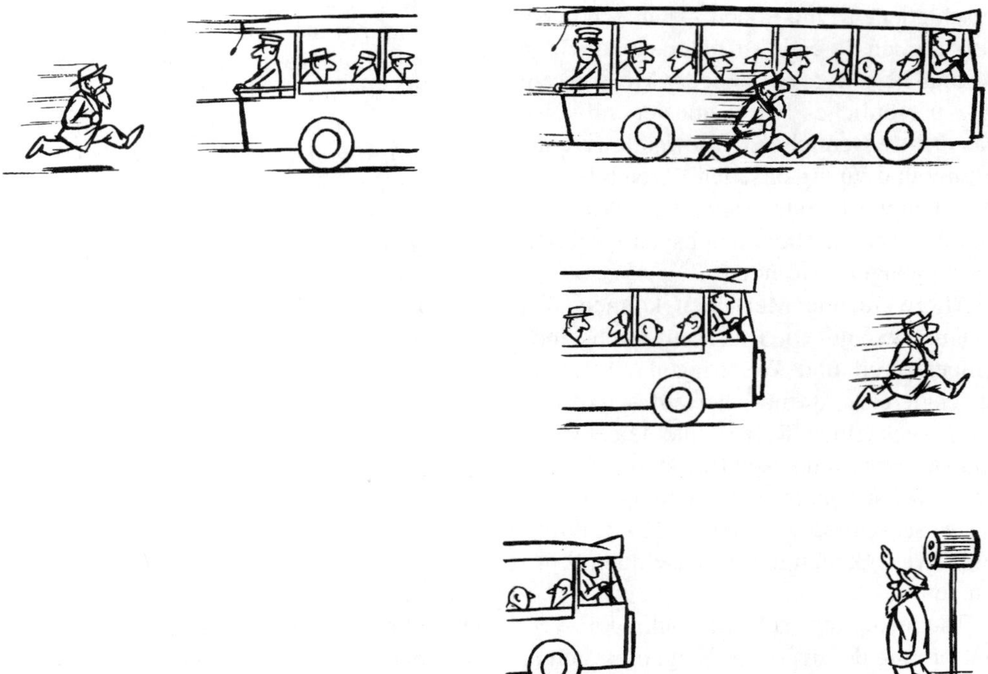

14

Die Auseinandersetzung mit psychovegetativen Veränderungen im Alter

14.1 Psychovegetative Altersveränderungen und ihre Bedeutung

Der Prozeß der Zellalterung betrifft selbstverständlich auch das vegetative und das zentrale Nervensystem, deren Leistungsfähigkeit ebenfalls abnimmt. Dabei sind die verschiedenen Funktionen – wie schon im körperlichen Bereich – in unterschiedlichem Ausmaß betroffen, so daß jeder Mensch sein ganz persönliches Alternsmuster aufweist. Was das im Bereich der Informationsverarbeitung und im organischen Bereich bedeutet, haben wir bereits besprochen. Wir müssen uns jetzt vor allem den psychovegetativen Vorgängen zuwenden.

Älterwerdende Menschen können sich nicht mehr so gut wie früher auf wechselnde Temperaturen und Wetterlagen einstellen, sie reagieren empfindlicher auf starke und rasch wechselnde Reize, sind leichter ermüdbar und psychischen Belastungen weniger gewachsen, leiden unter Schlafstörungen und Erschöpfungszuständen, Konzentrationsschwierigkeiten und wechselnden Stimmungen.

Erlebnismäßig schlägt sich die Verlangsamung der nervösen Vorgänge auch in einem veränderten Zeiterleben nieder, das von vielen Menschen beschrieben wird als der Eindruck, die Zeit laufe einem davon. Das führt schon für sich genommen zu einem Gefühl der Daueranspannung und mangelnder Reserven. Nur wenige zusätzliche Bela-

Psychovegetative Veränderungen im Alter:
- *geringere Anpassungsfähigkeit des vegetativen Nervensystems*
- *Störungen des Wärmehaushalts*
- *Zunahme von Wetterfühligkeit, Schlafstörungen, Reizbarkeit und andere funktionelle Störungen*
- *geringere psychische Belastbarkeit, Nervosität*
- *Neigung zu Erschöpfungszuständen*
- *Störungen der Affektivität, depressive Verstimmungen*
- *Antriebsschwäche*
- *Beeinträchtigung der Steuerungsfähigkeit*
- *Konzentrationsschwierigkeiten*
- *nachlassendes Gedächtnis*
- *Verlangsamung von Auffassung und Denken*
- *Veränderung des Zeiterlebens*

stungen reichen aus, um Gefühle zu vermitteln wie: „Ich kann nicht mehr, ich bin am Ende, alles wird mir zuviel und geht mir auf die Nerven! Wenn ich doch nur etwas Ruhe hätte und Pause machen könnte!“

Es liegt auf der Hand, daß diese Einbußen an Anpassungsfähigkeit sich auf das Wohlbefinden und das Selbstgefühl im Alter auswirken. Erschwerend kommt hinzu, daß sie für den Außenstehenden nicht sichtbar und darum auch schwer einfühlbar sind, so lange sie nicht mit körperlichen Defiziten einhergehen. Es geschieht daher leicht, daß körperlich relativ gesunde alte Menschen sich in ihrer Belastbarkeit überschätzt und unverstanden fühlen.

14.2 Die Auseinandersetzung mit psychovegetativen Beeinträchtigungen

Es bestehen nicht nur große individuelle Unterschiede in der Art und Weise, wie ein Mensch psychisch altert, sondern auch darin, wie er diese Veränderungen wahrnimmt. Manch einer bemerkt das Nachlassen seiner psychischen Leistungsfähigkeit gar nicht, weil er die auftauchenden Probleme nach außen projiziert und die Umwelt für sein mangelndes Wohlbefinden verantwortlich macht. Ein anderer hat genügend Reserven und kann sich die notwendigen Erholungspausen leisten. Der dritte schließlich gerät in tiefe persönliche Krisen, macht sich Vorwürfe, traut sich nichts mehr zu, kapselt sich ab.

Nicht anders als in bezug auf körperliche Behinderungen stellt sich auch hier dem Betroffenen die Aufgabe, sich mit seinen psychischen und vegetativen Defiziten vertraut zu machen und ihnen in der eigenen Lebensführung Rechnung zu tragen. Der Mangel an psychischer Energie und Regenerationsfähigkeit erweist sich allerdings oft als Hindernis bei der Suche nach kompensierenden Lebensmöglichkeiten. Häufig werden die noch intakten körperlichen Funktionen nicht genutzt, obwohl es mit ihrer Hilfe am ehesten gelingen könnte, die eigene Befindlichkeit zu verbessern und Selbstvertrauen zurückzugewinnen.

14.3 Möglichkeiten psychologischer Hilfestellung

Menschen mit psychovegetativen Defiziten, die aber körperlich einigermaßen gesund und leistungsfähig sind, haben gute Chancen, ein weitgehend selbständiges Leben zu führen, sofern ihnen übermäßige Anforderungen und Belastungen erspart bleiben. Hilfsmaßnahmen sind aber immer in der Gefahr, die psychische Realität der Betroffenen zu ignorieren und sich an der „stärkeren“ Wirklichkeit junger, gesunder Menschen zu orientieren. Die Hilfsbedürftigen ihrerseits versuchen, auf die Angebote an Aktivität, Anregung und Abwechslung ihrer Betreuer einzugehen, erleben dabei aber nur ihr eigenes Ungenügen, ohne zu lernen, wie sie mit ihren Kräften angemessen haushalten können. Deswegen ist neben den Gesichtspunkten der aktivierenden und ganzheitlichen Hilfestellung der der Personzentriertheit hier von besonderer Bedeutung.

Personzentriertheit: Personzentriert helfen bedeutet zunächst einmal, sich im Gespräch mit der „unsichtbaren“ Realität des Hilfsbedürftigen vertraut zu machen, ihn zum Reden zu bringen und aktiv zuzuhören. Das bedarf unter Umständen einiger Zeit und Geduld, da der Betroffene häufig nicht gewöhnt ist, über seine innere Befindlichkeit Auskunft zu geben. Das Gespräch darüber aber verschafft ihm die Chance, sich besser wahrzunehmen und Lösungen für sich zu finden. Ausgangspunkt für diese Gespräche muß auch hier die dreifache Fragestellung sein:

- Mit welchen Problemen ist der Hilfsbedürftige konfrontiert?
- Was bedeuten diese Probleme für ihn?
- Wie geht er damit um und versucht, sie zu bewältigen?

Erst wenn wir die Wirklichkeit auch mit den Augen des anderen sehen, können wir ihn in seinen eigenen Bewältigungsversuchen unterstützen, statt ihn durch unangemessene Forderungen zu entmündigen.

Ganzheitlichkeit: Menschen mit psychischen Beeinträchtigungen leiden besonders intensiv unter einem Gefühl der Unzulänglichkeit. Die Pflege muß deshalb in doppelter Weise ganzheitlich sein: Zum einen muß sie dem Betroffenen helfen, Bestätigung und Stärke aus den intakten Fähigkeiten des Sehens, Hörens und Sichbewegens zu gewinnen; zum anderen muß sie ihm Mut machen, sich auch mit seinen Defiziten als ganzen Menschen zu sehen, zu seinen Grenzen zu stehen und sich Pausen, Stille und Zurückgezogenheit zu gönnen, wo immer sie dem eigenen Wohlbefinden dienen.

Aktivierung: Psychovegetativ Beeinträchtigte brauchen die Ermutigung, Anregung und Anerkennung durch die Umwelt und durch äußeres Tätigsein, aber auch immer wieder Erholungspausen und Rückzugsmöglichkeiten. Da sie sich äußeren Anforderungen schlecht widersetzen können, gerät Aktivierung leicht zur Überforderung. Für den Pflegenden bedeutet das, alle Aktivierungsmaßnahmen kritisch in bezug auf ihren Erfolg prüfen zu müssen und sich zu fragen, ob sie dem Betreuten Selbstvertrauen und Lebensfreude vermitteln oder ihn in seinen Insuffizienzgefühlen nur bestärken.

Menschen mit psychovegetativen Defiziten brauchen ...

- *Ermutigung zu sich selbst und den eigenen Grenzen;*
- *einen geregelten Tageslauf, Gleich maß, Vorhersehbarkeit;*
- *genügend Schlaf, Erholungspausen, Leerlauf, Stille, Alleinsein;*
- *Schutz vor Lärm, zuviel Fernsehen und Reizüberflutung jeder Art;*
- *körperliche Bewegung, Spaziergänge, frische Luft;*
- *manuelle Beschäftigungen;*
- *Zweiergespräche.*

Fragen und Literatur zum Thema siehe S. 107.

15

Die Auseinandersetzung mit sozialen Veränderungen im Alter

15.1 Soziale Altersveränderungen und ihre Bedeutung

Wenn altern heute als „soziales Schicksal" bezeichnet wird, dann kommt darin die Erkenntnis zum Ausdruck, daß der Verlust von sozialen Bezügen und Verpflichtungen den Prozeß des Alterns wesentlich bestimmt. Altern ist zu einem guten Teil durch Verlusterfahrungen charakterisiert, wobei sich die Verluste am Ende des Lebens durch ihre zunehmende Irreversibilität von denen anderer Lebensabschnitte unterscheiden. Immer weniger sind sie durch Neuanfänge ersetzbar, immer mehr engen sie den äußeren und inneren Lebensraum ein und reduzieren die Kompensationsmöglichkeiten.

Dennoch wäre es voreilig, das nur unter negativen Vorzeichen zu sehen. In geglückten Alternsprozessen können diese Einschränkungen durchaus als sinnvoll, angemessen, befreiend und notwendig erlebt werden.

Rollen- und Funktionsverluste: Hier ist in erster Linie an die *Berufsaufgabe zu* denken, aber auch an den Verlust sonstiger Ämter sowie der Rolle eines männlichen oder weiblichen Familienoberhauptes.

Die Entbindung von beruflichen Ver-

Soziale Veränderungen im Alter.
- *Rollen- und Funktionsverluste*
- *Statusverluste (Verlust an Rang, Macht, Ansehen, Privilegien, Einkommen)*
- *Beziehungsverluste (Partner, Jugendfreunde, Kollegen)*
- *Wohnungsveränderungen*
- *Verlust an äußerer Selbständigkeit*

pflichtungen ist bei uns noch weitgehend vom kalendarischen Alter abhängig, nicht von der Kompetenz und Motivation des Betroffenen. Es zeigen sich zwar Ansätze zu einer Veränderung dieser Praxis, dennoch sehen sich einstweilen viele ältere Menschen durchaus unfreiwillig in den Ruhestand versetzt und fühlen sich dadurch abgeschoben, unausgelastet und entwertet.

Mit dem Beruf geht ihnen nicht nur ein zentraler Teil ihrer Identität verloren, sie haben auch nicht länger die Möglichkeit, durch regelmäßige Betätigung die eigene Kompetenz zu erhalten und dem Leben eine feste Ordnung zu geben. Oft stehen sie gerade dann vor der Notwendigkeit, sich ihr Leben aus eigener Kraft neu organisieren zu müssen, wenn sie viel eher einen äußeren Halt brauchen könnten, um mit Beziehungsverlusten oder organischen Beeinträchtigungen fertig zu werden.

Dennoch zeigen Untersuchungen, daß die Vorstellung eines allgemeinen Pensionierungsschocks nicht der Wirklichkeit entspricht. Die meisten Menschen erleben das Ausscheiden aus dem Berufsleben überwiegend positiv (Mayring 1990). Sie bereiten sich rechtzeitig auf den Ruhestand vor, sehen in ihm eine Chance, bisher zu kurz gekommene Bedürfnisse und Interessen zu befriedigen, und können sie auch dank eines relativ guten gesundheitlichen Allgemeinzustandes nutzen.

Statusverluste: Mit dem Ausscheiden aus dem Beruf und anderen öffentlichen Aufgaben ist gewöhnlich auch der Verlust von Privilegien, Zuständigkeiten, Macht und Ansehen verbunden. Für Menschen, die in dieser Hinsicht verwöhnt sind und ihr Selbstgefühl stark aus ihrer sozialen Resonanz bezogen haben, kann es sehr schmerzlich sein, auf Privilegien (Dienstwohnung und -auto, höheres Einkommen usw.) und andere Zeichen öffentlicher Anerkennung verzichten zu müssen.

Auf der anderen Seite entdecken immer mehr Menschen, daß die Entbindung von Aufgaben und Zuständigkeiten auch die Freiheit verschafft, sich von sozialen Normen und Statussymbolen zu lösen und ein ungezwungeneres Leben zu führen.

Beziehungsverluste: Mit der Berufsaufgabe geht für viele Menschen eine wichtige Quelle sozialer Kontakte verloren, die von Gemeinden und Vereinen nur unzulänglich ersetzt werden können. Noch schwerer aber wiegen die Verluste von Ehepartnern, Jugendfreunden und Geschwistern, die meist feste Säulen im Gebäude der eigenen Lebensgeschichte darstellen. Durch das „Wegsterben" der langjährigen Weggefährten gerät das gesamte Lebensgefüge ins Wanken, und die eigene Lebensgeschichte wird mehr und mehr zu einer Privatsache, die man mit niemandem mehr teilen kann. Das Gefühl der Einsamkeit, das von vielen älteren Menschen geäußert wird, hat zu einem guten Teil hier seinen Ursprung.

Zu der Bedeutung des Partnerverlustes gibt es genauere empirische Untersuchungen (Fooken 1990). Hier zeigt sich, daß Frauen – 86 % aller Verwitweten sind weiblich! – alles in allem leichter mit dem Schicksal des Partnerverlustes fertig werden als Männer. Auch wenn eine Wiederverheiratung für sie kaum möglich erscheint und sie sich stärker als Männer gesellschaftlich diskriminiert fühlen müssen, gelingt es älteren Frauen doch immer häufiger, das Alleinsein als eine Chance zu einem selbstbestimmten, unabhängigen Leben zu nutzen. Wie weit sie darin erfolgreich sind, hängt in erster Linie von dem Verlauf des Trauerprozesses ab, dem wir uns jetzt zuwenden müssen.

15.2 Trauerarbeit: Die Auseinandersetzung mit Verlusten

Wenn Verlusterlebnisse in zentraler Weise das Altwerden bestimmen, wird die „Trauerarbeit" zum Angelpunkt aller Bewältigungsversuche und einer mit ihnen verbundenen Entwicklung. Das Wort „Trauerarbeit". mag in diesem Zusammenhang in doppelter Weise befremdlich erscheinen: Einmal sind wir zwar geneigt, einem Menschen Trauer bei dem Verlust eines nahen Angehörigen zuzugestehen, nicht aber bei dem Verlust von Wohnung, Besitz oder beruflichen Aufgaben. Zum anderen sehen wir in der Trauer meist nur ein Gefühl, aber keine Arbeit.

Wenn wir hier von „Trauer" reden, meinen wir aber nicht nur das Gefühl von Traurigkeit, sondern den Prozeß der Verarbeitung von Verlusten, der sicherlich beim Partnerverlust am deutlichsten in Erscheinung tritt, aber in abgeschwächter Form auch für andere Verlusterfahrungen Gültigkeit besitzt.

Während in anderen Kulturkreisen der Trauer durch Klagerituale, Trauerzeremonien und Trauerzeiten Ausdruck gegeben wird, tragen wir nicht einmal mehr Trauerkleidung und erwarten von dem Trauernden, daß er sein normales Leben fortführt wie bisher. Auf diese Weise verdrängen wir die Trauer in den unsichtbaren Privatbereich und degradieren sie mehr oder weniger zu einer Gefühlsstörung. Die Verarbeitung von Verlusten ist aber ein Prozeß, der Zeit und Kraft kostet wie jede andere Arbeit auch, vergleichbar etwa der „Heilungsarbeit", die ein Organismus nach einer Amputation oder einer schweren Operation zu leisten hat.

Psychologisch gesehen handelt es sich dabei um einen Prozeß der tiefgehenden *emotionalen und kognitiven Umstrukturierung*. Die innere Welt mit ihren Bedeutsamkeiten ist aus den Fugen geraten, die Kontinuität von Vergangenheit und Zukunft ist zerrissen. Um sie wiederherzustellen, muß der Betroffene das Verlorene innerlich so verankern, daß es ihm nicht gänzlich abhanden kommt. Andererseits muß er sich auch der Zukunft zuwenden und dem Leben einen neuen Sinn geben, ohne den alten zu verraten.

Der Trauerprozeß durchläuft dabei verschiedene Phasen, beginnend mit dem Gefühl der Betäubung, das abgelöst wird durch eine Phase widerstreitender emotionaler Reaktionen, sich fortsetzt in intensiven Bemühungen um Abschied und Neuanfang und schließlich einmündet in die Reorganisation des eigenen Lebens (Fooken 1990, S. 65).

Die Psychoanalytikerin Verena Kast hat in ihrem Buch „Trauern" die vier Trauerphasen in ähnlicher Weise beschrieben und auf die Probleme unterdrückter Trauerarbeit hingewiesen.

Dauer und Verlust des Trauerprozesses hängen ab

- von der Bedeutsamkeit des Verlustes (wie groß ist der Bruch in der eigenen Lebensgeschichte?);
- von der Qualität der vorhergehenden Beziehung (gute, partnerschaftliche Beziehungen begünstigen die Trauerarbeit, während schlechte Beziehungen häufig

Stichwort: Trauerprozeß
(Fooken 1990; Kast 1982)

1. Phase: Betäubung: Das Geschehen nicht fassen können, nicht wahrhaben wollen.
2. Phase: Aufbrechende Emotionen: Der Verlust muß erst im täglichen Leben erfahren werden, damit die Realität faßbar wird. Sie löst einen Sturm widerstreitender Gefühle aus: Traurigkeit, Verzweiflung, Ärger, Wut, Liebe, Haß, Protest, Resignation, Erleichterung usw.
3. Phase: Suchen und Abschied nehmen: Eine Phase der inneren Desorganisation und Zerrissenheit zwischen dem Suchen nach neuen Perspektiven einerseits und dem Bemühen, das Verlorene irgendwie festzuhalten und innerlich zu verankern, z. B. durch die Aufrechterhaltung alter Ordnungen und Gewohnheiten, das Lesen früherer Briefe, innere Zwiegespräche und anderes mehr.
4. Phase: Reorganisation: Neue Schwerpunkte und Zielsetzungen bestimmen mehr und mehr das Leben, die Aktivität wendet sich wieder stärker nach außen und der Zukunft zu.

den Trauerprozeß mit Schuld- und Rachegefühlen derartig belasten, daß er zu keinem Ende findet);
- von den persönlichen Lebensumständen (Ausbildung, finanzielle Situation, psychische und gesundheitliche Reserven);
- von antizipatorischen Prozessen (eine längere Krankheits- und Sterbezeit ermöglicht manchmal eine teilweise Vorwegnahme des Verlustes);
- von Verständnis und Unterstützung, die der Trauernde von seiten der Umwelt erfährt.

Wird der Trauerarbeit nicht genügend Raum gegeben, so ist die Gefahr groß, daß die Trauerdepression zum Dauerzustand wird und der Älterwerdende seine Ratlosigkeit und Desorganisation der nächsten Generation aufbürdet in der Erwartung, daß diese für die Wiederherstellung seines inneren Gleichgewichts sorgen wird. Soll der Trauerprozeß aber zum Impuls für inneres Wachstum werden, dann müssen wir ihm Zeit lassen und ihn in seinen verschiedenen Erscheinungsformen respektieren, ohne ihn mit falschen Versprechungen zum Schweigen zu bringen.

15.3 Möglichkeiten psychologischer Hilfestellung

Personzentriertheit: Trauerarbeit ist eine sehr persönliche Angelegenheit, die von keinem Außenstehenden stellvertretend übernommen werden kann. Es ist für den Trauernden aber hilfreich, vertraute Menschen an seiner Seite zu wissen und die Trauer mit anderen teilen zu können.

Ausgangspunkt für ein Verständnis dessen, was in dem Trauernden vorgeht, muß wiederum die dreifache Fragestellung sein:

- Von welchem Verlust ist der andere betroffen?
- Was bedeutet dieser Verlust für ihn?
- Wie geht er damit um?

Indem wir versuchen, uns in den Kummer des Betroffenen einzufühlen, und ihm in zuhörendem Gespräch Gelegenheit geben, über das Verlorene nachzudenken und die eigene Welt neu zu ordnen, leisten wir Beistand, ohne den Trauerprozeß zu stören oder in eine falsche Bahn zu lenken.

Ganzheitlichkeit: Ganzheitliche Hilfe bei der Verarbeitung von Verlusten bedeutet zunächst einmal, Trauerreaktionen als normal und angemessen zuzulassen und sie begleitend zu ertragen. Manchmal ist es auch notwendig, sie dem Trauernden selbst zu erklären, so daß er besser zu seinen Gefühlen stehen kann. Im weiteren Verlauf des Trauerprozesses muß es dann darum gehen, den Trauernden bei seiner Suche nach neuen Lebensformen zu ermutigen, ohne ihn zu bedrängen oder ihm die Verantwortung für sein Tun abzunehmen.

Aktivierung: In den ersten Phasen eines Trauerprozesses verbietet sich eine Aktivierung von selbst. Später jedoch kann es hilfreich sein, dem Trauernden Angebote in bezug auf soziale, kulturelle oder gesundheitsfördernde Aktivitäten zu machen, zum einen,

Hilfe bei Verlusten ...
- *Zeit zum Trauern lassen;*
- *Rückzug akzeptieren;*
- *Gesprächen Raum geben;*
- *aktives Zuhören;*
- *Angebote machen, ohne zu bedrängen;*
- *von äußeren Verpflichtungen entlasten;*

damit er sich nicht ausgestoßen und verlassen vorkommt, und zum anderen, damit er Gelegenheit erhält, sich als ganzen Menschen mit den unterschiedlichsten Bedürfnissen neu zu erfahren. Auch hier muß es vordringlich darum gehen, die Schritte, die der Betroffene von sich aus macht, zu verstehen und zu unterstützen.

Fragen zum Text:

- Mit welchen körperlich-organischen Veränderungen muß sich ein Mensch im Alter auseinandersetzen?
- Was bedeuten diese Veränderungen psychologisch gesehen für die Älterwerdenden? Auf welche Weise kann man alten Menschen am besten bei der Bewältigung körperlicher Defizite helfen?
- Mit welchen psychovegetativen Veränderungen muß sich ein Mensch im Alter auseinandersetzen?
- Was bedeuten diese Veränderungen psychologisch gesehen für die Betroffenen?
- Auf welche Weise kann man Älterwerdenden bei der Bewältigung psychovegetativer Defizite helfen?
- Mit welchen sozialen Verlusten müssen sich Menschen im Alter auseinandersetzen?
- Was bedeuten diese Verluste psychologisch gesehen für die Betroffenen? Welche Einschränkungen und welche neuen Möglichkeiten bringen sie mit sich?
- Was ist unter „Trauerarbeit" zu verstehen?
- Wovon hängen Dauer und Verlauf des Trauerprozesses ab?
- Auf welche Weise kann man Trauernden hilfreich zur Seite stehen?

Literatur zum Thema:

Fooken, 1. (1990). Partnerverlust im Alter. In Ph. Mayring & W. Saup (Hg.), Entwicklungsprozesse im Alter. Stuttgart: Kohlhammer.

Kast, V. (1982). Trauern. Stuttgart: Kreuz.

Mayring, P. (1990). Pensionierung. In P. Mayring & W. Saup (Hg.), Entwicklungsprozesse im Alter. Stuttgart: Kohlhammer.

16

Formen der Bewältigung von Entwicklungsaufgaben im Alter

Wollen wir einem Menschen helfen, ohne ihn unnötig zu entmündigen, so müssen wir wissen, welche Möglichkeiten er selbst hat, mit seinen Beeinträchtigungen fertigzuwerden. Wir müssen uns jetzt deshalb der Frage zuwenden:

Auf welche Weise gelingt es einem Menschen am ehesten, mit den Belastungen des Alters fertigzuwerden und einen zufriedenen, erfüllten Lebensabend zu verbringen?

In der wissenschaftlichen Forschung standen sich hier zunächst zwei radikal entgegengesetzte Hypothesen gegenüber.

Hypothese 1 (Aktivitätstheorie): Die Zufriedenheit im Alter hängt davon ab, wie weit ein Mensch noch aktiv am Leben teilnehmen kann und von anderen in Ansprach genommen wird.

Hypothese 2 (Rückzugstheorie): Die Zufriedenheit im Alter hängt davon ab, wie weit ein Mensch die Möglichkeit hat, sich – seinen Bedürfnissen entsprechend – aus den sozialen Verpflichtungen zurückzuziehen und sich auf sich selbst zu besinnen.

Die Diskussion der beiden Theorien wurde Anlaß zu zahlreichen Untersuchungen, die unser Wissen über den Prozeß des Alterns sehr vertieft haben. Wir sehen jetzt deutlicher, daß Aktivität und Rückzug gleichermaßen ihren Platz in diesem Prozeß haben, aber sicherlich nicht als allgemeingültiges Rezept für ein erfolgreiches Altern gelten können.

Das Älterwerden ist ein höchst individueller, vom persönlichen Lebensstil geprägter Vorgang, dessen Gelingen davon abhängt, inwieweit die Altersveränderungen mit dem Selbstverständnis und den Bewältigungsstrategien des Betroffenen vereinbar sind.

Diesem Gedanken trägt die Gleichgewichtstheorie von Thomae Rechnung, die sich in einer weiteren Hypothese fassen läßt:

Hypothese 3 (Gleichgewichtstheorie): Die Zufriedenheit im Alter hängt davon ab, wie weit es dem Älterwerdenden gelingt, seine Lebenserwartungen und -bedürfnisse mit seinen Möglichkeiten und altersbedingten Einschränkungen in Einklang zu bringen.

Zufriedenheit im Alter erweist sich damit als das Resultat eines Ausgleichsprozesses zwischen subjektiven Bedürfnissen und objektiven Gegebenheiten. In dem Maße, in dem die äußeren Gegebenheiten zunehmend irreversibel werden, ist der Ausgleich eine primär kognitive bzw. psychische innere Leistung, die nur der Betroffene selbst erbringen kann. Wir haben diesen Prozeß schon in seiner besonderen Ausformung als Trauerarbeit kennengelernt und dort bereits festgestellt, daß wir als Betreuer die Bewältigungsarbeit nicht übernehmen, wohl aber gezielt die Bewältigungsstrategien unterstützen können, die der Zufriedenheit im Alter dienen.

Im folgenden werden die drei Hypothesen mit ihrem Für und Wider genauer dargestellt, während es im letzten Abschnitt um die unterschiedlichen Formen der Problembewältigung geht.

16.1 Die Aktivitätstheorie

Die Vertreter der Aktivitätstheorie, zu denen in Deutschland vor allem Tartler (1961) zählt, argumentieren folgendermaßen:

Zufriedenheit im Alter ist eine Funktion körperlich-geistiger Gesundheit. Voraussetzung für Gesundheit aber ist ein regelmäßiges Training aller lebenswichtigen Funktionen getreu dem Prinzip „wer rastet, rostet".

Durch die Freistellung von sozialen Aufgaben und dem daraus entstehenden Mangel an körperlichen, geistigen und sozialen Herausforderungen hat der Alternde weder die Chance, sich innerlich und äußerlich fit zu halten, noch die, seine kompensatorischen Möglichkeiten zu entdecken und zu entwickeln. Unzufriedenheit, Krankheit und mangelndes Selbstwertgefühl sind dann die notwendige Folge.

***Für** die Aktivitätstheorie spricht:* Mit dem Hinweis auf die soziale Bedingtheit des Alterns greift die Aktivitätstheorie unbestritten einen wesentlichen Aspekt der Alternsproblematik heraus.

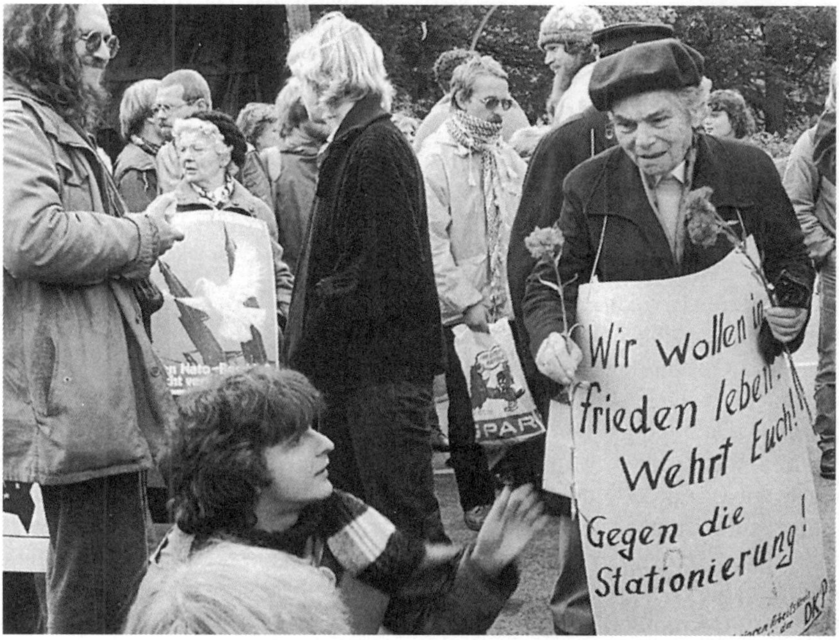
Wir wollen in
frieden leben!
Wehrt Euch!
Gegen die
Stationierung!
DKP

Politisches Engagement im Alter: Teilnehmerin an einer Blockade der Bundeswehr-Führungsakademie in Hamburg.

Sie weist den Älterwerdenden mit Nachdruck auf die Notwendigkeit hin, durch eine aktive Lebensführung für sich selbst zu sorgen und die eigenen Kompetenzen auf breiter Basis zu pflegen und zu erweitern, wo immer das möglich ist.

Sie ist aber vor allem deshalb bedeutsam, weil sie uns als Gesellschaft an unsere sozial-politische Verantwortung erinnert. Wir gestalten unsere Zukunft und unser Lebensende selbst. Schließen wir jetzt die Alten aus dem Kreislauf sozialer Aufgaben aus, so sind wir später selbst die Ausgeschlossenen, die nicht wissen wohin mit ihren überzähligen Kompetenzen und ihrem Wunsch nach sozialer Teilhabe. Finden wir dagegen Wege, die Betagten in unser soziales Zusammenleben zu integrieren und ihre Ressourcen an Lebenserfahrung und Lebenskraft für das Gemeinwohl nutzbar zu machen, so können wir auch dem eigenen Alter gelassener entgegensehen.

Die Zunahme an Freizeit- und Weiterbildungsangeboten für Senioren und die aktivierende Pflege, die wir heute praktizieren, sind ein Resultat der Denkanstöße, die von der Aktivitätstheorie ausgehen.

***Gegen** die Aktivitätstheorie spricht:* Die Forderung nach Aktivität entspricht den Idealen des mittleren Erwachsenenalters und unserer Leistungsgesellschaft, in welcher Tüchtigkeit und Gesundheit als allgemeingültige Norm gelten. Das Altwerden mit seinen anderen Gesetzmäßigkeiten hat darin keinen Platz. Wenn aber Aktivität zum Selbstzweck wird, statt sich der jeweiligen Entwicklungsstufe unterzuordnen, dann kann sie zu einer Geißel werden, die nicht dem Wohlbefinden des alten Menschen dient, sondern eine Entmündigung fördert.
Sind Aktivitätsforderungen vor allem im frühen Alter am Platze, wo es darum geht, eigene Kompensations- und Entwicklungsmöglichkeiten auszuloten, so können sie unter Umständen den Prozeß des Loslassens und Zur-Ruhe-Kommens im hohen Alter empfindlich stören.

Aktivität dient nur dort der Zufriedenheit im Alter, wo sie selbstgewollt und selbstbestimmt ist. Entspricht sie nicht den Bedürfnissen des alten Menschen, so besteht die Gefahr, daß sie Gefühle der Unzulänglichkeit verstärkt und Selbständigkeit verhindert.

16.2 Die Rückzugstheorie (Disengagementtheorie)

Die Rückzugstheorie wurde unter dem Stichwort „Disengagement“ in den sechziger Jahren in Amerika entwickelt (Cumming & Henry 1961). Die Autoren argumentierten in der folgenden Weise:

Da der Mensch im Alter Abschied vom Leben nehmen muß, hat er die Aufgabe und gleichzeitig das Bedürfnis, sich aus den sozialen Verbindlichkeiten zurückzuziehen, Abstand zu gewinnen und sich mehr der eigenen Innenwelt zuzuwenden, um sich auf das Lebensende vorzubereiten. Der von alten Menschen häufig geäußerte Wunsch, gebraucht zu werden, entspringt mehr der Angst, von der Gemeinschaft fallen gelassen zu werden, als dem Wunsch, Verantwortung zu übernehmen und tätig zu sein.

***Für** die Rückzugstheorie spricht:* Im Gegensatz zu der Aktivitätstheorie trägt die Rückzugstheorie eindeutiger der Tatsache Rechnung, daß Altern etwas mit Abschiednehmen zu tun hat. Sie respektiert die sich vermindernden Kräfte des alten Menschen und versucht, ihm den nötigen Freiraum für die Trauer- und Ablösungsarbeit zu verschaffen. Der Betagte gewinnt auf diese Weise die Zeit, sich auf die Aufgaben des Älterwerdens zu konzentrieren, und es mag ihm leichter

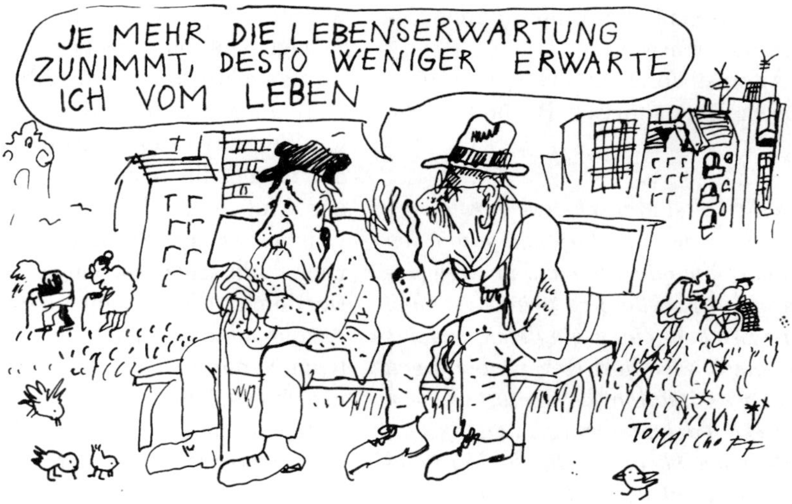
JE MEHR DIE LEBENSERWARTUNG ZUNIMMT, DESTO WENIGER ERWARTE ICH VOM LEBEN

gelingen, in Übereinstimmung mit seinen verbleibenden Kräften und Möglichkeiten ein selbstverantwortetes Leben zu führen.

***Gegen** die Rückzugstheorie spricht:* Zahlreiche Untersuchungen, die durch die Rückzugsthese angeregt worden sind, haben deutlich gemacht:

– Ein Rückzug aus sozialen Verpflichtungen im Sinne eines durchgängigen Lebensstils ist im allgemeinen eher mit Unzufriedenheit verbunden, d.h. er trägt nicht automatisch zum Wohlbefinden im Alter bei.
– Die individuellen Unterschiede sind in diesem Punkt sehr groß; viele ältere Menschen können die Chancen einer Wendung nach innen nicht automatisch für sich nutzbar machen.
– Der Rückzug als Reaktion auf Belastungssituationen und Verluste ist nur dann eine hilfreiche Strategie, wenn er einen Freiraum schafft für *innere* Aktivität oder durch erneute *äußere* Aktivität abgelöst wird.

Der Wunsch, von sozialen Verpflichtungen entbunden zu sein, ist nicht gleichzusetzen mit einem Desinteresse an sozialen Kontakten. Es ist vielmehr davon auszugehen, daß sich mit einer Abnahme der Lebenskräfte im allgemeinen der Wunsch verstärkt, auch *ohne* aktive Teilhabe in eine soziale Gemeinschaft eingebettet zu sein.

Die Rückzugstheorie ist in der Gefahr, einer Gesellschaft als Alibi zu dienen, die sich nicht um ihre Alten kümmert, sondern sie stillschweigend aus der Gesellschaft ausgliedert.

16.3 Die Gleichgewichtstheorie von Thomae

Die Diskussionen und Untersuchungen zum Thema Zufriedenheit im Alter haben gezeigt, daß der Wunsch nach aktiver äußerer Teilhabe am Leben und das Bedürfnis nach Rückzug und Verinnerlichung miteinander konkurrieren und wechselweise im Dienst einer Lebensbewältigung stehen, in der es darum geht, Verluste zu verarbeiten und ein Gleichgewicht herzustellen zwischen den sich einengenden Lebensmöglichkeiten und den einengenden Bedürfnissen.

Die Alternstheorie von Thomae (1971) trägt diesen Erkenntnissen Rechnung. Sie stellt fest:

Das Verhalten alter Menschen ist darauf ausgerichtet, die eigene Bedürfnislage mit den sich verändernden äußeren und inneren Gegebenheiten in Einklang zu bringen. Dabei wird das Erleben eines Ungleichgewichts nicht so sehr durch objektive Veränderungen in der Lebenssituation bestimmt, sondern vielmehr durch den Stellenwert und die subjektive Bedeutsamkeit, welche die Veränderung im Lebensvollzug des Betroffenen hat.

Zufriedenheit stellt sich dann ein, wenn es dem Betagten gelingt, durch Änderung der äußeren Lebensumstände oder der inneren Bedürfnislage das verlorengegangene Gleichgewicht wiederzugewinnen.

***Für** die Gleichgewichtstheorie spricht:* Das Verhalten im Alter wird hier nicht durch normative Vorgaben eingeengt; es bemißt sich allein daran, was der Betroffene bei der Bewältigung seiner persönlichen Situation als hilfreich und nützlich empfindet. Bei aller Hilfsbedürftigkeit bleibt ihm die Verantwortung für seine Lebensführung überlassen, seine Würde und Selbstbestimmung gehen ihm nicht verloren.

Die Notwendigkeit einer personzentrierten Hilfestellung wird dadurch offenbar.

***Gegen** die Gleichgewichtstheorie spricht:* Die Pflege wird schwieriger, wenn sie sich nicht an einheitlichen Maßstäben bemessen läßt, sondern sich an den individuellen Wünschen und Möglichkeiten des einzelnen ausrichten soll. Sie ist dabei der Gefahr ausgesetzt, sich im Unverbindlichen zu verlieren. Mit der Begründung, sie entsprächen nicht den Wünschen des Pflegebedürftigen, können notwendige Hilfsmaßnahmen umgangen werden. Bequemlichkeit und mangelndes Engagement finden hier ein mögliches Alibi.

Eine personzentrierte Hilfestellung kann und muß nicht immer den spontan geäußerten Wunschvorstellungen des Hilfsbedürftigen folgen, die ja oft auch aus einem Gefühl der Mut- und Hoffnungslosigkeit heraus geäußert werden. Sie muß vielmehr eine Aufgabe darin sehen, diejenigen Verhaltensmuster durch Aufmerksamkeit, Ermutigung und Anteilnahme zu verstärken, die der konstruktiven Verarbeitung von Belastungssituationen dienen. Dafür ist zunächst einmal die genauere Kenntnis möglicher Daseinstechniken vonnöten, wie sie im nächsten Abschnitt dargestellt werden sollen.

16.4 Daseinstechniken und Abwehrmechanismen

Die Frage, auf welche Weise es Menschen gelingt, mit Konflikten fertigzuwerden und ihr Leben allen Schicksalsschlägen zum Trotz immer wieder „ins Gleichgewicht" zu bringen, beschäftigt nicht nur die Alternspsychologie. Sie ist auch ein zentrales Thema der Persönlichkeits- und Psychotherapieforschung, auf deren Forschungsergebnisse wir uns bei der Beantwortung der folgenden Fragen beziehen:

1. Welche Bewältigungsstrategien (Daseinstechniken, Coping-Stile) stehen Menschen bei der Auseinandersetzung mit Lebensproblemen zur Verfügung?
2. Wie angemessen und hilfreich sind diese Daseinstechniken bei der Bewältigung der Entwicklungsaufgaben am Lebensende?
3. In welcher Weise kann dieser Bewältigungsprozeß von außen unterstützt werden?

Formen der Auseinandersetzung

Wir können die Vielfalt möglicher Reaktionsweisen nach folgenden Kriterien unterscheiden:

- Verhaltensweisen, die auf eine *aktive Probleinlösung* ausgerichtet sind, gegenüber Verhaltensweisen, die der *Abwehr von Angst* dienen (problemlösende gegenüber emotionsregulierenden Verhaltensweisen);
- Verhaltensweisen, die darauf abzielen, das Problem *aus eigener Kraft* zu lösen, gegenüber Verhaltensweisen, die das Problem *anderen Menschen* zuschieben;
- Verhaltensweisen, die auf die *Veränderung äußerer Gegebenheiten* abzielen (heteroplastisches Verhalten), gegenüber Verhaltensweisen, die auf die *Veränderung innerer Gegebenheiten* abzielen (antoplastisches Verhalten).

Im folgenden sollen einige Reaktionsmuster in ihrer konkreten Ausformung etwas genauer beschrieben werden.

Leistungsbezogene Verhaltensweisen:
Hier sind alle jene Reaktionsformen gemeint, die durch Einsatz physischer oder psychischer Energiereserven die persönlichen Lebensumstände so zu verändern suchen, daß ein neues Gleichgewicht zwischen den Bedürfnissen und Möglichkeiten des Individuums entsteht. Diese „Leistungen" können auf der Verhaltensebene oder der kognitiven Ebene erbracht werden.

Leistungsbezogene Verhaltensweisen:
Beispiele auf der Verhaltensebene:
- *sich eine neue Wohnung suchen;*
- *etwas Neues, z.B. eine neue Technik erlernen;*
- *reisen, neue Kontakte knüpfen;*
- *neues Verhalten ausprobieren.*

Beispiele auf der kognitiven Ebene:
- *neues Wissen und neue Erkenntnisse erwerben;*
- *innere Einstellungen und Überzeugungen ändern und erweitern;*
- *positive Deutungen und Umdeutungen finden;*
- *sich etwas Neues einfallen lassen.*

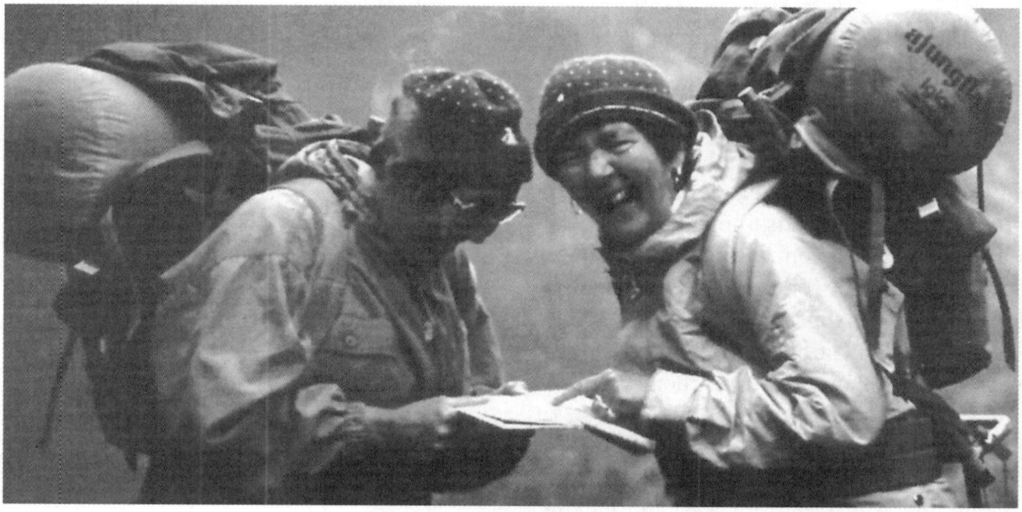

Anpassungstechniken: Wenn die Übereinstimmung zwischen dem Individuum und seiner Welt dadurch hergestellt wird, daß das Individuum sich selbst mit seinem Verhalten, seinen Wünschen und Erwartungen verändert, sprechen wir von Anpassung, die wiederum auf der Verhaltensebene oder der kognitiven Ebene vollzogen werden kann.

Anpassungstechniken:
Beispiele auf der Verhaltensebene:
- *sich auf das Leben im Heim einlassen und seine Möglichkeiten nutzen;*
- *sich langsamer bewegen, um das Herz zu schonen;*
- *sich Merkzettel machen, um dem Gedächtnis aufzuhelfen;*
- *sich von Dingen trennen, um den Lebensraum überschaubar zu halten;*
- *Seniorenhilfe und -vergünstigungen in Anspruch nehmen.*

Beispiele auf der kognitiven Ebene:
- *verzichten, unerfüllbare Bedürfnisse zurückstellen;*
- *neue Lebensumstände akzeptieren;*
- *das Gute an einer Sache herausstellen;*
- *die Dinge leicht und von der heiteren Seite nehmen.*

Defensive Verhaltensweisen oder Abwehrmechanismen: Im Zusammenhang mit den Lernprozessen haben wir schon davon gesprochen, daß ein Teil menschlichen Verhaltens dazu dient, Angst zu vermeiden. Als Beispiel sei an den Gartenzaun erinnert, um den wir einen großen Bogen machen, weil uns ein wild kläffender Hund dahinter einmal zu Tode erschreckt hat.

Alles, was unsere Existenz bedroht, macht uns Angst: unsere Vergänglichkeit, Verwundbarkeit, Schwäche, Hilflosigkeit, Ohnmacht, Abhängigkeit. Diese Ängste sind unlösbar mit unserem Dasein verbunden. Sie sind der Preis dafür, daß wir ein bewußtes Leben führen, uns an Vergangenes erinnern und Zukünftiges voraussehen können. Das gibt uns die Freiheit, unser Leben zu planen und zu gestalten, schränkt aber gleichzeitig unser Wohlbefinden ein. Angst ist unangenehm, vor allem wenn sie vor anderen Menschen nicht gezeigt werden darf und als Schwäche angesehen wird. Infolgedessen verwenden Menschen viel Kraft darauf, Angstgefühle vor sich selbst und anderen zu verbergen. Sie gehen den angstauslösenden Situationen nach Möglichkeit aus dem Weg und entwerfen ein Bild der Stärke und Unversehrtheit von sich selbst.

Ein solches Selbstbildnis wird aber durch die Verlusterfahrungen des Alters entschieden in Frage gestellt. Die „andere“ Seite unserer Existenz, unsere Vergänglichkeit und Ohnmacht, wird immer deutlicher sichtbar und bedroht unsere Sicherheit. Alle Versuche, diese Angst durch Verdrängung der Realität abzuwehren, statt sich mit den Gegebenheiten auseinanderzusetzen, werden unter dem Begriff der Abwehrmechanismen zusammengefaßt.

Defensive Verhaltensweisen:
Beispiele:
- *etwas nicht zur Kenntnis nehmen, übersehen;*
- *so tun, als sei nichts geschehen;*
- *eisern an bisherigen Lebensgewohnheiten festhalten;*
- *sich und andere ablenken;*
- *bestimmte Gesprächsthemen vermeiden;*
- *auf die eigene Stärke pochen.*

Regressive Verhaltensweisen: Wenn wir auf Situationen stoßen, denen wir uns nicht gewachsen fühlen, greifen wir oft auf „kindliche“ Verhaltensweisen zurück, d.h. wir geben unserer Hilflosigkeit Ausdruck und appellieren an unsere Umwelt, die Probleme stellvertretend für uns zu lösen. Diese Verhaltensweisen dienen vor allem der Beruhigung. Wir nennen sie regressiv.

Regressive Verhaltensweisen:
Beispiele:
- *sich hilflos zeigen, um Hilfe bitten;*
- *weinen, verzagt sein, nicht mehr weiter wissen;*
- *niedergeschlagen und deprimiert sein;*
- *wegen jeder Kleinigkeit andere um Rat fragen;*
- *dem Betreuer auf Schritt und Tritt folgen;*
- *sich innerlich aufgeben, sich nichts mehr zutrauen.*

Evasive Verhaltensweisen: Oft versuchen wir, unsere Ängste dadurch zu reduzieren, daß wir den auslösenden Problemen aus dem Wege gehen. Verhaltensweisen, die diesem Ziel dienen, werden als evasiv bezeichnet.

Evasive Verhaltensweisen:
Beispiele:
- *einer Situation oder einer Person aus dem Weg gehen;*
- *verreisen, fliehen, ausweichen;*
- *sich zurückziehen;*
- *sich in Ersatzaktivitäten flüchten;*
- *sich auf andere Gedanken bringen, ablenken.*

Aggressive Verhaltensweisen: Manchmal versuchen wir, unser inneres Gleichgewicht dadurch zu erhalten oder wiederherzustellen, daß wir andere Menschen für die bestehenden Konflikte verantwortlich machen und von ihnen eine Lösung fordern.

Aggressive Verhaltensweisen:
Beispiele:
- *Vorwürfe machen, anklagen, jammern;*
- *Schuldzuweisungen;*
- *jemanden erpressen;*
- *sich gekränkt und verletzt zeigen;*
- *sich als Opfer darstellen;*
- *sich feindselig und abweisend verhalten;*
- *jemanden kränken, verletzen.*

Die hier aufgeführten Verhaltenskategorien erfassen sicherlich nicht alle, aber doch die wichtigsten Handlungsmöglichkeiten, die wir haben. Sie sind – in unterschiedlicher Ausprägung – in jedem Alter und in jedem Konfliktfeld beobachtbar. Die Frage, inwieweit sie geeignet sind, Probleme zu lösen und ein gestörtes Gleichgewicht wiederherzustellen, läßt sich allerdings nur im Zusammenhang mit der jeweiligen Situation beantworten. Das „richtige“ Verhalten als allgemeingültiges Rezept gibt es nicht. Wohl aber läßt sich sagen, daß leistungs- und anpassungsbezogene Verhaltensweisen eher im Sinne einer Weiterentwicklung wirken als Reaktionsmuster, die allein der Reduzierung von Angst dienen.

Bewältigungsstrategien und Entwicklungsaufgaben

Es liegt auf der Hand, daß die beschriebenen Verhaltensstrategien unterschiedlich geeignet sind, Probleme des Altwerdens zu lösen. Während es mit Hilfe von „Leistung" und „Anpassung" durchaus gelingen mag, Verlusterfahrungen zu verarbeiten und einen neuen Gleichgewichtszustand zwischen den eigenen Lebensbedürfnissen und -möglichkeiten herzustellen, dienen defensive, evasive, regressive und aggressive Reaktionsmuster eher der Entlastung von Angst und Überforderung. Aber auch das kann sich als sinnvolles und angemessenes Verhalten erweisen, wenn etwa der Betroffene nicht mehr in der Lage ist, aktiv selbst Einfluß auf seine Lebenssituation zu nehmen.

Es gilt, in diesem Zusammenhang zweierlei zu bedenken:

- Viele Konflikte oder Belastungen – und besonders diejenigen am Lebensende – lassen sich nicht aktiv handelnd „auflösen": Sie können bestenfalls gemildert, und müssen zu einem guten Teil einfach ertragen werden. Dabei können angstreduzierende Reaktionsweisen durchaus hilfreich und angemessen sein. So erträgt z.B. ein Krebskranker den Gedanken an das Sterben unter Umständen nur, wenn er ihn zeitweise verdrängen kann; oder ein Heimbewohner kann sich über einen aggressiv-fordernden Verhaltensstil durchaus die Betreuung verschaffen, die er sich wünscht; ebenso sichern regressive Verhaltensweisen einem Heimbewohner Zuwendung und Pflege, und evasive Reaktionen erweisen sich oft als einfachste Möglichkeit, über menschliche Enttäuschungen hinwegzukommen und Streitigkeiten etwa innerhalb eines Wohnheims zu vermeiden.
- Alle genannten Verhaltensmuster können im Rahmen der Auseinandersetzung mit den Entwicklungsaufgaben im Alter Sinn machen, vor allem wenn es um die Verarbeitung von Verlusten geht. Wir haben bereits bei der Besprechung der Trauerarbeit gesehen, daß der Trauernde Phasen defensiver Abwehr und aufbrechender z.T. aggressiver Emotionen erlebt, daß er die Möglichkeit des Rückzugs braucht und schließlich in der Lage sein muß, seine Lebenssituation aktiv neu zu gestalten. Es zeigt sich hier, daß es nicht so sehr auf die eine oder andere Verhaltensweise ankommt, sondern vielmehr auf die Möglichkeit, sein Verhalten zu verändern und sich innerlich auf einen Prozeß der Reorganisation einzulassen.

In diesem Zusammenhang sei noch einmal darauf hingewiesen, daß die Lebenssituation im Alter sich darin grundsätzlich von den vorhergehenden Lebensphasen unterscheidet, daß aufgrund der immer stärkeren Einschränkung des *äußeren* Lebensraumes die Bewältigung der Altersveränderungen immer mehr zu einer Herausforderung an die *inneren* geistig-psychischen Kräfte des Menschen wird. Die Herstellung eines Gleichgewichts zwischen Bedürfnissen und Möglichkeiten kann häufig nur noch auf der kognitiven Ebene gelingen.

16.5 Persönliche und soziale Ressourcen

In der Lebenslaufforschung hat man sich nicht nur gefragt, welche Bewältigungsstrategien Menschen in die Lage versetzen, mit Krisen und belastenden Lebensereignissen fertigzuwerden; man hat auch untersucht, welche Lebensbedingungen sich dabei als hilfreich erweisen. „*Alle in der Person und in ihrer Umgebung liegenden Bedingungen, die zur Bewältigung verschiedener Aufgaben beitragen können",* bezeichnet man in diesem Zusammenhang als *Ressourcen* (Schneider 1979).

Da es in der Altenpflege darauf ankommt zu erkennen, auf welche Ressourcen pflegebedürftige Menschen zurückgreifen können, sollen hier wenigstens kurz die wichtigsten, in der Literatur diskutierten Hilfsquellen beschrieben werden.

Bildungsressourcen: Nach den Ausführungen über das Lernen im Alter liegt es auf der Hand, daß eine gute und vielseitige Ausbildung und eine Erziehung, die Intelligenz und Neugier, Lernbereitschaft und Kreativität fördert, die Möglichkeiten des einzelnen, mit Schicksalsschlägen fertigzuwerden und sich auf neue Lebensumstände einzulassen, erheblich verbessern. Je breiter die Wissens- und Erfahrungsbasis eines Menschen im Alter ist, desto mehr Anknüpfungspunkte gibt es für neue Erfahrungen und desto größer sind seine Chancen, Verluste kompensieren zu können und dem Leben neue Aspekte abzugewinnen.

Religiöse Ressourcen: Nicht so sehr die Zugehörigkeit zu einer bestimmten Kirche, sondern die gläubige Verankerung in einer Religion – sei es nun eine christliche oder eine nichtchristliche – erweist sich immer wieder als eine wichtige Kraftquelle für Menschen im höheren Lebensalter, wenn es darum geht, Verluste zu akzeptieren und ihnen einen Sinn zu geben.

Materielle Ressourcen: Einkommen, Besitz und Vermögen sind für den alten Menschen von großer Bedeutung, weil sie ihm die Überzeugung vermitteln, noch einen Platz im Leben zu haben und Einfluß ausüben zu können. Materielle Ressourcen geben ihm die Möglichkeit, Entscheidungen zu treffen, Wünsche zu äußern, Angebote abzulehnen und Geschenke zu machen. Es geht dabei nicht nur darum, daß er sich von einer schönen Wohnung bis zu einem kostspieligen Erholungsurlaub alles leisten kann, sondern vor allem auch um das Bewußtsein, selbst etwas geben zu können, statt nur in der Rolle des Nehmenden zu sein.

Geschenke oder Geldzuwendungen an Betreuer werden oft als Bestechungsversuche mißverstanden. Sie sollten vielmehr als Versuch angesehen werden, eine partnerschaftliche Beziehung herzustellen, in der die Bilanz von Geben und Nehmen einigermaßen stimmt.

Nicht von ungefähr werden viele alte Menschen an ihrem Lebensende von irrationalen Verarmungsängsten heimgesucht. Darin kommt auf symbolische Weise die Angst zum Ausdruck, keinen Platz mehr in der menschlichen Gemeinschaft zu haben und verlassen zu werden, wenn man nichts mehr zu geben hat.

Umgekehrt kann materieller Besitz altersbedingte Verlustängste mildern und das häufig in Frage gestellte Selbstwertgefühl stabilisieren.

Gesundheitliche Ressourcen: Für die Frage, wie leicht oder schwer jemand über einen Verlust oder eine sonstige Krise hinwegkommt, spielen die gesundheitlichen Reserven eine ausschlaggebende Rolle. Vor allem Beeinträchtigungen des Bewegungsapparates und der Sinnesorgane engen das Verhaltensrepertoire eines Menschen drastisch ein und reduzieren seine Kompensationsmöglichkeiten.

In einer Untersuchung von Saup (1991) zum konstruktiven Altern wird deutlich, daß es in erster Linie gesundheitliche Beeinträchtigungen sind, die depressive Entwicklungen begünstigen und dem Betroffenen das Gefühl vermitteln, dem eigenen Geschick hilflos ausgeliefert zu sein.

Das bedeutet umgekehrt aber auch, daß ein alter Mensch, der noch gut sehen und

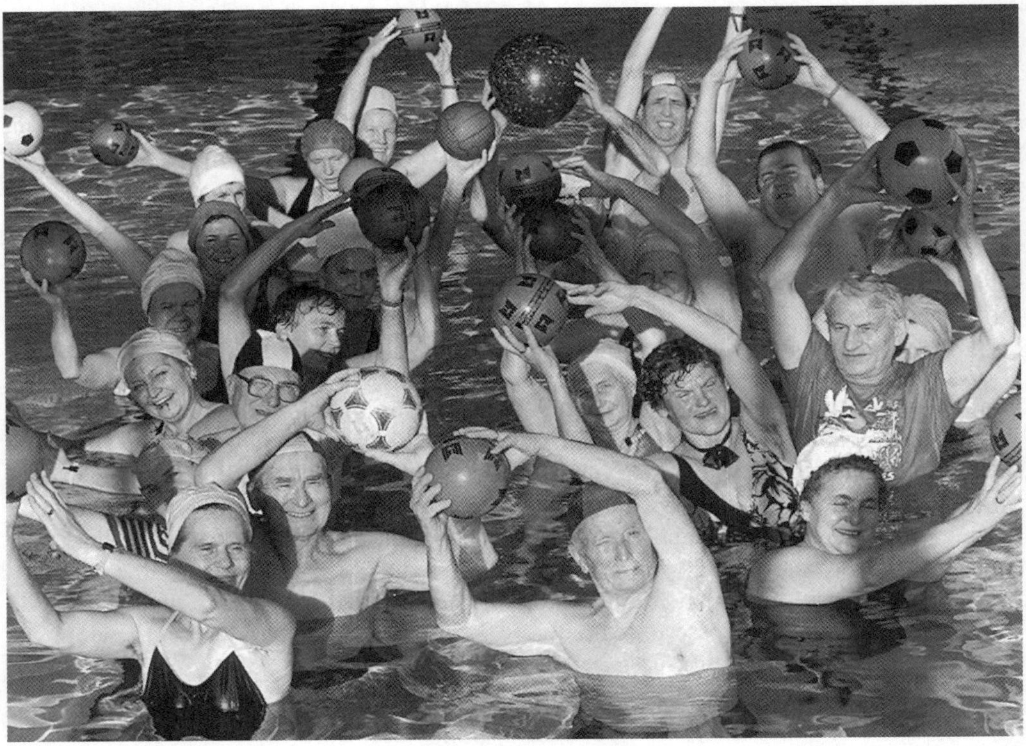

hören, laufen, greifen und denken kann, ein Reservoir an Möglichkeiten hat, den Herausforderungen des Alters auf konstruktive Weise zu begegnen.

Psychische Ressourcen: Als wichtige psychische Ressourcen sollen hier Lebenszufriedenheit und Selbstvertrauen genannt werden.

Lebenszufriedenheit: Ein alter Mensch blickt auf ein langes Leben zurück. Die Vergangenheit gewinnt an Bedeutung, je mehr die Zukunftsperspektive schrumpft. Eine positive Lebensbilanz und die Überzeugung, ein erfülltes und sinnvolles Leben gelebt zu haben, erleichtern manchen Menschen die Annahme von Einschränkungen und Entbehrungen in der letzten Lebensphase und verhindern, daß sie sich innerlich aufgeben und ihre Identität verlieren.

Selbstvertrauen: Um Schwierigkeiten überwinden zu können, braucht ein Mensch die Überzeugung, daß er nicht nur ein Opfer und Spielball in der Hand fremder Mächte ist, sondern selbst aktiv Einfluß auf sein Geschick nehmen kann.

Das Leben in einem Heim gesteht dem Bewohner häufig nur sehr wenig Kontrollmöglichkeiten über sein tägliches Leben zu. Je weniger Einfluß er aber auf seinen Tageslauf nehmen kann, desto größer ist die Gefahr, daß er das Vertrauen zu sich selbst verliert, die Chancen, aktiv zu werden, verpaßt und sich in die Hilflosigkeit fallen läßt (Seligman 1986).

Die Altenpflege muß immer wieder darauf bedacht sein, die Spielräume individueller Entscheidungs- und Gestaltungsmöglichkeiten zu erweitern und zu bewahren, damit der Hilfsbedürftige wenigstens partiell das Gefühl haben kann, für sein Leben selbst verantwortlich zu sein.

Soziale Ressourcen: Die Einbettung in ein soziales Netz und die Unterstützung durch andere Menschen wird als eine der wichtigsten Hilfsquellen bei der Bewältigung von Krisen und belastenden Lebensumständen angesehen.

Schon im Zusammenhang mit dem Trauerprozeß wurde darauf hingewiesen, wie sehr die Trauerarbeit durch die einfühlsame Anteilnahme und Unterstützung nahestehender Menschen erleichtert werden kann. Dabei ist oft die Gewißheit, in ein Geflecht tragfähiger, zwischenmenschlicher Beziehungen eingebunden zu sein, noch wichtiger als die konkrete Hilfeleistung.

Verlusterlebnisse sind immer auch Erlebnisse der Angst, alleingelassen zu werden. Diese Angst kann dazu führen, daß sich der Betroffene in die Hilflosigkeit flüchtet und es versäumt, sich auf eigene Faust mit seinem Verlust auseinanderzusetzen. Kann sich jemand dagegen in einer krisenhaften Situation darauf verlassen, daß er vertraute Menschen an seiner Seite hat, die ihm zugetan und bereit sind, ihm beizustehen, dann kann er getrost daran gehen, sein Leben um den Verlust herum neu zu ordnen und daran zu wachsen.

Zusammenfassend läßt sich sagen: Das Vorhandensein persönlicher und sozialer Ressourcen kann oft entscheidend dazu beitragen, die negativen Auswirkungen belastender Lebensereignisse auf die Stimmung und Zufriedenheit älterer Menschen zu mildem und vor allem depressive Reaktionen zu verringern.

16.6 Hilfreiche Unterstützung bei der Bewältigung von Entwicklungsaufgaben

Die Frage, wie ein Mensch mit den altersbedingten Beeinträchtigungen umgeht, ist zu einem guten Teil von den Verhaltensmustern abhängig, die er im Laufe seines Lebens und in der Auseinandersetzung mit vorhergehenden Lebensaufgaben erworben hat. Menschen entwickeln dabei sehr persönliche Verhaltensstile, die sich nach der Breite der Verhaltensmöglichkeiten und den vorherrschenden Verhaltensmustern in charakteristischer Weise voneinander unterscheiden. So mag der eine sehr stereotyp auf jede Störung mit aggressivem Verhalten reagieren, während ein anderer in der Lage ist, sein Verhalten zu ändern und den unterschiedlichsten Situationen anzupassen. Ein dritter neigt vielleicht allzu sehr dazu, vor Konflikten die Augen zu schließen, während ein vierter sich bemüht, jeder Situation mit Sachlichkeit und Leistung zu begegnen.

Wollen wir einem Menschen bei der Bewältigung seiner Probleme wirksam helfen, so müssen wir im Sinne einer personzentrierten, ganzheitlichen Pflege die Situation mit *seinen* Augen sehen, seine Begrenzungen respektieren und ihn in *seinen* Möglichkeiten unterstützen. Lösungsvorschläge, die wir aus *unserer* Sicht der Dinge machen, können sicherlich manchmal eine Anregung sein; sie gehen aber häufig an der Wirklichkeit des anderen vorbei und verstärken seine Hilflosigkeit.

Wenn wir aber verstehen, welche Verhaltensmöglichkeiten er besitzt und auf welche Ressourcen er zurückgreifen kann, gelingt es uns am ehesten, den Betreuten in seinen konstruktiven Lösungsversuchen zu unterstützen, ohne ihm seine Aufgaben aus der Hand zu nehmen. Wir werden Verständnis für seine Ängste und Fluchttendenzen zeigen und ihm Mut machen bei seinem Versuch, neue Lösungen zu erproben. Wir können ihn an seine Ressourcen erinnern und sein Selbstvertrauen stärken, indem wir uns berichten lassen, wie er in früherer Zeit mit schwierigen Lebensereignissen fertiggeworden ist.

Auf diese Weise kann es ihm gelingen, sich auch in hohem Alter noch als einen Menschen zu erfahren, der sein Leben selbst in der Hand hat und es trotz der Notwendigkeit, Hilfe anzunehmen, aus eigener Kraft zu Ende lebt.

Fragen zum Text:

- Was besagt die Aktivitätstheorie, und inwieweit entspricht sie den Bedürfnissen alter Menschen?
- Was besagt die Rückzugstheorie, und inwieweit entspricht sie den Bedürfnissen alter Menschen?
- Welchen Stellenwert haben Aktivität und Rückzug im Rahmen der Gleichgewichtstheorie von Thomae?
- Worin unterscheiden sich leistungsbezogene Bewältigungsstrategien und Abwehrmechanismen?
- Was ist regressiven und aggressiven Reaktionsformen gemeinsam, und worin unterscheiden sie sich?
- Was sind „evasive“ Verhaltensweisen?
- Welche Lebensumstände erweisen sich als hilfreiche Ressourcen bei der Bewältigung altersbedingter Belastungen?
- Wie können wir alten Menschen bei der Bewältigung ihrer Lebensaufgaben helfen, ohne ihnen die Aufgaben aus der Hand zu nehmen?

Literatur zum Thema:

Saup, W. (1991). Konstruktives Alter. Göttingen: Hogrefe.

Mayring, P. & Saup, W. (Hg.) (1990). Entwicklungsprozesse im Alter. Stuttgart: Kohlhammer.

Thomae, H. (1983). Alternsstile und Altersschicksale. Bern: Huber.

Lehr, U. (1977). Psychologie des Alterns. 3. Aufl. Heidelberg: Quelle & Meyer.

Teil V

Spezielle Fragen zur Alternspsychologie

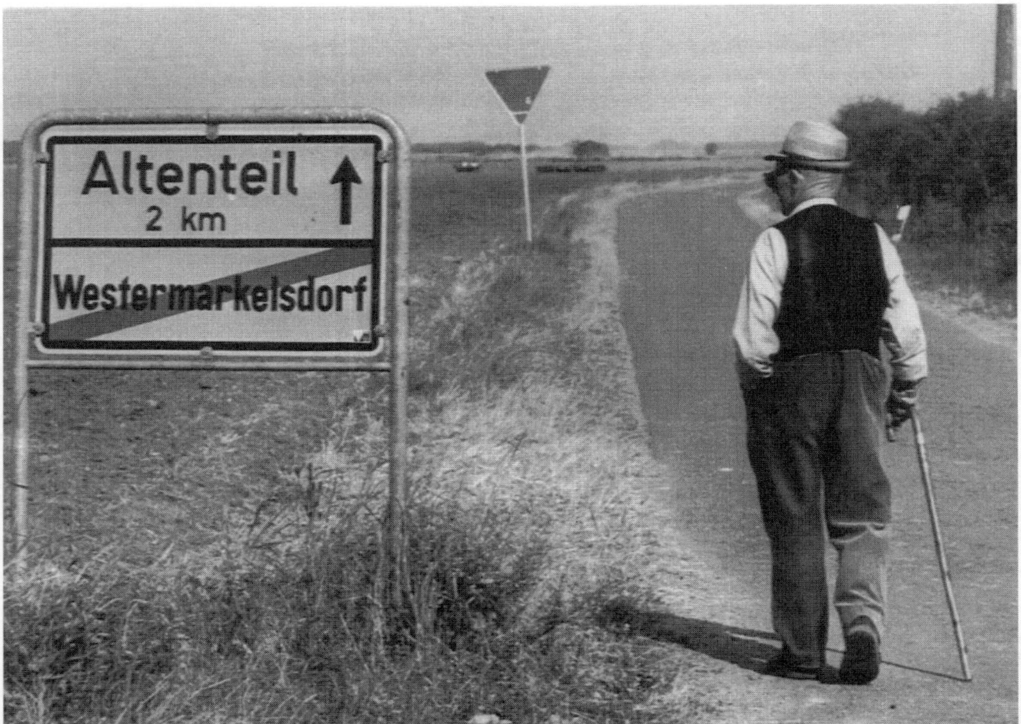
Altenteil
2 km
Westermarkelsdorf

17

Wohnen und Hilfsbedürftigkeit im Alter

Was will ein jeder werden und
will doch keiner sein?
(altes Volksrätsel)

17.1 Wunsch und Wirklichkeit in bezug auf das Leben am Lebensende

Die Frage nach dem Wohnen im Alter muß der Möglichkeit Rechnung tragen, daß die Betagten am Lebensende hilfs- und pflegebedürftig werden. Die Diskussion über adäquate Lebensbedingungen im Alter ist dabei lange Zeit in unfruchtbarer Weise durch die Annahmen eingeengt worden, daß

- Hilfsbedürftigkeit am Lebensende auf einen Mangel an Gesundheitsvorsorge und Selbständigkeit zurückzuführen sei und durch Aktivität, Disziplin und guten Willen vermieden werden könne, und
- ein Hilfsbedürftiger in die Obhut seiner Familie gehöre.

Diese Vorstellungen werden aber der Vielschichtigkeit der Problematik nicht gerecht und müssen als ein Versuch gesehen werden, die Wirklichkeit mit ihren Erfordernissen zu verdrängen und die Lösung der Probleme dem einzelnen und seiner Familie zuzuschieben. Dadurch wächst die allgemeine Angst vor der Pflegebedürftigkeit, und zu dem *äußeren* gesellt sich ein *innerer* „Pflegenotstand", der in den Wunschvorstellungen älterer Menschen in bezug auf ihr Lebensende deutlich zum Ausdruck kommt. Ihre Gedanken kreisen vorwiegend um drei Themenbereiche:

- den Wunsch, bis zum Lebensende in der eigenen Wohnung bleiben zu können;
- die Angst, pflegebedürftig und von anderen abhängig zu werden;
- die Sorge, den Kindern zur Last zu fallen.

Wünsche älterer Menschen in bezug auf ihr Lebensende:

- *in der eigenen Wohnung bleiben und für sich selbst sorgen können;*
- *nicht pflegebedürftig und von anderen abhängig werden;*
- *nicht lange leiden und im Bett liegen müssen;*
- *eines Tages einfach tot umfallen;*
- *schlafen gehen und nicht mehr aufwachen;*
- *nicht verwirrt werden;*
- *nicht alleingelassen werden;*
- *niemandem zur Last fallen;*
- *gutes Einvernehmen mit den Kindern.*

Die Wirklichkeit trägt diesen Wünschen kaum Rechnung: Immer mehr Menschen beschließen ihr Leben in Krankenhäusern und Pflegeheimen, lediglich etwa 10 % der Alten sterben zu Hause (Voges 1990).

Und immer mehr Menschen werden aufgrund ihres hohen Alters am Ende ihres Lebens pflegebedürftig. Das ist der Tribut, den wir für die gestiegene Lebenserwartung zahlen müssen. Die Zunahme der Pflegebedürftigkeit ist keineswegs ein Resultat mangelnder Gesundheitsvorsorge oder fehlender Selbständigkeit, sondern im Gegenteil das Ergebnis einer aufgrund besserer Lebensverhältnisse gestiegenen Lebenserwartung!

Viele Menschen erreichen heute ein Lebensalter, das noch zu Beginn dieses Jahrhunderts für die meisten lediglich eine Wunschvorstellung war. Das drückt sich sehr deutlich in den Zahlen über den Anstieg der Bevölkerung aus, wie sie im Eingangskapitel dieses Buches berichtet wurden.

Je älter Menschen werden, desto eher sind sie aber auch gezwungen, mit Funktionseinbußen, Verwirrtheit und Mehrfacherkrankungen zu leben und äußere Hilfe in Anspruch zu nehmen. Während nach einer 1980 in NRW durchgeführten Untersuchung (Socialdata 1980) nur 12 % der 65- bis 80jährigen fremde Hilfe in Anspruch nehmen müssen, sind es bei den über 80jährigen schon 53 %!

Das Problem der wachsenden Pflegebedürftigkeit läßt sich auch nicht dadurch lösen, daß wir die Verantwortung dafür den Familien überlassen und von „abschieben" reden, wenn diese sich nicht anders zu helfen wissen und einen Platz im Pflegeheim in Anspruch nehmen. 86 % aller Pflegebedürftigen werden von ihren Angehörigen zu Hause gepflegt; davon sind 51 % leicht-, 23 % schwer- und 12 % schwerstpflegebedürftig (KDA 1986). Das bedeutet, daß bei zunehmender Pflegebedürftigkeit auch die wohlmeinendsten Angehörigen überfordert und ihrerseits auf Hilfe angewiesen sind, zumal sie oft selbst schon ein beträchtliches Alter erreicht haben. Überforderte Angehörige sind aber keine guten Betreuer. Der Wunsch der Alten nach innerer Nähe bei äußerer Distanz bleibt dabei notwendig auf der Strecke.

Die Diskrepanz zwischen Wunsch und Wirklichkeit in bezug auf das Lebensende muß alten Menschen Angst machen. Sie verstärkt ihre Neigung, einer Auseinandersetzung mit dem Wohnproblem aus dem Weg zu gehen und die Verantwortung dafür anderen zuzuschieben.

Ziel jeder Altenarbeit aber muß es sein, den Betroffenen die Verantwortung für die Gestaltung des Lebensendes nicht aus der Hand zu nehmen, sondern sinnvolle Entscheidungshilfe zu leisten. Es muß darum gehen, den Betagten die Angst vor der Pflegebedürftigkeit zu nehmen und ihnen zu helfen, die richtigen Entscheidungen für den letzten Lebensabschnitt zu treffen.

Dafür müssen wir zunächst einmal verstehen, welche Lebensbedürfnisse in den geäußerten Wunschvorstellungen alter Menschen zum Ausdruck kommen. Dann gilt es zu überlegen, inwieweit sich diese Bedürfnisse im Rahmen heutiger Altenpflege verwirklichen lassen.

Der Wunsch nach der eigenen Wohnung

Die Hoffnung, in der eigenen Wohnung bleiben zu können, ist sicherlich der am häufigsten und intensivsten geäußerte Wunsch älterer Menschen in bezug auf ihr Lebensende. Er wird hartnäckig verteidigt gegenüber dem Ansinnen, in ein Heim umzusiedeln, wie auch dagegen, zu den Kindern zu ziehen. Er wird selbst dann noch aufrechterhalten, wenn der Betagte sich eigentlich nicht mehr selbst versorgen kann und in seiner Wohnung verwahrlost und vereinsamt.

Gewiß spielt dabei die Unfähigkeit, sich auf Veränderungen einzulassen und mit dem Sterben auseinanderzusetzen, eine wichtige Rolle, aber in erster Linie kommt darin doch zum Ausdruck, was dem alten Menschen am Lebensende wichtig und unverzichtbar erscheint. Das ist nicht die tadellose Versorgung, sondern das Stück Privatheit und Unabhängigkeit, das die eigene Wohnung garantiert. Es muß uns nachdenklich machen, in welchem Ausmaß Menschen bereit sind, Einsamkeit und Entbehrungen in Kauf zu nehmen, um sich diese Lebensqualitäten zu erhalten.

In Gesprächen wird deutlich, daß die Wohnung dabei ganz unterschiedliche Funktionen hat:

- ***Wohnung als Mittelpunkt in einem Beziehungsraum:*** Irgendwo zu Hause sein bedeutet nicht nur, eine Wohnung zu besitzen, sondern von einem Netz von Beziehungen eingesponnen und getragen zu sein, von Beziehungen zu Nachbarn und Bekannten, Handwerkern und Ärzten, Einkaufsmöglichkeiten, Kirche, Theater und vielem anderen mehr. Der innere Halt, den ein solch vertrauter Lebensraum zu geben vermag, gewinnt an Bedeutung, je mehr man sich durch die altersbedingten Veränderungen verunsichert fühlt.
- ***Wohnung als Schutz- und Privatraum:*** Wenn die Engländer sagen: „my home is my castle", so kommt darin sehr schön zum Ausdruck, daß die Wohnung einerseits Zufluchtsstätte ist und andererseits Distanz schafft und Abgrenzung ermöglicht gegenüber den Ansprüchen der übrigen Welt. Hier habe ich den nötigen Abstand, um „zu mir selbst" zu kommen, wenn ich „außer mich" geraten bin, wo ich meinen Gefühlen freien Lauf lassen darf, mich ausruhen und entspannen kann.
- ***Wohnung als Aktionsraum:*** Die Wohnung ist der Ort, wo ich mein eigener Herr bin und tun und lassen kann, was ich will. Hier bin ich verantwortlich für das, was geschieht, gezwungen, für mich zu sorgen und den Tag zu gestalten. Hier kann ich trauern und mich erholen, kann faul oder fleißig sein, ohne jemandem Rechenschaft darüber ablegen zu müssen als nur mir selbst.
- ***Wohnung als Erinnerungsraum:*** Die eigene Wohnung verkörpert immer auch ein Stück Lebensgeschichte und persönliche Identität. Sie schlägt den Bogen zur Vergangenheit und hilft mir mit ihren tausend Erinnerungsstücken, mich mit meinem eigenen Leben in Beziehung zu setzen.

Wir müssen uns fragen, inwieweit die hier zum Ausdruck kommenden Bedürfnisse nach Beziehung, Privatheit, Unabhängigkeit und Identität auch auf *andere* Weise als durch die eigene Wohnung zu befriedigen sind.

Die Angst vor der Pflegebedürftigkeit

Selbst nach einer Übersiedlung in ein Heim nimmt die Angst vor der Pflegebedürftigkeit nicht ab. Sie konkretisiert sich vielmehr in der Weise, daß Besuche auf der Pflegestation vermieden, Schmerzen und Krankheit verheimlicht und Gedächtnisausfälle hinter einer Fassade der Angepaßtheit versteckt werden. Die Angst vor der Pflegebedürftigkeit hat dabei zwei Seiten:

- einmal die Sorge davor, leiden zu müssen und im Leiden alleingelassen zu werden bzw. den eigenen Schmerzen und der eigenen Verwirrtheit hilflos ausgeliefert zu sein;

– zum anderen die Furcht, abhängig und auf fremde Hilfe angewiesen zu sein, keine Intimsphäre mehr zu haben und sich in den persönlichsten Lebensbedürfnissen nach fremden Wünschen richten zu müssen. Ein Leben, in dem andere darüber entscheiden, wann man aufsteht, Frühstück ißt, auf die Toilette geht oder einen Spaziergang unternimmt, erscheint vielen nicht mehr lebenswert. Die Freiheit, über den eigenen Tageslauf zu bestimmen, gehört nun einmal für die meisten Menschen unabdingbar zum Leben dazu und ist die Grundlage ihrer Selbstachtung und Lebensfreude. Das Leben mit allen Kräften zu erhalten und ihm doch gleichzeitig diese Grundlage zu entziehen, ist unter Umständen grausamer, als einen Menschen in Frieden sterben zu lassen. Der Betagte braucht nicht in erster Linie die totale Versorgung, sondern Hilfe und Unterstützung bei seinem Bestreben, das Leben eigenverantwortlich zu Ende zu führen.

Eine gute Beziehung zu den Kindern – Intimität auf Abstand

Entgegen einer weitverbreiteten Ansicht stellt sich bei Untersuchungen immer wieder heraus, daß ältere Menschen in der Regel *nicht* mit den Kindern in einem Haushalt zu leben wünschen, und zwar gerade dann nicht, wenn tatsächlich eine Wohngemeinschaft besteht. Auch wenn Betagte diese Lebensform grundsätzlich für wünschenswert halten, lehnen sie sie für sich persönlich ab (Lehr 1977, S. 235). Und hinter dem gelegentlich erhobenen Vorwurf von Heimbewohnern, von ihren Kindern abgeschoben worden zu sein, steht nicht der Wunsch, bei den Kindern sondern in der eigenen Wohnung das Leben beschließen zu können. Alte Menschen wollen sich das Leben nicht aus der Hand nehmen lassen, weder von professionellen Helfern, noch von ihren eigenen Kindern.

Das bedeutet nun allerdings nicht, daß ihnen die familiären Beziehungen gleichgültig wären. Im Gegenteil, der Wunsch nach einer guten, ungetrübten Beziehung und innerer Nähe zu den Kindern ist ein zentrales, immer wieder geäußertes Bedürfnis von Menschen, die am Lebensende angelangt sind. Er ist auch häufig der Beweggrund dafür, daß allzu große räumliche Nähe vermieden wird.

Die Eltern-Kind-Beziehung ist ihrer Natur nach von einer gewissen Ambivalenz geprägt, d.h. auf beiden Seiten bestehen Hoffnungen, Ansprüche, Wünsche an den anderen, die im Laufe des Lebens immer auch partiell enttäuscht werden und unbefriedigt bleiben müssen. Das führt dazu, daß den Gefühlen von Liebe und Zuneigung in der Regel auch Anteile von Ärger und Abneigung beigemischt sind, und diese gefühlsmäßige Widersprüchlichkeit läßt sich leichter kontrollieren in einer Lebensform, die Nähe und Distanz gleichermaßen zuläßt.

Viele Eltern haben die Erfahrung gemacht, daß sich nach den Ablösungskämpfen der Pubertät das gute Einvernehmen mit den Kindern erst bei einer räumlichen Distanz wiederherstellen ließ, die beiden weitgehende Unabhängigkeit im täglichen Leben garantierte. Hinter diese Erfahrung wollen sie nicht zurück, sie wollen „Intimität auf Abstand", wie der Gerontologe Rosenmayr (1983) das formuliert. Gewiß erhoffen sie sich auch konkrete Hilfeleistungen und Unterstützung, aber in erster Linie ist es ihnen darum zu tun, die innere Nähe und Verbundenheit mit den Kindern nicht zu verlieren. Sie wollen ihren Angehörigen nicht zur Last fallen, sondern sich innerlich von ihnen getragen fühlen.

Das wird dort besonders deutlich, wo die

Eltern in einem Altersheim leben. Auch wenn sie hier aufs beste versorgt werden, sind die Besuche der Familie doch die Angelpunkte, um die das Leben kreist. Kinder und Enkel sind die Repräsentanten des eigenen Lebens; sie lassen die Vergangenheit wieder lebendig werden und geben der Zukunft eine Gestalt. Pflegen und helfen können auch andere, die Beziehung zu der eigenen Lebensgeschichte, den persönlichen Bedürfnissen und Wertigkeiten herstellen, das können nur die Verwandten oder bestenfalls noch alte Freunde, die das Leben mit einem geteilt haben. Die innere Verbundenheit mit Kindern und Enkeln kann in ähnlicher Weise wie die Religion dem Leben am Lebensende einen Sinn geben, der über den Tod hinausweist und dem Betagten die Kraft gibt, die Mühsal des Alters zu ertragen.

Darum ist es von zentraler Bedeutung, daß Eltern und Kinder Wege finden, diese innere liebevolle Verbundenheit nicht aufgeben zu müssen, auch wenn die Inanspruchnahme eines Heimplatzes am Ende unumgänglich erscheint.

Rosenmayr spricht in diesem Zusammenhang von „aufgeklärter Solidarität" und beschreibt sie folgendermaßen:

„Aufgeklärte Solidarität braucht wohl eine Bereitschaft zur Überbalancierung, d.h. manchmal mehr zu geben, als man zurückzuerhalten hoffen kann. Sie bedarf aber auch bewußter und entschiedener Verdeutlichung der eigenen Möglichkeiten und Grenzen. Ohne Abschätzung, Bewertung und Organisation der vorhandenen Kräfte wird sie sich nicht konstituieren können. (1983, S. 137)

17.2 Unterschiedliche Lebensformen im Alter

Angesichts der durchaus widersprüchlichen Bedürfnisse und Wunschvorstellungen älterer Menschen in bezug auf das Wohnen im Alter liegt es auf der Hand, daß es keine einfachen, rezeptartigen Lösungen für dieses Problem geben kann. Das Leben am Lebensende kann mißlingen, ob es sich nun in den eigenen vier Wänden abspielt oder in der Lebensgemeinschaft mit anderen Menschen. Das hängt nicht so sehr von der Wahl der einzelnen Lebensform ab als vielmehr von der Bereitschaft der Beteiligten, Vor- und Nachteile jeder Lösung sorgfältig im Hinblick auf die persönlichen Bedürfnisse und Möglichkeiten des Betroffenen abzuwägen und immer wieder neu zu überdenken.

Die Lebensformen, die heute möglich und denkbar sind, müssen hinsichtlich der folgenden Bedürfnisse kritisch geprüft werden: Wie weit erfüllen sie

- den Wunsch nach medizinischer Versorgung und einer pflegerischen Hilfe, die nicht entmündigt?
- das Bedürfnis nach innerer Verbundenheit mit den Kindern?
- das Bedürfnis nach Getragensein von einer menschlichen Gemeinschaft?
- den Wunsch nach einem persönlichen, privaten Lebensraum mit seinen Rückzugsmöglichkeiten?
- das Bedürfnis nach Würde, Selbstbestimmung und Selbstverantwortlichkeit?

Das Leben in der eigenen Wohnung

Das Leben in der eigenen Wohnung unter Zuhilfenahme von ambulanten sozialen Diensten und der Unterstützung durch Angehörige trägt vor allem den Bedürfnissen nach einem privaten Lebensraum und Selbstbestimmung Rechnung, während die Wünsche nach menschlicher Gemeinschaft und – bei steigender Pflegebedürftigkeit – auch das Bedürfnis nach kompetenter Pflege und Einverständnis mit den Kindern eher in Frage gestellt erscheinen. Diese Lebensform mag für relativ gesunde, selbständige Persönlichkeiten eine adäquate Lebensform sein, während sie für kränkliche, zarte, verwirrte Menschen häufig eine Überforderung bedeutet.

Das Zusammenleben mit den Kindern

Das Eingebundensein in eine Kinderfamilie scheint in erster Linie das Bedürfnis nach Hilfe und Getragensein durch eine vertraute menschliche Gemeinschaft zu befriedigen. Dabei bleibt aber außer Acht, daß sich die Kinderfamilie aufgrund der eingangs geschilderten Verschiebung im Lebenszyklus häufig im Stadium der Auflösung befindet, wenn die Eltern pflegebedürftig werden. Die Enkel gehen aus dem Haus und die Söhne, Töchter und Schwiegertöchter fühlen sich zerrissen zwischen ihren eigenen Bedürfnissen nach Freiheit und Selbstbestimmung und den gegenläufigen Ansprüchen von Kindern und Eltern. Sie haben sich selbst mit den ersten Anzeichen nachlassender Leistungsfähigkeit auseinanderzusetzen und fühlen sich den pflegerischen Aufgaben oft nicht gewachsen.

So kommt es, daß die bei ihren Kindern lebenden alten Menschen ihre eigenen Bedürfnisse meist erheblich einschränken müssen. Die eher unfreiwillige Nähe stellt das gute Einvernehmen zwischen den Generationen in Frage und schafft eine innere Distanz, die für beide Seiten unbefriedigend ist (Tüpker 1988).

Das Leben im Heim

Altenwohn- und Pflegeheime scheinen von ihrem Konzept her die Mehrzahl der altersspezifischen Bedürfnisse zu befriedigen: Sie verstehen sich – den meisten Hausordnungen zufolge – als „Gemeinschaft von Heimbewohnern, Heimleitung, Haus- und Pflegepersonal" (Knobling 1990, S. 80), so daß der Bewohner sich nicht alleingelassen zu fühlen braucht; er kann mit medizinischer Versorgung, Hilfe und Pflege rechnen sowie den Besuch seiner Angehörigen empfangen, und er hat, zumindest im Wohnheim, das Anrecht auf ein eigenes Zimmer, einen persönlichen Lebensraum, den er nach eigenen Vorstellungen gestalten kann.

Die konkrete Wirklichkeit ist problematischer: Die Berufung auf die Hausgemeinschaft dient vor allem dazu, die Rechte des Bewohners einzuschränken, und sein Wunsch nach Privatheit wird in Frage gestellt durch das Recht der Heimleitung, sich jederzeit Zutritt zu den Bewohnerzimmern zu verschaffen. Insbesondere das Bedürfnis nach Selbstbestimmung und eigenverantwortlichem Handeln bleibt auf der Strecke in einem institutionellen Rahmen, der den Tagesablauf bis in Einzelheiten festlegt und ihn einem ordnungsgemäßen, kostensparenden und möglichst reibungslosen Ablauf des Heimbetriebs unterordnet (Knobling 1990, S. 78 ff.).

Die Hilfe und Versorgung, die der einzelne erfährt, ist mehr an allgemeinen Richtlinien und Normen orientiert als an seinen persönlichen Wünschen und Vorstellungen. Der Bewohner kann nur geringen Einfluß auf das nehmen, was mit ihm geschieht, und gedeiht am besten, wenn er sich den vorgegebenen Abläufen und Regeln widerspruchslos fügt. Fähigkeit und Bereitschaft, das Leben aus eigener Kraft zu gestalten und sich dafür verantwortlich zu fühlen, nehmen dementsprechend ab und begünstigen den Prozeß einer stillschweigenden Entmündigung.

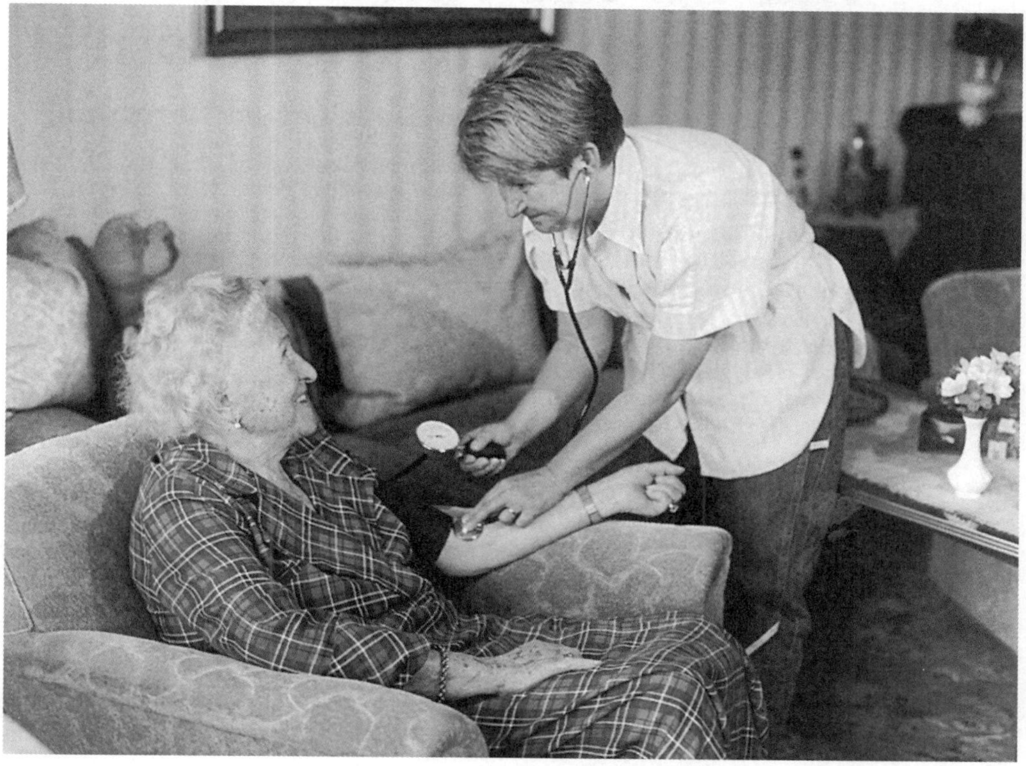

Dieser Prozeß wird noch dadurch verschärft, daß der Heimbewohner den größten Teil seiner Zeit (nach Saup [1990] 87 %!) innerhalb des Heimes verbringt. Außenkontakte werden durch die Einbindung in die Heimordnung erschwert, feste Besuchszeiten schränken den Kontakt zu Angehörigen und Freunden ein. Damit wird die persönliche Lebenswelt des alten Menschen von der stärkeren Realität der institutionellen Wirklichkeit verschlungen, der einzelne kann sich nur noch als Objekt, nicht mehr als Subjekt des Geschehens fühlen.

Sicherlich sind diese Effekte nicht gewollt. Viele Heime versuchen, ihnen durch Aktivierungsmaßnahmen und ein vielfältiges sozio-kulturelles Angebot entgegenzuwirken. Darüber hinaus wird argumentiert, daß der chronische Mangel an Personal eine individuellere Betreuung unmöglich mache.

Dem aber muß entgegengehalten werden, daß der Personalmangel zum Teil selbstverschuldet ist, da die Heimstruktur Hilflosigkeit fördert, und von der Möglichkeit, sich nach außen zu öffnen und Angehörige und Ehrenamtliche in die Betreuung einzubeziehen, nur ungenügend Gebrauch gemacht wird.

Das Problem der Altenheime besteht zu einem guten Teil darin, daß sie aus dem Krankenhaus hervorgegangen sind. Im Siechenheim des vorigen Jahrhunderts waren Alte und Kranke gemeinsam untergebracht. Die langen Zimmerfluchten, das Fehlen von Gemeinschaftsräumen, die Abgeschlossenheit und straffe Organisation sowie die unbe-

Das St.-Markusstift ist mehr als nur ein Altenheim

Ehemaliges Krankenhaus wurde zu einem Ort der Begegnung

Von Irmgard Wolf

„Begegnungszentrum und Wohnhaus St.-Markusstift" heißt der Bau an der Burgstraße, der lange als Krankenhaus diente und in den vor wenigen Jahren ältere Mitbürger einzogen. Im Gespräch mit der Leiterin Hildegard Dietz-Wallot wird schnell deutlich, daß hier der Begriff Altenheim verfehlt wäre.

Nicht umsonst hat die Caritas – Betriebsführung Trägergesellschaft – den Begriff „Begegnung" vorweg gesetzt. Das Haus versteht sich zwar als Stätte der Lebensbegleitung für seine Bewohner, wobei „Begleitung" nicht gleich „Betreuung" ist. Aber Ziel dieser hilfreichen Begleitung ist, die Selbständigkeit jedes Bewohners so lange wie möglich zu erhalten. Und dazu gehören Kontakte nach außen, Begegnungen, die durch die günstige Lage in der Innenstadt von Bad Godesberg leichter gegeben sind als anderswo. Daher öffnet sich das Haus auch zur Innenstadt hin mit einem freundlichen Eingangsbereich an der Pfarrer Ninartz-Straße, der allerdings noch der endgültigen Gestaltung harrt. Hier ist auch das Drei-Monats-Programm des Begegnungszentrums St.-Markusstift ausgestellt.

Im Gespräch mit der Leiterin des Hauses zeigt sich, wie weit man hier von der früheren Vorstellung eines Altenheimes weggekommen ist. Statt schützender Zurückgezogenheit alter Menschen, die leicht zur Isolation werden kann, wird hier die enge Einbindung des Hauses in das Leben der umgebenden katholischen Pfarrgemeinde St. Marien und zur evangelischen Nachbargemeinde Marienforst gesucht.

„Wir wollen generationsübergreifend arbeiten", sagt Frau Dietz-Wallot. Aus diesem Grund gibt es Kontakte zur Frauengemeinschaft der Gemeinde und insbesondere zum Frauenfriedenskreis, der donnerstags in der St. Markuskapelle Messe feiert. Einmal im Monat schließt sich ein Frühstück im Markussstift an, an dem auch Bewohner des Hauses teilnehmen können. Vom Markusstift werden auch Verbindungen zur Burgschule und zum Kindergarten angestrebt, so daß das Haus weitgehend in das Leben des Stadtteiles eingebunden ist.

Dieses neue Konzept kommt besonders in dem Programm „Begegnungszentrum St.-Markusstift" zum Tragen. Zu den regelmäßigen Angeboten gehört die Caféteria, die Montag und Freitag von 11 bis 17 Uhr geöffnet ist, sowie der Offene Mittagstisch von Montag bis Freitag. Wichtig ist das Angebot der Seniorenberatung, montags von 11 bis 12 Uhr oder nach Vereinbarung, wo ältere Menschen und zwar auch solche, die außerhalb des Hauses wohnen, Hilfe im Umgang mit Behörden, beim Ausfüllen von Anträgen oder Beratung in persönlichen Angelegenheiten finden.

Volles Programm

Unter dem Stichwort „Treffpunkt" wird schon seit Januar vierzehntägig ein Gesprächskreis mit pflegenden Angehörigen veranstaltet. „Zunehmend pflegen jetzt ältere Menschen die ganz Alten", weiß die Leiterin aus Erfahrung. Die Diplom-Sozialpädagogin vermittelt Kenntnisse in Pflege- und Hebetechniken, gibt aber auch Informationen zu rechtlichen und finanziellen Fragen. Offenes Haus auch für Senioren- und Parkinson-Gymnastik und Yoga, für Literaturkreise, Gedächtnistraining, Pantomime und Theater, das hier mit viel Erfolg gespielt wird, für Kegeln in geselliger Runde und ein großes Spielangebot für Einzelne und Gruppen. Senioren aus dem Haus und aus der Stadt können gemeinsam wandern und Spaziergänge machen.

Jeden dritten Donnerstag im Monat gibt es einen Tanznachmittag mit einer flotten Kapelle. Am Freitag 19. Februar kommen „de kleine un de jruße Prinz" zum Karneval ins Haus. Weitere Schwerpunkte im ersten Quartal sind Referate des Katholischen Bildungswerkes und das Gespräch mit einer Landtagabgeordneten unter dem Stichwort „Verstehen die Politiker die Sorgen älterer Menschen?" Wer mitmachen will, braucht nur einen Blick in das Programm zu tun.

dingte Priorität aller medizinisch-pflegerischen Maßnahmen gegenüber der psychosozialen Betreuung erinnern daran. Die Gemeinsamkeit mit dem Krankenhaus kommt auch darin zum Ausdruck, daß das Thema Sterben und Tod tabuisiert und verdrängt wird. Im Krankenhaus ist der Tod ein Feind, der bekämpft werden muß; im Altenheim sollte er das nicht sein. Statt eine Lebenswelt zu schaffen, die es den Menschen erlaubt, sich mit ihm und den letzten Aufgaben des Lebens anzufreunden, vertuschen ihn die Heime wie eine Krankheit oder einen Unglücksfall.

Erst wenn sich das Altersheim aus der Nachbarschaft vom Krankenhaus befreit und auch dem Sterben einen würdigen Platz in seinen Mauern einräumt, wird es alten Menschen zu einer Zuflucht am Lebensende werden können.

Seniorenwohngemeinschaften

Wohngemeinschaften von älteren Menschen mit oder ohne festangestellte pflegerische Betreuung sind ein neuerer Versuch, Lebensumstände zu schaffen, die es dem Betagten ermöglichen, ein selbstverantwortliches Leben zu führen und gleichzeitig in einer Gemeinschaft Schutz und Hilfe zu finden.

Untersuchungen zeigen, daß diese Lebensform in vieler Hinsicht dem Bedürfnis nach sozialer Integration und Beibehaltung eines möglichst individuellen, eigenständigen Lebensstils gerecht wird. Sie scheint vor allem geeignet für Menschen ohne familiären Rückhalt und setzt die Bereitschaft voraus, die eigenen Wünsche mit den Zielsetzungen und Aufgaben der Wohngemeinschaft in Einklang zu bringen (Kruse 1988).

Da aber die Einbindung in familiäre Beziehungsmuster in Zukunft abnehmen wird, wäre es denkbar, daß Wohngemeinschaften im Alter hier einen gewissen Ersatz schaffen könnten.

Wie weit mit solchen Wohngemeinschaften auch ein finanziell tragbares Modell für das Leben im Alter entsteht, wird erst die Zukunft erweisen müssen.

Das Hospiz

Wie keine der bisher genannten Wohnformen geht das Hospizkonzept von der Realität des Sterbens aus. Hospize sind Einrichtungen, in denen Menschen an ihrem Lebensende aufgenommen werden mit dem Ziel, ihnen ein gutes, bewußtes, selbstverantwortetes Sterben zu ermöglichen. Darüber hinaus versucht die Hospizbewegung auch, ambulante Dienste zu schaffen, die Menschen beim Sterben zu Hause beistehen. Immer ist dabei der oberste Gesichtspunkt, die Hilfe an den individuellen Bedürfnissen des Sterbenden auszurichten und ihn in dieser letzten Phase des Lebens nicht allein zu lassen, sondern anteilnehmend zu begleiten (Stoddard 1988).

Hospize sind „offene“ Häuser, die Angehörige, Freunde und Bekannte an der Sterbebegleitung teilnehmen lassen und sich darum bemühen, das Sterben als einen Teil des Lebens in das Leben einzubeziehen. Sie sind daher wie keine andere Einrichtung geeignet, die Angst vor dem Lebensende zu reduzieren.

Auch hier gilt aber, daß erst die Zukunft erweisen muß, wie weit sich der Hospizgedanke für die Versorgung alter Menschen in großem Stil und auch über längere Zeiträume hinweg fruchtbar machen läßt.

17.3 Schlußfolgerungen

Suche nach individuell angemessenen Lösungen

Ich denke, die vorhergehende Diskussion hat gezeigt, daß es eine Reihe von unterschiedlichen Lösungen für das Problem des Wohnens im Alter gibt und daß es zu den Aufgaben des alten Menschen gehört, dem eigenen Leben einen Rahmen zu geben, in dem auch das Sterben seinen angestammten Platz hat. Dazu ist es notwendig, daß sich die Betroffenen freimachen von vorgegebenen Normvorstellungen und sich statt dessen sowohl an den eigenen Bedürfnissen orientieren wie auch an den zur Verfügung stehenden äußeren Hilfsmöglichkeiten durch Kinder, Freunde, Bekannte, soziale Hilfsdienste, Heime u.a. Angehörige und Helfer können hier beratend zur Seite stehen, entscheiden aber muß der alte Mensch selbst.

Nur ein sorgfältiges Abwägen aller Vor- und Nachteile und ein Planen *nicht* über die Köpfe der Angehörigen hinweg, sondern zusammen mit ihnen kann zu angemessenen, für alle Seiten tragbaren Lösungen führen.
Das bedeutet für die betroffenen Alten:

- sich *rechtzeitig* Gedanken machen über die zur Verfügung stehenden Wohnmöglichkeiten und eine Entscheidung treffen, *bevor* einem die Kräfte für eine Umstellung ausgehen;
- sich ausreichend informieren über mögliche soziale Hilfsdienste;
- sich vertraut machen mit den zur Verfügung stehenden Heimen und Wohngemeinschaften, damit man weiß, auf was man sich einläßt;
- sich über eigene Bedürfnisse, Vorlieben und Eigenarten Rechenschaft ablegen;
- den eigenen Gesundheitszustand und Stärken und Schwächen der persönlichen Konstitution bedenken;
- Möglichkeiten und Grenzen der Hilfeleistung durch die Kinder in Erfahrung bringen und respektieren.

Öffnung der Altenheime: Wohnstätten statt Krankenhäuser

Altenwohn- und -pflegeheime könnten den Bedürfnissen alter Menschen mehr Rechnung tragen und an Attraktivität gewinnen,

- indem sie sich von der Verwandtschaft mit dem Krankenhaus befreien und zu Wohnstätten werden, die der besonderen Lebenssituation des Menschen an seinem Lebensende Rechnung tragen;
- indem sie sich *nach außen* öffnen und Angehörige, Freunde, Nachbarn und freiwillige Helfer miteinbeziehen in das tägliche Leben, und älteren Menschen ermöglichen, sich schon mit der Lebenswirklichkeit eines Heims vertraut zu machen, *bevor* sie eine Entscheidung für ihr eigenes Leben treffen müssen;
- indem sie sich *nach innen* öffnen und mehr Gewicht auf eine Kultur des Zusammenlebens und der mitmenschlichen Begegnung legen, statt sich allein um eine sachgerechte Pflege zu bemühen.

Helfen, ohne zu entmündigen

Die Angst vor der Pflegebedürftigkeit verringert sich in dem Maße, in dem das Hilfsangebot genauer auf die Bedürfnisse der Betroffenen abgestimmt ist und dabei nicht nur ihre Wünsche nach medizinischer Versorgung, sondern ebenso sehr die nach Würde, Selbstbestimmung und mitmenschlicher Nähe berücksichtigt.

Nur wenn wir uns die Mühe machen, dem Hilfsbedürftigen in *seiner* Welt zu begegnen, und in jedem Einzelfall neu zu sehen, hören

Stichwort: Helfersyndrom
(Schmidbauer 1977):
Mit „Helfersyndrom" bezeichnen wir eine Einstellung zur eigenen Helferrolle, die durch folgende Merkmale gekennzeichnet ist:
- totale Identifizierung mit der Helferrolle;
- Zurückstellen eigener Bedürfnisse („alles für den Betreuten, nichts für mich!"); Fassade der Selbstlosigkeit;
- Zweifel an sich selbst;
- Abhängigkeit des eigenen Selbstwertes von dem Gefühl, gebraucht zu werden;
- Unfähigkeit, für die eigenen Belange einzustehen, Schwäche und Bedürftigkeiten auszudrücken, um Hilfe zu bitten und Hilfe anzunehmen.

Nach Schmidbauer liegt dieser Einstellung häufig die frühkindliche Erfahrung zugrunde, daß man von den Eltern nicht um seiner selbst willen geliebt wird, sondern sich die Liebe der Eltern durch „gutes, braves, hilfreiches Verhalten" erst erringen muß.

Gefahren einer solchen Einstellung:
- der Helfer übernimmt sich; übergroßer Ehrgeiz, Allmachtsphantasien und Perfektionismus führen schließlich zu dem Gefühl, verbraucht, leer, ausgebrannt zu sein (Burnout-Syndrom);
- autoritäres Verhalten („ich will ja nur Dein Bestes") und Mißachtung der Wünsche des Betreuten nach Freiheit und Selbstbestimmung führen zu einer (künstlichen) Hilflosigkeit und Entmündigung des Pflegebefohlenen;
- starke Abhängigkeit des Helfers vom Betreuten und daher übergroße Empfindlichkeit gegenüber Kritik, Ablehnung, Mißerfolg, Rückschlägen;
- Unfähigkeit, die eigenen Grenzen sichtbar zu machen und eigene Hilflosigkeit zu ertragen;
- übertriebene Helferresignation, mangelhafte, ungenaue Einschätzung der eigenen Hilfsmöglichkeiten;
- Unfähigkeit, sich mit Kollegen auseinanderzusetzen, offen die eigene Meinung zu vertreten, Kritik zu äußern und Kritik anzunehmen.

und fühlen zu lernen, was ihm gut tut und zu sich selbst verhilft, können wir ihm beistehen, ohne ihn mit unserer Hilfsbereitschaft zu erdrücken.

Eine solche Hilfe stellt hohe Anforderungen an die Sensibilität und persönliche Reife des Betreuers. Es erscheint daher unerläßlich, Altenpflegern wie auch anderen sozialberuflich Tätigen die Möglichkeit zu geben, in berufsbegleitenden Weiterbildungs- und Supervisionsangeboten ihre Pflegeimpulse kennenzulernen und zu kontrollieren.

Seit der Analyse des „Helfersyndroms" durch Schmidbauer (1977) wissen wir, daß viele professionelle Helfer (Ärzte, Psychologen, Pfleger, Sozialarbeiter usw.) ihre Tätigkeit brauchen, um sich selbst stark und als Mensch anerkannt zu fühlen. Unter diesen Voraussetzungen gerät Hilfsbereitschaft aber in die Gefahr, Hilfsbedürftigkeit zu verstärken, statt dem Bedürfnis nach Autonomie und Selbstbestimmung zu dienen.

Helfen ist immer auch eine Form, Macht und Einfluß auf andere Menschen auszuüben, und darum ist es notwendig, daß ein Helfer sich immer wieder kritisch fragt, wie weit diese Einflußnahme auch wirklich den Interessen des Betreuten zugute kommt. Auf dem Wege der Selbsterfahrung kann und muß er lernen, seine eigenen Bedürfnisse und Vorstellungen von denen seiner Schützlinge zu unterscheiden, und jenen so zu helfen, daß sie mit den Einschränkungen des Alters fertig werden, ohne sich innerlich aufzugeben (Zeman 1989).

Fragen zum Text:

- Welche Wünsche und Bedürfnisse haben ältere Menschen in bezug auf ihr Lebensende?
- Was erhoffen sich Menschen am Lebensende von ihren Angehörigen?
- Warum haben Menschen Angst vor der Pflegebedürftigkeit?
- Welche Bedürfnisse alter Menschen werden
  a) durch ein Leben im Heim, b) in einer Wohngemeinschaft, c) in der eigenen Wohnung befriedigt, welche bleiben unbefriedigt?
- Worin unterscheidet sich ein Hospiz von einem Altenheim?
- Durch welche Merkmale ist das „Helfersyndrom" charakterisiert?
- Welche Gefahren entstehen aus dem Helfersyndrom für eine gute Altenpflege?

Literatur zum Thema:

Knobling, C. (1990). Konfliktsituationen im Altenheim. 2. Aufl. Freiburg i.Br.: Lambertus.

Saup, W. (1990). Übersiedlung und Aufenthalt im Alten- und Pflegeheim. In P. Mayring & W. Saup (Hg.), Entwicklungsprozesse im Alter. Stuttgart: Kohlhammer.

Tüpker, H. (1988). Die Familie als Lebensraum. In J. Howe u.a. (Hg.), Lehrbuch der psychologischen und sozialen Alternswissenschaft. Bd. 1. Heidelberg: Asanger.

Schmidbauer, W. (1977). Die hilflosen Helfer. Reinbek: Rowohlt.

18

Sexualität im Alter

18.1 Das Defizitmodell der sexuellen Entwicklung im Alter

Zu den Vorurteilen, die bis in die Gegenwart hinein mit dem Begriff „Alter" verbunden sind, gehört die Ansicht, daß das sexuelle Interesse wie auch das sexuelle Reaktionsvermögen im Alter verkümmere. Es sind vor allem jüngere Erwachsene, die davon überzeugt sind, daß die Sexualität für Menschen über 65 Jahren keine nennenswerte Rolle mehr spiele; Geschlechtsverkehr im Alter sei die Ausnahme, und es bestehe kein Bedürfnis mehr danach (Schneider 1991).

Diese Vorstellung wird noch mit dem Hinweis untermauert, daß mit den Wechseljahren – also im Alter zwischen 45 und 55 Jahren – die Fortpflanzungsfähigkeit zum Erliegen komme und damit die Sexualität ihre Funktion verliere. Obwohl jeder für sich die Erfahrung machen kann, daß sexuelle Bedürfnisse zu allen Lebenszeiten relativ unabhängig von dem Wunsch nach Kindern sind, werden sie im Alter als „widernatürlich" abqualifiziert, und die sexuelle Bedürfnislosigkeit wird zur Norm für alte Menschen gemacht.

Hier kommt in einem speziellen Persönlichkeitssektor das Defizitmodell des Alterns noch einmal unverhüllt zum Ausdruck: Sexualität wird ähnlich wie die Intelligenz als eine menschliche Leistung angesehen, die sich in den ersten zwanzig Lebensjahren zu ihrer vollen Funktionsfähigkeit entwickelt, in den folgenden 20 bis 25 Jahren dem Menschen zum Zwecke des Überlebens bzw. der Reproduktion zur Verfügung steht und dann wieder verkümmert. Aus dem Blickwinkel eines materialistisch orientierten Fortschrittsglaubens wird dem alten Menschen eine gesellschaftliche Funktion abgesprochen und gleichzeitig unterstellt, die entsprechenden Fähigkeiten und Bedürfnisse gingen ihm verloren.

Dank der steigenden Anzahl älterer Menschen, die gesund und leistungsfähig sind, wird die Fragwürdigkeit dieses Denkmodells immer deutlicher. Die Sexualwissenschaft ist in den letzten Jahrzehnten dem Problem der Alterssexualität näher nachgegangen und hat empirische Untersuchungen durchgeführt, die die konkrete Wirklichkeit eines weitgehend tabuisierten Lebensbereiches deutlicher sichtbar machen.

18.2 Die Wirklichkeit sieht anders aus

Die biologischen Veränderungen bei Frau und Mann

Im weiblichen Klimakterium, das etwa im Alter zwischen 45 und 55 Jahren einsetzt, werden die Monatsblutungen unregelmäßig, die Eierstöcke stellen ihre Tätigkeit ein und die Möglichkeit, Kinder auszutragen, findet damit ihr Ende. Diese körperliche Umstellung ist für viele Frauen mit Hitzewallungen und allgemeinem Unwohlsein, Stimmungsschwankungen und Nervosität verbunden,

Symptome, die besonders dann als belastend empfunden werden, wenn sie mit psychosozialen Problemen gekoppelt sind.

Mit der hormonellen Umstellung verbunden ist in der Regel eine Minderung der Haut- und Muskelelastizität im Bereich der äußeren und inneren Geschlechtsorgane sowie eine Verzögerung bei der Absonderung von Gleitflüssigkeit der Vagina. Die sexuellen Reaktionen laufen dementsprechend langsamer ab. Sie sind nicht mehr so ausgeprägt wie in jüngeren Jahren und damit abhängiger von dem damit verbundenen seelischen Erleben. Im Prinzip aber bleibt – bei entsprechendem Gesundheitszustand – die sexuelle Erlebnisfähigkeit bis ins hohe Alter erhalten.

Auch beim Mann vermindert sich die Produktion von Sexualhormonen ab dem vierten Lebensjahrzehnt; im sechsten Jahrzehnt sind nur noch zwei Drittel der Männer fortpflanzungsfähig, im achten Jahrzehnt nur noch die Hälfte.

Die sexuelle Reaktion ist davon nicht unmittelbar betroffen, sie läuft aber wie bei den Frauen langsamer und weniger heftig ab: es dauert länger, bis es zu einer Erektion kommt, die unter Umständen weniger stark ist als früher; die Ejakulation bleibt gelegentlich aus, der Penis erschlafft rascher.

Diese Veränderungen sind aber kein Grund, die sexuelle Betätigung einzustellen. Sie können ebenso gut als Chance gesehen werden, das Sexualleben zu kultivieren und – möglicherweise mehr als bisher – mit den Bedürfnissen des Partners in Einklang zu bringen.

Sexuelles Verhalten im Alter

Wenn auch die anatomischen und physiologischen Voraussetzungen den Geschlechtsverkehr bis ins hohe Alter hinein ermöglichen, ist dennoch denkbar, daß das Interesse an sexuellen Aktivitäten im Alter nachläßt. Die Untersuchungen, die zu dieser Frage sowohl in Amerika als auch in Deutschland und in der Schweiz durchgeführt wurden, scheinen auf den ersten Blick diese Vermutung zu bestätigen. Sie zeigen übereinstimmend, daß die Häufigkeit sexueller Betätigung nach dem fünfzigsten Lebensjahr kontinuierlich abnimmt, d.h. immer mehr Menschen stellen ihre sexuellen Aktivitäten ein oder üben sie seltener aus. Gleichzeitig gibt es aber auch unter den Hochbetagten noch einen beträchtlichen Prozentsatz (10 %), der an sexuellen Dingen interessiert ist und Geschlechtsverkehr hat.

Geht man den Gründen nach, warum ältere Menschen ihre sexuellen Aktivitäten einstellen, so zeigt sich, daß dafür eher ein Mangel an Möglichkeiten als ein Mangel an Interesse ausschlaggebend ist. Es sind vor allem vier Faktoren, die in diesem Zusammenhang immer wieder genannt werden:

- das Fehlen eines Partners nach der Verwitwung;
- gesundheitliche Probleme;
- normative Vorstellungen darüber, was sich im Alter schickt;
- das Fehlen einer Intimsphäre bei einem Leben im Heim.

Im übrigen erweist sich das sexuelle Verhalten alter Menschen eher als Teil eines persönlichen Lebensstils, der sich im Laufe der Jahre herausgebildet hat und nach Möglichkeit beibehalten wird. Mit anderen Worten: Ein Mensch, der im Leben nur wenig Möglichkeit oder Interesse hatte, seine Sexualität zu entfalten, wird im Alter auch eher darauf verzichten als derjenige, für den sie einen zentralen Stellenwert besaß.

Diejenigen, die sexuell aktiv bleiben, sehen in den altersbedingten Veränderungen keine Beeinträchtigung. Im Gegenteil, das Fehlen der monatlichen Regelblutung und

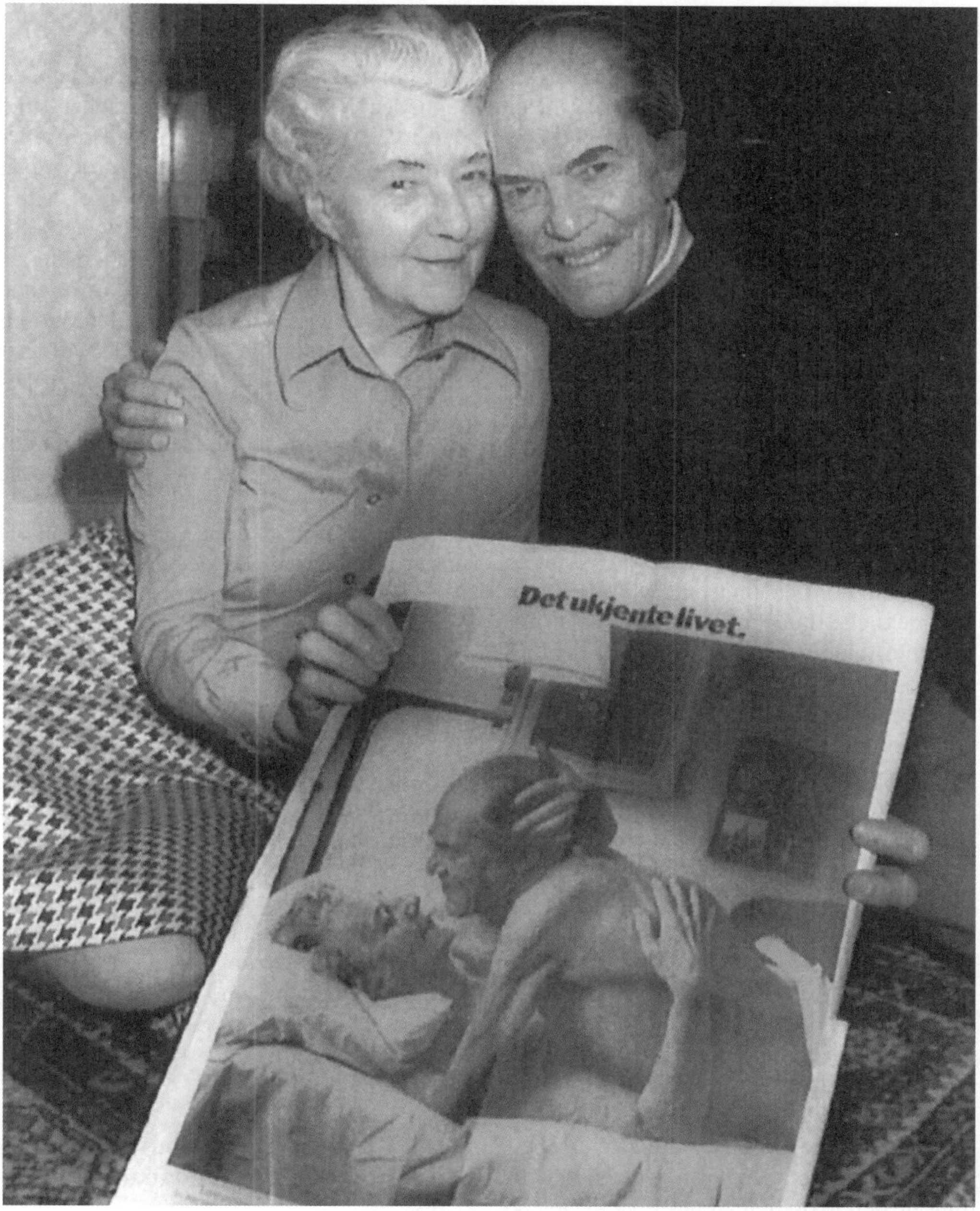

Die 76jährigen Lisa und Gosta Borg aus Stockholm präsentieren ihr Foto für die norwegische Altersversicherung. Das Poster mit dem Titel „Das unbekannte Leben" erregte das Mißfallen vieler Norweger. Sie empfanden es als abstoßend, öffentlich zwei alte Menschen zu zeigen, die anscheinend miteinander schlafen.

die Unabhängigkeit von empfängnisverhütenden Mitteln wird von vielen Frauen als Befreiung erlebt. Die Verlangsamung der sexuellen Reaktionsfähigkeit verschafft mehr Spielraum für Zärtlichkeit, Experimente und andere Formen der Beziehungsaufnahme.

Das sexuelle Erleben wird darüber hinaus als etwas empfunden, das die Lebensfreude und das Selbstgefühl im Alter steigert und über manche altersbedingte Einschränkung hinweghelfen kann.

18.3 Christliche Moralvorstellungen als Grundlage für das Defizitmodell

Wie kommt es, daß Vorstellung und Wirklichkeit in bezug auf die Alterssexualität so auseinanderklaffen und daß wir überzeugt sind, sexuelle Bedürfnisse im Alter seien unnatürlich und alte Menschen geschlechtslose Wesen?

Kulturvergleichende Untersuchungen zum sexuellen Verhalten machen vor allem eines deutlich: Es ist nicht die *Natur,* sondern die *Kultur,* die das sexuelle Verhalten bestimmt. Die Möglichkeit, auf die von der Natur vorgegebenen Geschlechtsunterschiede mit bestimmten Verhaltens- und Erlebensweisen zu reagieren, ist sicherlich allen Menschen gemeinsam, nicht anders als die Möglichkeit, sich fortzubewegen oder zu sprechen. Dennoch gewinnen alle diese Möglichkeiten erst durch Lernprozesse innerhalb eines bestimmten kulturellen Rahmens ihre endgültige Gestalt.

Menschliche Gesellschaften unterscheiden sich grundsätzlich darin, welche Bedeutung sie der Sexualität zumessen und welche sexuellen Verhaltensweisen sie als normal betrachten. Die Frage, ob und in welchem Ausmaß z.B. wechselnde Geschlechtspartner, Selbstbefriedigung oder Homosexualität erlaubt sind, wird in jedem Kulturkreis unterschiedlich beantwortet.

Während im klassischen Griechenland sexueller Genuß als göttliches Geschenk und Ausdruck gesunder Lebensfreude in jeder Form hoch in Ehren gehalten wurde, rückt ihn das Christentum in den gottfernen Bereich von Sünde und Schuld (Howe 1988). Leib und Seele werden dabei nicht mehr als Einheit gesehen, sondern als konkurrierende Prinzipien, zwischen denen sich der Mensch entscheiden muß. Die Seele von der Vorherrschaft der körperlichen Funktionen zu befreien und der „unreinen Fleischeslust“ zu entsagen, war bis in die Neuzeit hinein das erklärte moralische Ziel des Christentums. Die Sexualität hatte im Dienst der Fortpflanzung zu stehen. Sexuelle Lust aber galt als unrein. Verhalten, das der Erzeugung und Befriedigung von Lust diente, war verpönt, und der Geschlechtsverkehr allein im Rahmen einer christlich legitimierten Ehe erlaubt.

Es liegt auf der Hand, daß unsere Vorbehalte gegenüber sexuellen Interessen im Alter von christlichen Vorstellungen geprägt sind. Selbst Menschen, die der christlichen Überlieferung durchaus kritisch gegenüberstehen, sind doch so tief in christlichen Überzeugungen verwurzelt, daß ihnen die Diffamierung der Sexualität und ihre Eingrenzung auf die Fortpflanzungsfunktion als ganz natürlich erscheint und Kinder oder Alte „selbstverständlich“ als geschlechtslose Wesen gedacht werden.

18.4 Die Befreiung der Sexualität durch die Psychoanalyse

Daß wir heute die Dinge mit anderen Augen sehen, ist in erster Linie der Psychoanalyse und ihrem Begründer Sigmund Freud zu verdanken. Freud war Arzt und Psychotherapeut. In seinem Bemühen, psychisch Kranken zu helfen, entdeckte er, daß eine Reihe von psychischen Leiden und Entwicklungsstörungen im Zusammenhang mit der Unterdrückung sexueller Impulse in früher Kindheit stehen.

Freud hat uns die Augen dafür geöffnet, daß Lustgefühle und andere sexuelle Regungen von Geburt an bei jedem Menschen vorhanden sind und die menschliche Entwicklung stimulieren, lange bevor sie in den Dienst der Fortpflanzung gestellt werden. Schon für das kleine Kind sind der eigene Körper und die Geschlechtsorgane eine Quelle der Neugier und des Vergnügens, die Freude am Körperkontakt, das Interesse an der Geschlechtlichkeit anderer wird zum Motor der Beziehungsaufnahme mit anderen Menschen. Wenn diese frühkindlichen Regungen mißbilligt, bestraft oder auf andere Weise unterdrückt werden, kann es zu Fehlentwicklungen kommen, die psychischen und psychosomatischen Erkrankungen im Erwachsenenalter den Weg bahnen.

Die Sexualität ist also in den Augen der Psychoanalyse nicht nur ein Mittel zur Fortpflanzung, sondern eine zentrale Lebenskraft, die die geistig-seelische und soziale Entwicklung entscheidend beeinflußt. Ein Mensch kann sich – dieser Auffassung zufolge – nur dann zu einer eigenständigen, selbstverantwortlichen Persönlichkeit entwickeln, wenn er seine natürlichen Triebkräfte bewußt wahrnimmt, sie als Chance akzeptiert und lernt, mit ihnen angemessen umzugehen. Die Verdrängung und Verteufelung sexueller Impulse, wie sie in der christlichen Tradition vielfach üblich war, verhindert geradezu ihre Kultivierung im Sinne eines verantwortungsvollen Umgangs mit sich selbst und dem anderen Geschlecht.

18.5 Sexualwissenschaft und neue Offenheit gegenüber der Sexualität

Neben der Psychoanalyse hat vor allem auch die Sexualwissenschaft dazu beigetragen, daß die Sexualität den Geruch des Anstößigen, Verwerflichen verlor und wieder zu einem Thema wurde, über das gesprochen und nachgedacht werden durfte.

Das primäre Forschungsinteresse der Sexualwissenschaft, die Ende des letzten Jahrhunderts als ein eigenständiger Forschungszweig entstand, galt den sexuellen Perversionen, die die Menschen damals um so stärker beunruhigte, je mehr sie in der Sexualität „nur" ein Mittel zur Fortpflanzung sahen. Die Sexualwissenschaft erweiterte unser Verständnis der Sexualität, indem sie zeigte, daß unsere von der Natur vorgegebene Zweigeschlechtlichkeit zum Motor zahlloser Verhaltensweisen wird, die nicht der Fortpflanzung, sondern der Bedürfnisbefriedigung dienen, ohne deswegen unnatürlich zu sein. Selbstbefriedigung und Narzißmus, Homosexualität und Promiskuität, Anal- und Oralverkehr, Sadomasochismus und Exhibitionismus – all das sind Spielarten sexuellen Verhaltens, die in den unterschiedlichsten Kulturkreisen wie auch im Tierreich zu beobachten sind und auf die prinzipielle Offenheit und Ungeformtheit der Sexualität hinweisen.

Die Ergebnisse dieser Forschungen lassen die Sexualität als eine ungerichtete und ungeformte menschliche Veranlagung erscheinen, die sich – ähnlich wie die intellektuellen, motorischen oder sprachlichen Fähigkeiten – erst im Kontakt mit den speziellen Erfordernissen einer menschlichen Gemeinschaft entfalten und in jedem Individuum ihre besondere Ausprägung erfährt.

Die bereits referierten Untersuchungen zum sexuellen Verhalten alter Menschen passen gut in dieses Bild. Sie machen deutlich, wie kulturbedingt das menschliche Sexualleben ist. Das sexuelle Interesse alter Menschen ist weniger abhängig von altersbedingten physiologischen Veränderungen als vielmehr von der sexuellen Entwicklung des einzelnen und von äußeren Normen und Möglichkeiten sexueller Betätigung.

18.6 Die Entwicklung der Sexualität im Alter

Sehen wir die Sexualität als eine Veranlagung an, die der Mensch mit auf die Welt bringt und die sein Wachsen und Gedeihen in entscheidender Weise beeinflußt, dann fällt es nicht schwer, Menschen im Alter – wie in andren Lebensphasen auch – sexuelle Bedürfnisse zuzugestehen. Auch wenn die Sexualität am Lebensende nicht mehr der Fortpflanzung dient, so kann sie doch für diejenigen, die gelernt haben, mit ihr umzugehen, zu einer Quelle der Lebensfreude, des Selbstgefühls und des Kontakts zu anderen Menschen werden.

Welche Beziehung ein Mensch zu seiner Sexualität hat, entscheidet sich allerdings lange, bevor er alt wird. Sie hängt ab von seiner körperlichen Entwicklung, von den Wertvorstellungen, mit denen er aufgewachsen ist, der Einstellung zur eigenen Geschlechtsrolle, den erlebten Partnerbeziehungen und anderem mehr.

Aber selbst dann, wenn es einem Menschen gelungen ist, im Laufe seines Lebens ein befriedigendes Sexualleben zu entwickeln, wird dieses doch durch die körperlichen Veränderungen im Alter erneut in Frage gestellt, sei es, daß der langjährige Partner erkrankt oder stirbt, sei es, daß die sexuellen Verhaltensweisen an die veränderten physiologischen Voraussetzungen angepaßt werden müssen.

Der älterwerdende Mensch steht also auch in bezug auf die Sexualität vor einer neuen Entwicklungsaufgabe. Die Veränderungen im körperlichen Bereich, Partnerverlust und gesellschaftliche Einstellungen sind Chance und Gefährdung zugleich. In vielen Fällen wird der Wunsch nach Rückzug, die Schwierigkeit, einen passenden Geschlechtspartner zu finden, oder auch die Angst, in sexueller Hinsicht nicht mehr „der alte“ zu sein, zu einem sexuellen Verzicht führen.

Auf der anderen Seite aber gibt es inzwischen immer mehr überzeugende Beispiele dafür, wie es alten Menschen gelingt, sich von gesellschaftlichen Vorurteilen zu befreien und die veränderten sexuellen Möglichkeiten in neue oder alte Beziehungen einzubringen und damit dem eigenen Leben noch einmal Wärme und Glanz zu verleihen, wie sie anders am Lebensende nicht leicht zu erlangen sind.

18.7 Alterssexualität und Pflege

Sexualität als Belastung der pflegerischen Beziehung

In unserer Gesellschaft bleibt Sexualität weitgehend unsichtbar, sie ist zur Privatangelegenheit des einzelnen geworden. Selbst bei uns nahestehenden Menschen wissen wir nur wenig darüber, welche sexuellen Bedürfnisse sie haben und auf welche Weise sie sie befriedigen. Auch unseren eigenen sexuellen Wünschen lassen wir nur freien Lauf, wenn der äußere Rahmen eine gewisse Privatheit garantiert. Das hat zur Folge, daß wir sexuelle Äußerungen, wo immer sie uns begegnen, als Einbruch in unsere Privatsphäre erleben.

Dieser Sachverhalt wirkt sich in der Betreuung hilfsbedürftiger alter Menschen in mehrfacher Hinsicht belastend aus:

„Eine erotische Wüste"

Im Altenheim ist kein Zimmer sturmfrei

Die Sexualität der Senioren ist ein großes Tabuthema unserer Gesellschaft

Rosenheim (dpa) – Ludwig kennt die Situation: Kaum ist der rüstige Senior mit seiner neuen Liebe allein, klopft auch schon Schwester Gabriele an die Zimmertür und platzt in die traute Zweisamkeit. „Nein, hier im Altenheim gibt es keine sturmfreie Bude, da geht überhaupt nichts", meint der 71jährige Pensionär aus Rosenheim. Das Seniorenhaus im oberbayerischen Voralpenland ist wie viele andere in der Bundesrepublik eine „erotische Wüste". „Für die verborgenen Gefühle und Träume der Alten gibt es in bundesdeutschen Altenheimen keine Räume", meint Pfarrer Rolf-Heinz Geissler von der evangelischen Altenheimseelsorge in Frankfurt am Main.

Keine Privatsphäre

Der Seelsorger weiß, wovon er beim Wissenschafts-Forum „Liebe im Alter" in dieser Woche in Rosenheim sprach. Oft genug hat er die leidenschaftlichen Liebesbriefe der Senioren und Seniorinnen zu lesen bekommen. Kaum einer hat sich so sehr wie er für eine neue bauliche Konzeption von Altenheimen mit Gasträumen für gesellige und intime Stunden eingesetzt. Sein Motto: „Liebe braucht auch ein Haus." Bei Mehrbettzimmern und meist offenen Türen bleibe die Privatsphäre in Altenheimen allzu oft auf der Strecke. Die neue Generation der Alten, die laut Marktstudien über mehr Zeit und Geld denn je verfügt und voller Lust am Leben steckt, darf eines nicht: sich lieben.

Eine Altersgrenze für Erotik steckt noch immer fest in den Köpfen vieler und vorwiegend junger Bundesbürger. Pfarrer Geissler: „Die Sexualität der Senioren ist eines der größten Tabuthemen unserer Gesellschaft." Gegenwärtig leben in Deutschland 11,8 Millionen Menschen über 65 Jahre. Mit 15 Prozent ist ihr Anteil inzwischen doppelt so hoch wie vor 15 Jahren. Als Entwicklungsland in Sachen Alten- und Sexualforschung hat die Bundesrepublik indes immensen Nachholbedarf, meinen nicht nur die „neuen Alten". „Eine medizinische Sexualberatung älterer Patienten etwa nach einem Herzinfarkt wagen viele Ärzte noch immer nicht", weiß Professor Max Joseph Halhuber.

Aber auch das europäische Ausland ist nicht viel weiter. Wegen seiner „ekelerregenden" und „gotteslästernden" Vorträge mußte Sexualwissenschaftler Ernest Bornemann in österreichischen Pensionistenheimen unlängst schwere Kritik einstecken. „Später haben sie mich heimlich aus Telephonzellen angerufen", berichtet er.

Ob denn Ginseng wirklich Wunder bewirke, wollte ein 81jähriger wissen. Der Arzt Paracelsus war sich jedenfalls schon vor 500 Jahren sicher, daß „Liebe die beste Medizin" ist. „Hier gilt die Formel, wer rastet, der rostet", meint Bornemann und verweist auch gleich auf das Seelenleben. „Wer nie geliebt hat oder geliebt worden ist, macht im Alter einen vergrämten Eindruck."

Liebe auf Krankenschein

Kein Tabuthema für Senioren ist das älteste Gewerbe der Welt. „Die Hälfte unserer Kunden sind über 50", berichtet Cora Molloy von der Prostituiertenvereinigung in Frankfurt am Main. Eine Altersobergrenze für Bordellbesucher sei ihr nicht bekannt. „Zu mir kam auch schon ein 98jähriger." Zusammen mit ihren Kolleginnen versucht die Prostituierte derzeit eine Lobby für den sexuellen Dienstleistungssektor zu gewinnen. Ihre Idee: die „Liebe auf Krankenschein". „Damit wäre vor allem vielen alleinstehenden Männern geholfen, die keine gleichaltrige Frauenszene mehr vorfinden."

Gerade in der Damenwelt entfacht dieser Vorschlag als „Schuß in die falsche Richtung" einen Sturm der Empörung. „Da steht doch nur der Geschlechtsverkehr im Mittelpunkt", kritisiert die Münchner Psychologin Kirsten von Sydow. Die Realität sehe ganz anders aus. Die Hälfte aller alleinstehender Frauen zwischen 50 und 91 Jahren wollen ihrer Studie zufolge so leben wie das TV-Seniorentraumpaar „Jakob und Adele". „Die wünschen sich einen wirklichen Freund, vielleicht ein bißchen Zärtlichkeit, aber doch keinen richtigen Sex", meint die junge Wissenschaftlerin.

- Pflegebedürftige alte Menschen und vor allem Heimbewohner haben keine sichere Privatsphäre mehr; dadurch daß sie auf Hilfe und Pflege angewiesen sind, müssen sie in Kauf nehmen, daß ihre Räumlichkeiten dem Pflegepersonal Tag und Nacht offenstehen. Die Betreuten können sich einer Kontrolle nur schwer entziehen und auch nicht verhindern, daß sexuelle Aktivitäten mit oder ohne Geschlechtspartner von anderen wahrgenommen werden.
- Viele pflegerische Maßnahmen wie waschen, baden, reinigen, verbinden, einsalben u.a. können in positiver oder negativer Weise als sexuell erregend erlebt werden und z.B. beim Mann zu einer Erektion führen, die er nicht verbergen kann, auch wenn sie ihm unangenehm ist. Ganz sicher ist die Angst vieler alter Menschen vor der Pflegebedürftigkeit zu einem guten Teil auch Angst vor dem Verlust der Intimsphäre, Angst davor, anderen Menschen mit den geheimsten inneren Wünschen und Bedürfnissen ausgeliefert zu sein.
- Durch die interne Öffentlichkeit des Heimlebens und die gleichzeitige Abgeschlossenheit nach außen ist die Möglichkeit sexueller Aktivitäten sehr eingeschränkt. In Ermangelung entsprechender Kontaktmöglichkeiten kommt es daher leicht zu relativ plumpen Annäherungsversuchen und Angeboten gegenüber Mitbewohnern oder dem Heimpersonal.
- Die Betreuer ihrerseits fühlen sich durch die sexuellen Äußerungen ihrer Pfleglinge peinlich berührt oder gar bedroht. Sie wissen nicht, wie sie reagieren sollen, erklären das Verhalten als unnormal oder krankhaft und retten sich in feindselige Abwehr oder Flucht, was für den Betreuten den Umgang mit seiner eigenen Sexualität nicht gerade einfacher macht.

Im Rahmen der Altenpflege lassen sich diese Schwierigkeiten nur durch die Erarbeitung klarer Zielvorstellungen und. bewußter Leitlinien für das pflegerische Verhalten überwinden.

Schlußfolgerungen für das pflegerische Verhalten

Respektierung sexueller Bedürfnisse und Aktivitäten: Wie wir gesehen haben, gibt es keinen Grund, älter werdenden Menschen sexuelle Erlebnisfähigkeit abzusprechen und entsprechende Äußerungen als unnatürlich abzuqualifizieren. Alte Menschen haben genauso wie jüngere das Recht, sich zu verlieben, Freundschaften zu schließen, Geschlechtsverkehr zu haben und sich selbst zu befriedigen.

Im Sinne einer ganzheitlichen Pflege muß es Ziel jeder Altenbetreuung sein, auch dem auf Hilfe angewiesenen Alten einen Lebensrahmen zu schaffen, der ihm eine angemessene Steuerung und ungestörte Befriedigung seiner sexuellen Bedürfnisse ermöglicht.

Respektierung sexueller Äußerungen im Rahmen der Pflege: Es ist ebenfalls als natürlich und verständlich anzusehen, daß durch Pflegepersonen und Pflegehandlungen sexuelle Wünsche geweckt werden, die sich nicht immer verbergen lassen. Es ist Aufgabe des Betreuers, sexuellen Äußerungen und Angeboten gegenüber eine verständnisvolle Haltung zu entwickeln, die dem anderen hilft, sein Gesicht zu wahren.

Das Recht auf eigene Grenzziehung: Jede Pflegeperson hat das Recht, sich gegen sexuelle Annäherungsversuche abzugrenzen. Allerdings ist sie dafür verantwortlich, daß das in einer Form geschieht, die der Situation Rechnung trägt und den anderen nicht verletzt.

Personzentriertes Handeln: Entsprechend den Zielen personzentrierter Pflege ist es wichtig, *keine* einheitlichen Maßstäbe in bezug auf die Sexualität alter Menschen zu entwickeln, sondern zu akzeptieren, daß die Sexualität im Leben jedes einzelnen einen unterschiedlichen Stellenwert hat und auch haben darf. Aufgabe der Betreuer ist es nicht, hier Normen in die eine oder andere Richtung zu schaffen, sondern dem einzelnen dabei behilflich zu sein, sein Leben entsprechend seinen eigenen Wünschen und Vorstellungen zu Ende zu leben.

Fragen zum Text:

- In welcher Weise verändert sich die sexuelle Erlebnisfähigkeit im Alter?
- Welche Rolle spielt nach psychoanalytischer Ansicht die Sexualität im menschlichen Leben und damit auch im Alter?
- Wie läßt sich erklären, daß manche Menschen im Alter noch sexuell aktiv sind, andere nicht?
- In welcher Weise kann die Sexualität zur Entwicklung im Alter beitragen?
- Inwiefern können sexuelle Reaktionsweisen die pflegerische Beziehung belasten, und was läßt sich dagegen tun?

Literatur zum Thema:

Starr, B. & Weiner, M. (1981). Der Starr-Weiner-Report: Liebe und Sexualität in reiferen Jahren. München: Lübbe.

Howe, J. (1988). Sexualität im Alter. In J. Howe u.a. (Hg.), Lehrbuch der psychologischen und sozialen Alternswissenschaft. Bd. 1. Heidelberg: Asanger.

Wickert, J. (1990). Heiraten im Alter. In P. Mayring & W. Saup (Hg.), Entwicklungsprozesse im Alter. Stuttgart: Kohlhammer.

19

Die Auseinandersetzung mit Krankheit im Alter

19.1 Krankheit und Alter

„Alt und krank" sind Begriffe, die häufig in einem Atemzug genannt werden, als gehörten sie zusammen. Wenn wir aber alten Menschen in angemessener Form beistehen wollen, müssen wir zwischen beidem genauer unterscheiden.

Daß Menschen im Alter der Hilfe bedürfen, ist nicht unbedingt ein Grund, sie als krank zu bezeichnen: Auch Kinder und Behinderte sind in hohem Ausmaß auf Hilfe angewiesen, ohne deshalb krank zu sein. Was also hat Krankheit mit Alter zu tun? Der oben genannten Definition zufolge sind Krankheiten Störungen der normalen Lebensvorgänge durch krankheitsauslösende Reize. Altern aber gehört in den Ablauf normaler Lebensvorgänge und ist deshalb kein krankheitserzeugender Reiz. Die Verschleißerscheinungen im Skelettsystem, die Verlangsamung aller Lebensvorgänge und die

Gesundheit – Krankheit – Krankheitsauslöser (Groß 1980; Brockhaus 1983)

Gesundheit:
- *Körperliche Integrität und*
- *organische und psychische Anpassungsfähigkeit und*
- *körperliches und seelisches Wohlbefinden.*

Krankheit:
Störungen im Ablauf der normalen Lebensvorgänge des Organismus durch krankheitserzeugende Reize, die das Verhalten und Erleben eines Menschen nachhaltig beeinträchtigen und für deren Beseitigung er äußerer Hilfe bedarf.

Krankheitsauslöser *(organisch, seelisch, sozial) sind z.B.:*
- *Krankheitserreger (Bakterien, Viren etc.);*
- *äußere Schädigungen in Form von Verletzungen, Vergiftungen, Strahlen u.ä.;*
- *ererbte Veranlagungen (Erbkrankheiten);*
- *konstitutionelle Schwächen;*
- *seelische Verletzungen v.a. in früher Kindheit.*

sich einschränkende Anpassungsfähigkeit sind Bestandteil des normalen Alterungsprozesses. Sie machen nicht krank, erhöhen allerdings die *individuelle Krankheitsanfälligkeit.*

Alte Menschen sind häufiger krank als junge, weil

- ihre *Anpassungsfähigkeit* an wechselhafte und belastende Lebensbedingungen nachläßt;
- ihr körperliches *Immunsystem* nicht mehr so leistungsfähig ist wie in jungen Jahren;
- *konstitutionelle Schwächen* oder *krankmachende Lebensumstände* und *Lebensstile* erst im Alter zum Ausbruch einer Krankheit führen.

Die größere Krankheitsanfälligkeit im Alter führt überdies dazu,

- daß die folgenden Krankheiten im Alter gehäuft auftreten:
  - Diabetes mellitus
  - Herz-Kreislauferkrankungen
  - bösartige Neubildungen (Krebserkrankungen)
  - Krankheiten des Skeletts, der Muskeln und des Bindegewebes
  - geistige und seelische Störungen, Schwachsinn, Nervenleiden
  - Krankheiten der Atmungsorgane (Statistisches Jahrbuch 1984).
- daß ältere Menschen häufig durch *Mehrfacherkrankungen* beeinträchtigt sind;
- daß Krankheiten *irreversible Schädigungen* hinterlassen oder einen *chronischen Verlauf* nehmen.

Die Beschreibung, Erklärung und Behandlung dieser Krankheiten kann nicht Aufgabe dieses Buches sein. Aber das Problem, wie alte Menschen mit gesundheitlichen Beeinträchtigungen fertig werden, ist eine Frage an die Psychologie und für all jene von Bedeutung, die bei der psychischen Bewältigung von Krankheit Hilfestellung leisten wollen.

19.2 Die Einschätzung des eigenen Gesundheitszustandes

Wann ist jemand krank, wann gesund? Ich kann mich ganz gesund fühlen und doch von meinem Arzt als krank und behandlungsbedürftig eingestuft werden, und umgekehrt kann es geschehen, daß ich mich krank fühle, obwohl der Arzt mich für gesund erklärt. Objektiver und subjektiver Gesundheitszustand klaffen manchmal beträchtlich auseinander, da die medizinische Beurteilung in erster Linie auf physiologischen Befunden beruht, während sich das subjektive Urteil vor allem an Befindlichkeitsstörungen (Schmerz, Übelkeit, Schwindel u.ä.) und Beeinträchtigungen im motorischen und sensorischen Bereich orientiert. Erst wenn ein Mensch sich in seinem Wohlbefinden und seinem Lebensvollzug in Frage gestellt fühlt, empfindet er sich als krank.

Untersuchungen zu der Frage der Einschätzung der eigenen Gesundheit zeigen, daß ältere Menschen, auch wenn sie sich relativ viel mit ihrem Gesundheitszustand befassen, dennoch ihr gesundheitliches Befinden mehrheitlich als gut bezeichnen, wobei allerdings ein geschlechtsspezifischer Unterschied festzustellen ist: Männer beurteilen ihren Gesundheitszustand im allgemeinen positiver als Frauen.

Ältere Männer erweisen sich dementsprechend auch eher als „Gesundheitsoptimisten“, d.h. sie halten sich für gesünder, als sie es nach Ansicht der Ärzte wirklich sind. Die Zahl der „Gesundheitspessimisten“ (derjenigen, die ihren Gesundheitszustand schlechter beurteilen als die Ärzte) ist unter Männern wie Frauen eher gering (Lehr 1977). Diese Unterschiede machen deutlich, daß die Bewertung des Gesundheitszustandes auch von geschlechtsspezifischen Rollenvorstellungen und Erwartungshaltungen mitbestimmt ist.

19.3 Die Bedeutung von Krankheit – Krankheitsgewinn

Schon im Zusammenhang mit den altersbedingten körperlichen, psychovegetativen und psychosozialen Veränderungen im Alter ist deutlich geworden, daß wir den alten Menschen nur richtig verstehen und ihm angemessen helfen können, wenn wir die personspezifische Bedeutung einer Veränderung betrachten. Auch in bezug auf eine Krankheit müssen wir uns also auf die dreifache Fragestellung einlassen:

- Von welcher Krankheit ist der Betreute betroffen?
- Was bedeutet diese Krankheit persönlich für ihn?
- Wie geht er mit ihr um?

Die persönliche Bedeutung einer Krankheit wird nicht nur durch ihre Symptome bestimmt, sondern auch von der Frage, inwieweit sie Wünsche und Bedürfnisse des Betroffenen befriedigen kann. Wie jedes andere Ereignis im Leben hat auch Krankheit einen möglichen Gewinn, und nicht wenige Kranke empfinden ihn als so groß, daß es ihnen manchmal schwerfällt, darauf zu verzichten.

Den krankheitsbedingten Beeinträchtigungen durch Mißempfindungen, Einschränkungen und Abhängigkeiten stehen als Krankheitsgewinn gegenüber:
- die Sonderrolle, die man als Kranker spielen kann;
- die besondere Aufmerksamkeit, die eine bestimmte Krankheit erweckt;
- die besondere Zuwendung durch Ärzte, Pflegepersonal, Angehörige etc.;
- die Befreiung von den alltäglichen Sorgen und Verpflichtungen;
- die Geborgenheit in einem umgrenzten und umhegten Lebensraum;
- das Abschieben der Verantwortung auf andere.

Wir müssen uns darüber im klaren sein, daß in Krankenhäusern und Altenheimen – psychologisch gesehen – der Wert der Krankheit häufig den der (reduzierten) Gesundheit übersteigt und es darum immer wieder besonderer Impulse und einer sehr bewußten Betreuung bedarf, um alten Menschen die Überwindung einer Krankheit als sinnvoll erscheinen zu lassen.

19.4 Krankheit als Verlusterlebnis

Dem Krankheitsgewinn stehen Verluste gegenüber, Verluste an Wohlbefinden und körperlicher Funktionstüchtigkeit, an Anpassungsfähigkeit und Möglichkeiten der Kontaktaufnahme zur Umwelt. So führen sensorische Defizite zu einem Informationsverlust, motorische Einbußen zu einem Verlust an Lebensraum, seelische Störungen beeinträchtigen den sozialen Kontakt, hirnorganische Schädigungen schränken den kognitiven Zugang zur Welt ein.

Wenn also Krankheiten einen chronischen oder progredienten Verlauf nehmen – was im Alter häufiger der Fall ist -, wird das eigentliche Krankheitsgeschehen überlagert von der Art und Weise, wie der Betroffene sich mit den krankheitsbedingten Verlusten auseinandersetzt. *Hier* liegt der Verhaltensspielraum, den der Kranke hat, *hier* entscheidet sich, ob er seinem Leiden noch ein Stück inneres Wachstum abzuringen vermag oder vor ihm kapituliert, *hier* muß die psychologische Hilfestellung ansetzen.

Das gestörte Selbstgefühl

Um mit einem Verlust oder einer anderen schweren Belastung fertigzuwerden, braucht ein Mensch Vertrauen zu sich selbst. Das aber wird durch eine Krankheit häufig in Frage gestellt.

Unser Selbstgefühl ist in zwei ganz unterschiedlichen Bereichen verankert, es steht sozusagen auf zwei Beinen: den Rückmeldungen, die wir von unserem Organismus erhalten, und den Rückmeldungen aus unserer sozialen Umwelt. Die einen vermitteln mir – im positiven Fall – das Gefühl „ich bin ok, kann eine Menge leisten, lasse mich nicht so leicht unterkriegen, kann mich auf mich selbst verlassen". Die anderen signalisieren: „Ich bin nicht allein, andere Menschen mögen mich und stehen mir bei; ich bin ihnen wichtig, sie brauchen mich und ich gehöre zu ihnen."

Im Falle einer schweren, chronisch verlaufenden Krankheit erweist sich das eine Bein als wacklig: Ich kann mich auf einmal nicht mehr auf mich verlassen, mein Organismus läßt mich im Stich, ich werde mir selbst ein Stück weit fremd, weiß nicht mehr, was ich von mir zu halten habe und was ich mir noch zutrauen kann. Das ist der eigentliche Grund dafür, daß das Denken vieler alter Menschen häufig so sehr durch die eigenen Körperfunktionen in Anspruch genommen ist: Sie sind durch ihre Krankheit in ihrem Lebens- und Selbstwertgefühl aufs tiefste verunsichert und müssen einen neuen Standort für sich finden.

Je fester sie auf ihrem zweiten Bein stehen und sich von anderen Menschen geliebt und geachtet fühlen, desto eher gelingt es ihnen, mit dieser Verunsicherung fertigzuwerden und sich selbst in ihrer eingeschränkten organischen Leistungsfähigkeit zu akzeptieren. Gerade im Fall von Heimbewohnern fehlt aber häufig diese soziale Einbettung weitgehend und läßt Verluste unüberwindbar erscheinen.

Die depressive Reaktion

Verluste müssen betrauert werden, – davon war bereits im Zusammenhang mit der Bewältigung von sozialen Veränderungen die Rede. Nicht nur der Abschied von nahestehenden Personen fällt schwer, sondern auch der Verzicht auf körperliche Integrität und Funktionstüchtigkeit. Oft bedeutet es eine schmerzliche innere Arbeit, krankheitsbedingte Einschränkungen zu akzeptieren und in Einklang zu bringen mit den persönlichen Lebensvorstellungen und Wünschen.

Dieses Abschiednehmen und Sichorientieren auf eine Zukunft hin, in der auch das Sterben seinen Platz hat, ist notwendigerweise mit Trauer und anderen depressiven Reaktionen verbunden. Da überdies körperliche und seelische Regenerierungsvorgänge im Alter mehr Zeit brauchen als in jungen Jahren, ist es nicht verwunderlich, wenn ältere Menschen häufig traurig und niedergeschlagen wirken. Wie aber können wir verhindern, daß eine depressive Reaktion in chronische Depressivität umschlägt?

Zunächst einmal ist es von großer Wichtigkeit, daß wir alten Menschen das Recht auf Trauer zugestehen. Sollen sie eine Chance haben, ihre Verluste zu bewältigen, so müssen wir mit ihnen überzeugt sein und diese Überzeugung auch zum Ausdruck bringen, daß ihre Trauerreaktionen „in Ordnung" sind und neuen Lebensformen den Weg bereiten. Fordern wir dagegen von ihnen, daß sie permanent fröhlich und guter Dinge sind, sich wie zuvor am geselligen Leben beteiligen und das Klagen unterlassen, dann leisten wir unter Umständen einer echten depressiven Erkrankung Vorschub.

Dennoch kann eine depressive Trauerreaktion in eine depressive Erkrankung übergehen, die einer ärztlichen Behandlung bedarf. Die Unterscheidung zwischen beiden ist oft schwierig und gehört in die Hand eines Arztes. Aber auch für den Betreuer sind Unterscheidungskriterien erforderlich, da gerade depressive Menschen häufig nicht von sich aus den Weg zum Arzt finden, sondern dabei äußere Unterstützung brauchen.

Die folgenden Fragen ermöglichen eine erste Differenzierung zwischen depressiver Reaktion und behandlungsbedürftiger depressiver Erkrankung:

- Steht die depressive Symptomatik in erkennbarem Zusammenhang mit einem in jüngerer Zeit erlittenen Verlust?
- Geht sie mit Gewichtsverlust, Verdauungs- und Schlafstörungen einher?
- Klagt der Betreffende über starke Angstzustände, wahnhafte Schuldgefühle und Denkstörungen?

Treten ohne erkennbaren äußeren Anlaß Depressionen zusammen mit den erwähnten Störungen auf, so ist an eine depressive Erkrankung zu denken und ein Arzt zu Rate zu ziehen.

Für die Beurteilung einer depressiven Störung ist aber auch von großer Bedeutung, wie der Betroffene damit umgeht. Ein Mensch, der daran arbeitet, über einen Schmerz hinwegzukommen und ein neues Gleichgewicht zu finden, äußert sich anders als einer, der keine Perspektive mehr im Leben sieht und sich innerlich aufgegeben hat. Der eine spricht davon, daß er Zeit braucht, den Verlust noch nicht überwunden hat, noch nicht sieht, wie es weitergehen kann u.ä. Er bringt zum Ausdruck, daß er sich trotz aller Ratlosigkeit noch von einem Strom wechselnder Befindlichkeiten getragen weiß. Der andere äußert dagegen, daß alles keinen Sinn mehr hat; er gibt sich verloren, fühlt sich von allen guten Geistern verlassen, zieht sich zurück, verstummt.

Diese Unterschiede im Verhalten von Depressiven zeigen auch an, wie aussichtsreich Hilfsangebote sind. Ein Mensch, der innerlich mit seinem Leben abgeschlossen hat, läßt sich häufig nicht mehr helfen, während Menschen, die verzweifelt nach neuen Perspektiven Ausschau halten, auch empfänglich für Hilfestellungen sind.

Stichwort: Depression – Reaktion oder Erkrankung?

Depressive Reaktion:
- Äußerungen von Trauer, Rat- und Sinnlosigkeit, Selbstzweifel, Schuld, Versagen;
- Weinen, Klagen;
- psychovegetative Symptome wie Schmerzen, Müdigkeit, Erschöpfung, Appetitlosigkeit;
- Gefühle der inneren Lähmung, fehlender Antrieb, Rückzug, Grübelzwang.

Depressive Erkrankung:
Zusätzlich zu den genannten Symptomen:
- fehlender äußerer Anlaß;
- Gewichtsverlust, Verdauungs- und Schlafstörungen;
- Denkstörungen, Konzentrationsschwäche („die Gedanken machen sich selbständig, drehen sich im Kreis“);
- ausgeprägte wahnhafte Schuld- und Angstgefühle;
- Stagnation in Wort und Tat.

In diesem Zusammenhang muß auch die Frage diskutiert werden, wie bedrohlich Suizidäußerungen sind. Selbstmordversuche sind im Alter häufiger als in jeder anderen Altersgruppe. Wir haben daher allen Grund, Bemerkungen wie „mir reicht's, ich mache Schluß, hab' keine Lust mehr ..." ernstzunehmen. Wollen wir angemessen reagieren, so müssen wir allerdings auch in der Lage sein zu beurteilen, ob es sich dabei handelt

- um eine leidenschaftliche Gefühlsäußerung, die zum Ausdruck bringt, wie schwer jemand an einem Verlust zu tragen hat;
- um einen Hilferuf, der zeigt, daß der Betroffene nicht mehr aus eigener Kraft mit seinem Problem fertig zu werden glaubt;
- oder um den ernsthaften Vorsatz eines Menschen, der mit seinem Leben abgeschlossen hat.

In jedem Fall muß eine solche Äußerung Anlaß zu einem Gespräch sein, das Klarheit darüber schafft, wo der Betroffene steht; ob er in der oben beschriebenen Weise mit seinem Leben am Ende ist oder darum ringt, einen neuen tragfähigen Standort zu gewinnen.

Darüber hinaus lassen sich einige Risikofaktoren nennen, die den Grad der Gefährdung genauer einzuschätzen erlauben:

- soziale Isolation, fehlende Einbettung in soziale Bezüge;
- hirnorganische Schädigungen;
- frühere Suizidversuche, bzw. eine schon ältere Neigung zu depressiven Erkrankungen.

Im Falle eines ernstlich entschlossenen Menschen, der noch dazu im Sinne der genannten Risikofaktoren gefährdet ist, muß unbedingt ein therapeutisch geschulter Arzt zu Rate gezogen werden. Im anderen Fall mag auch die intensive einfühlsame Zuwendung eines Angehörigen oder Betreuers über eine akute Krise hinweghelfen.

19.5 Krankheit als Streßfaktor

Krankheiten gehören zum Leben dazu, sie sind nicht an das Alter gebunden. Normalerweise reagiert der Organismus auf krankheitsbedingte Störungen mit einer Reihe von Maßnahmen, die die Störung beseitigen sollen, so etwa mit Fieber und der Bildung von Antikörpern. Unterstützt wird er dabei häufig durch äußere Maßnahmen wie die Einnahme von Medikamenten, Bettruhe, Diät u.ä.

Wenn sich aber trotz dieser Bemühungen das Befinden weiter verschlechtert, geraten wir in Streß: Wir regen uns auf, fühlen uns bedroht, machen uns Sorgen und setzen alle Hebel in Bewegung, um die Situation wieder unter Kontrolle zu bringen.

In diesem Sinne löst das Krankheitsgeschehen im Alter häufiger Streßreaktionen aus als in jungen Jahren, weil in diesem Lebensabschnitt

- Krankheiten häufiger einen chronischen Verlauf nehmen und irreversible Schädigungen hinterlassen;
- Krankheiten häufiger bösartig sind und mit dem Tod enden;
- das Bestehen von Mehrfacherkrankungen die therapeutischen Möglichkeiten blockiert.

Bei der Auseinandersetzung mit der Krankheit spielt dementsprechend die Bewältigung des Streßzustandes oft die primäre Rolle, mit anderen Worten: der alte Mensch muß häufig lernen, mit seinen Krankheiten zu leben und angemessen mit ihnen umzugehen.

Stichwort: Streß
(Selye, 1988; Lazarus, 1981)

Jede äußere Anforderung, die den menschlichen Organismus zu einer Veränderung seines inneren Zustandes zwingt, hat eine unspezifische Streßreaktion zur Folge. In einem gewissen Ausmaß sind solche Herausforderungen sinnvoll, erwünscht und die Grundlage für Wachstum und Entfaltung. Selye spricht in diesem Zusammenhang von *Eustreß*. Dagegen grenzt er den *Distreß* ab, der als Reaktion auf Überforderung angesehen werden muß.

Mit „Streß" ist gewöhnlich „Distreß" gemeint. Er läßt sich definieren als *Reaktion des Organismus auf Belastungen oder Schädigungen,* die mit normalen Anpassungsmechanismen nicht beseitigt werden können.

Der Psychologe Lazarus hat auf der Grundlage der Streßtheorie von Selye ein Konzept der *psychischen Streßbewältigung* entwickelt. Den Autoren zufolge setzt das eigentliche Streßgeschehen dort ein, wo normale Verhaltensprogramme nicht mehr ausreichen, um das innere Wohlbefinden wiederherzustellen. Was dann geschieht, beschreibt Selye in einem Dreistufenmodell (siehe Abb. 12):

1. Stadium: Alarmreaktion:

Auf der *physiologischen Ebene:* Mobilmachung aller Energiereserven, Anstieg von Herzschlag und Blutdruck; Hormonausschüttung;

Auf der *psychologischen Ebene:* Angst, Unruhe, Erregung, Aggression, Gefühl der Überforderung;

2. Stadium des Widerstandes:

Suche nach Möglichkeiten, den Streßzustand zu beseitigen (Angstreduktion – Informationssuche – Aktionen oder Aktionshemmung – intrapsychische Verarbeitung – Hinwendung zu anderen Menschen). Hier geht es nicht mehr primär um die Beseitigung der ursprünglichen Störung, sondern vor allem um die Beendigung des Streßzustandes, der – von der Natur als Ausnahmezustand gedacht – vom Organismus nicht beliebig lange aufrechterhalten werden kann.

3. Stadium der Erschöpfung:

Gelingt es nicht rechtzeitig, den Zustand der Alarmbereitschaft zu beenden, so kommt es über kurz oder lang zu einem Zusammenbruch der psycho-vegetativen Mechanismen; Krankheit und sogar Tod sind die möglichen Folgen.
Die „Streßanfälligkeit" der Menschen ist individuell verschieden. Sie hängt ab:
- von der personspezifischen Störbarkeit,
- von den individuellen Bewältigungs- und Anpassungsmöglichkeiten.

Da im Alter die Störbarkeit zunimmt und die Anpassungsfähigkeit nachläßt, wird naturgemäß die Streßanfälligkeit im Alter größer.

19.6 Formen der Streß- und Krankheitsbewältigung

Die im folgenden dargestellten Maßnahmen zur Bewältigung von Krankheit und Streß gehen im wesentlichen auf das Konzept der Streßbewältigung von Lazarus zurück (Schweidtmann 1991). Es hängt von der jeweiligen Persönlichkeit des Patienten und von seinem Krankheitsbild ab, auf welche Verhaltensmuster er zurückgreift, und auch ihre Effektivität läßt sich nur aus der Kenntnis des Einzelfalles angemessen beurteilen. Grundsätzlich gilt aber, daß ein Patient um so erfolgreicher sein wird, je mehr er in der Lage ist, sein Verhalten zu ändern und den situativen Erfordernissen anzupassen.

Wollen wir den Patienten in seinen eigenen Bewältigungsversuchen unterstützen – und das muß eigentlich unser wichtigstes Ziel sein –, so müssen wir zu erkennen versuchen, welche Wege er einschlägt, und wir müssen uns darüber im klaren sein, daß sein Verhalten immer einer *doppelten Zielsetzung* verpflichtet ist:

- der Reduzierung von Angst und Beunruhigung (Streß);
- der Verbesserung der gesundheitlichen Situation.

Je stärker die ausgelösten Streßgefühle sind, desto mehr steht das Ziel der Beruhigung und Beschwichtigung im Vordergrund.

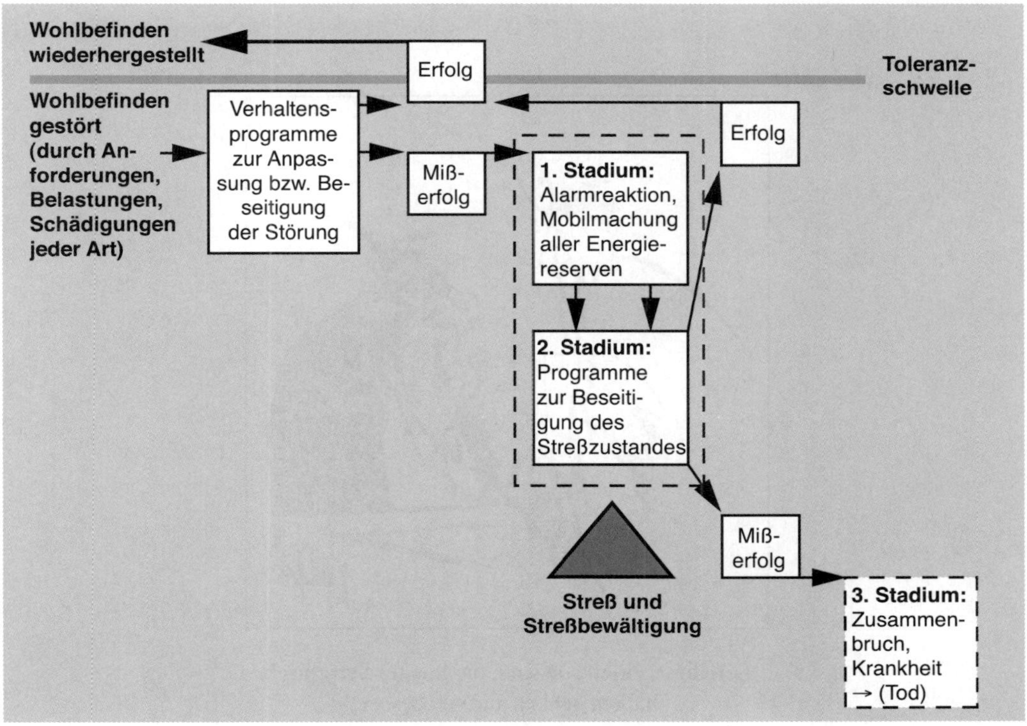

Abb. 12: Diagramm zur Veranschaulichung des Streßgeschehens.

Informationssuche

Die Suche nach neuen Informationen über Krankheit, Krankheitsverlauf, therapeutische Verfahren und Heilungschancen dient vor allem dem Ziel, die Situation durchschaubarer zu machen, um den eigenen Handlungsspielraum besser abschätzen zu können. Je bedrohlicher aber das aktuelle Geschehen erscheint, desto stärker wird sich die Informationssuche darauf richten, die Angst zu reduzieren, Hoffnungen zu wecken und den Lebenswillen zu stärken.

Im Verlauf der Auseinandersetzung mit einer lebensbedrohlichen Krankheit steht daher einmal der eine, einmal der andere Gesichtspunkt im Vordergrund. Ein Gesprächspartner, der hilfreich sein will, muß zu erkennen versuchen, ob der Kranke eher Informationen braucht, um Hoffnung zu schöpfen, oder um auf die eigene Lebenssituation besser antworten zu können.

Aktion und Aktionshemmung

Viele Menschen setzen sich primär mit einer Krankheit auseinander, indem sie fragen: „Was kann ich dagegen tun?“ Das Aufsuchen verschiedener Ärzte, das Ausprobieren therapeutischer Möglichkeiten, die Veränderung von Lebensgewohnheiten, aber auch ablenkende, beruhigende, zerstreuende Tätigkeiten sind Versuche, die eigenen Emotionen und die Krankheit unter Kontrolle zu bringen. Den gleichen Zielen dient unter Umständen auch die Hemmung von Aktivitäten, welche Krankheit und Streß eher fördern würden.

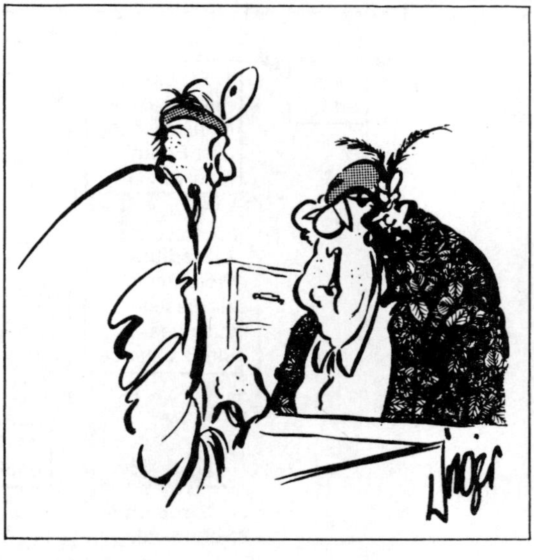

„Seit diese Pillen alle sind, die Sie mir verschrieben haben, geht es mir viel besser.“

Das Vorherrschen von Angst und Beunruhigung führt dabei häufig zu Abwehrmanövern, sei es, daß der Kranke andere Menschen mit Vorwürfen und Anklagen attackiert, sei es, daß er sich in hektische Betriebsamkeit stürzt oder gar einen Suizidversuch unternimmt.

Viele Erkrankungen im Alter sind deshalb so schwer zu ertragen, weil sie den äußeren Handlungsspielraum des Menschen so einengen, daß er sich keinen Rat mehr weiß.

Intrapsychische Verarbeitung

Wenn die Möglichkeiten, handelnd die Krankheit zu besiegen, erschöpft sind, muß sich die Bewältigungsarbeit ganz auf die gedankliche Ebene verlagern. Im Kampf gegen den inneren Streß einer letalen Erkrankung sind dabei häufig Abwehrmechanismen wie Verleugnung, Bagatellisierung, Projektion, Rationalisierung unerläßlich.

Die meisten Menschen können sich der Wahrheit in diesem Bereich nur schrittweise nähern, sie müssen immer wieder gegen aufbrechende Emotionen ankämpfen, um den Weg freizumachen für eine innere Versöhnung mit Krankheit und Tod. Die Trauerarbeit im Angesicht des herannahenden Todes erfordert Zeit, die ihrerseits nur fruchtbar gemacht werden kann, wenn Angst und Schmerz nicht überhandnehmen. Dabei muß der Betroffene selbst entscheiden können, wie und in welchem Ausmaß er sich der Wahrheit annähert.

Die intrapsychische Verarbeitung ist sicherlich ein sehr persönlicher Prozeß, den kein Außenstehender dem Kranken abzunehmen vermag. Indem sich der Pflegende aber begleitend zur Verfügung stellt und Gesprächen nicht ausweicht, kann er dazu beitragen, den Angstpegel niedrig zu halten und die Gedankenarbeit zu intensivieren.

Hinwendung zu anderen

Je hilfloser sich ein Mensch einer Krankheit ausgeliefert fühlt, desto größeres Gewicht gewinnen seine Beziehungen zu anderen Menschen. Verwandte und Freunde, Ärzte und Pfleger sind oft die entscheidenden Hoffnungsträger, sei es, daß sie dem Kranken mit Rat und Tat zur Seite stehen, sei es, daß sie ihn mit Anteilnahme und liebevoller Fürsorge unterstützen. Sich in ein Netz befriedigender sozialer Beziehungen eingebettet zu wissen, ist aber auch deshalb hilfreich, weil es dem Kranken ermöglicht, in der Hinwendung zu anderen das eigene Elend zeitweise zu vergessen oder zumindest einen gewissen Abstand davon zu gewinnen.

Dabei ist die Gefahr nicht von der Hand zu weisen, daß sehr ängstliche, bedrängte Menschen ihre eigenen Bewältigungsmöglichkeiten unterschätzen und die Verantwortung für ihr Befinden einseitig den nächsten Mitmenschen zuschieben. Hier nimmt dann unter Umständen die Spirale erlernter Hilflosigkeit ihren Anfang.

19.7 Schlußfolgerungen für eine psychologische Hilfestellung bei der Bewältigung von Krankheit

Krankenpflege ist oft einseitig an der Beseitigung körperlicher Symptome orientiert. Gesundung bedeutet aber gerade in hohem Alter häufig nicht die grundsätzliche Befreiung von Störungen, sondern die Fähigkeit, sich – wo es unumgänglich ist – auf Einschränkungen und Mißhelligkeiten einzulassen und dennoch zu einem gewissen Gleichgewicht zwischen den aktuellen Lebensmöglichkeiten und -wünschen zu finden. Heilung im Sinne von „Heilsein, Ganzsein" kann dabei nur von innen heraus erfolgen, als ein geistig-psychischer Akt, der seinerseits der Unterstützung durch die Umwelt bedarf.

Was können wir tun, um diese psychische Bewältigungsarbeit zu fördern?

Wir können
- durch Ermutigung, Anerkennung, Mitfreude den Gesundungsprozeß fördern;
- die gesunden Persönlichkeitsanteile verstärken und aktivieren;
- depressive Reaktionen als Teil der Trauerarbeit zulassen und uns als begleitende Gesprächspartner zur Verfügung stellen;
- bei depressiven Erkrankungen einen Arzt hinzuziehen bzw. den Patienten für einen Arztbesuch motivieren;
- vermeiden, die *Krankheit* wegzureden oder zu bagatellisieren, sondern bei der *Streßbewältigung* helfen:
  - durch Beistand bei der Suche nach neuen Informationen;
  - durch aufrichtige, aber behutsame Gespräche über die Möglichkeit eines bevorstehenden Todes;
  - durch Unterstützung streßreduzierender Handlungen;
  - durch begleitende Gespräche bei der intrapsychischen Verarbeitung;
  - durch persönliche Zuwendung und Anteilnahme.

Fragen zum Text:

- Was hat Altern mit Krankheit zu tun, und warum sind alte Menschen häufiger krank als junge?
- Wovon hängt die Bewertung des eigenen Gesundheitszustandes in erster Linie ab?
- Was bezeichnete man als „Krankheitsgewinn"?
- Was bedeutet eine chronische Krankheit für das Selbstgefühl eines Menschen?
- Wie läßt sich eine depressive Reaktion von einer depressiven Erkrankung unterscheiden?
- Was macht Krankheit zu einem Streßerlebnis, und worin äußert sich der Streßzustand?
- Worin unterscheiden sich „Eustreß" und „Distreß"?
- Warum ist die Streßanfälligkeit im Alter größer als in jungen Jahren?
- Welche Möglichkeiten gibt es, den Streßzustand, der z.B. durch eine lebensbedrohliche Krankheit ausgelöst wird, zu reduzieren?
- Was kann ein Betreuer tun, um bei der Bewältigung von Streß hilfreich zu sein?

Literatur zum Thema:

Billig, N. (1988). Depression im Alter muß nicht sein. Zürich: Kreuz.

Selye, H. (1988). Streß (Neuausgabe). München: Piper.

Schweidtmann, W. (1991). Sterbebegleitung: menschliche Nähe am Krankenbett. Stuttgart: Kreuz.

20

Sterben – die letzte Aufgabe des Lebens

20.1 Sterben in unserer Gesellschaft – der unsichtbare Tod

Sterben ist ein Teil des Lebens, und Sterbende sind Lebende in einer ganz besonderen Lebenssituation: So wie Menschen im Geburtsvorgang zur Welt kommen, müssen sie im Sterben diese Welt verlassen.

Das ist zu allen Zeiten so gewesen, und der Mensch als das einzige Lebewesen, das sich der Tatsache seines Sterbens bewußt ist, muß Wege finden, damit fertigzuwerden. Und hier zeigt sich in der heutigen Zeit eine erstaunliche Unsicherheit und Ratlosigkeit gegenüber dem Phänomen des Todes. Während die Menschen bis ins 19. Jahrhundert hinein mit Martin Luther sagen konnten: „Mitten wir im Leben sind von dem Tod umfangen", ist der Tod für den modernen Menschen ein abstrakter Begriff geworden, den er nicht mit konkreter Lebenserfahrung füllen kann.

Der Historiker Ariès beschreibt in seiner „Geschichte des Todes", wie in früheren Jahrhunderten der Tod ein öffentliches und daher auch geselliges Ereignis war, an dem nicht nur die unmittelbar Betroffenen und der Pfarrer, sondern auch Nachbarn, Freunde, Bekannte und Kinder teilhatten. Der Sterbende spürte oft den nahenden Tod und konnte Abschied nehmen. Trauer- und Sterberituale begleiteten seine letzten Stunden. Nach dem Eintreten des Todes legte man Trauerkleidung an und erwies dem Toten beim Begräbnis und anschließenden Leichenschmaus die letzte Ehre.

> *„Ich merke nur, daß der Tod in meiner Umgebung gar nicht vorkommt, daß es ihn gibt, daß er mir auf Büttenpapier und in der Zeitung angezeigt wird, daß er gleichwohl nicht da ist. Er bleibt Nachricht, die einen betreffen kann, aber er rückt nicht auf einen zu. Wir reden uns ein Leben ein, kein ewiges, aber doch eines, das sein Ende nicht denkt. Keine Todesangst, und wenn, wird sie verschwiegen, kein wissentliches Zugehen auf den Tod – und wenn, dann in der Sterbeklausur der Kliniken und Altersheime ... man stirbt versteckt, behelligt die Lebenden nicht."*
>
> (P. Härtling im Vorwort zu S. Baum: Der verborgene Tod, 1967)

Die heutige Gesellschaft, so schreibt Ariès, hat dagegen „den Tod ausgebürgert“ und hinter die Kulissen des öffentlichen Lebens verbannt. Er ist zu einer Privatangelegenheit oder gar unter den Händen der 3Mediziner zu einer Krankheit, einem Unglücksfall geworden. Äußerungen der Trauer gelten als unschicklich, eine Trauerzeit ist nicht vorgesehen, der Tote wird „in aller Stille“ beigesetzt. Aus einem vertrauten Begleiter des Lebens ist ein unsichtbarer Feind und Zerstörer geworden.

Für diese veränderte Einstellung sind vor allem drei Faktoren verantwortlich zu machen:

1. ***Fehlender Kontakt mit Sterben und Tod*** als Folge der gestiegenen Lebenserwartung, von der in den Anfangskapiteln dieses Buches die Rede war. Viel weniger Menschen als früher werden heute vorzeitig aus dem Leben gerissen. Wir dürfen unser Leben bis zum Ende leben; der Tod steht nicht mehr in jedem Augenblick an unserer Seite, und wir erleben nur noch selten das Sterben anderer Menschen mit.
2. ***Die Privatisierung des Sterbens*** ist Teil einer zivilisatorischen Entwicklung, die versucht, das Zusammenleben der Menschen dadurch friedlicher zu gestalten, daß sie alle stark gefühlshaltigen und kreatürlichen Lebenssituationen aus dem öffentlichen Leben ausschließt und in den privaten Zuständigkeitsbereich des einzelnen verlagert. Die Aufteilung des Lebens in einen öffentlichen und einen privaten Bereich, wie sie uns heute ganz natürlich erscheint, hat es früher in dieser Form nicht gegeben.Unser Leben ist dadurch – wenn man einmal vom Verkehrstod absieht – nicht mehr in jedem Augenblick von den zerstörerischen Gefühlsausbrüchen und Gewalttätigkeiten unserer Mitmenschen bedroht; dafür sind wir aber mit unseren Gefühlen (Angst, Verzweiflung, Wut, Trauer u.a.) allein und müssen aus eigener Kraft damit fertigwerden (Elias 1986).
3. ***Die Medikalisierung des Todes:*** Der Tod ist aus der Zuständigkeit der Kirche in die der Medizin geraten. Für die Medizin aber ist er ein Feind, den man bekämpfen muß, wo immer man ihn antrifft. In ihrer Gegnerschaft zum Tod geht die Medizin so weit, daß sie bereit ist, den Organismus selbst dann am Leben zu erhalten, wenn eine innere Teilnahme am Leben nicht mehr möglich ist, und daß sie Sterbende im Stich läßt, wenn sie merkt, daß sie den Kampf gegen den Tod nicht mehr gewinnen kann.

Heute gilt daher die größte Sorge nicht mehr dem vorzeitigen körperlichen Sterben, sondern der Not, den Tod „am lebendigen Leib“ erleiden zu müssen: einen *sozialen Tod,* wenn wir aus der Fürsorge und Anteilnahme anderer Menschen ausgeschlossen werden, und einen *psychischen Tod,* wenn wir keine innere Möglichkeit mehr haben, am Leben der anderen teilzunehmen.

Die Unsichtbarkeit des Todes hat also – äußerlich betrachtet – damit zu tun, daß in unserer Zeit weniger Menschen sterben und daß das Sterben im Verborgenen stattfindet. Sie hat aber auch Konsequenzen für unsere innere Verfassung:

Sie verführt uns dazu, dem Tod aus dem Weg zu gehen und ihn einfach zu vergessen. Wir räumen ihm keinen Platz in unserem Leben ein, machen keinen Versuch, uns mit ihm anzufreunden oder über die Begleitung Sterbender mit ihm vertraut zu werden. In einem langen Leben mag uns das eine Weile vor unserer Todesangst schützen, es bringt uns aber auch um die Erfahrung, daß Wachstum und Entfaltung ohne den Tod nicht denkbar sind und daß uns erst der Tod das Leben richtig leben läßt.

Eine weitere Gefahr besteht darin, daß wir uns auf die Seite der Medizin schlagen und in dem Tod einen Feind sehen, den wir bekämpfen und besiegen müssen. Da das aber immer nur ein Stück weit gelingen kann und der Tod doch der stärkere bleibt, begeben wir uns hier auf einen gefährlichen Weg: Unsere Todesangst nimmt zu, und statt im Sterben eine letzte Reifungsaufgabe zu sehen, fühlen wir uns als Besiegte und Verlierer.

Die größte Gefahr besteht darin, daß wir es verlernen, Sterbende angemessen zu begleiten, und sie allein lassen in einer Lebensphase, in der sie ohne äußere Hilfe ihr Leben nicht meistern können.

Dabei haben wir heutzutage wie nie zuvor die Chance, uns mit dem Tod anzufreunden. Dank der modernen Medizin müssen wir weder fürchten, daß er uns mitten aus dem Leben reißt, noch daß er uns unerträgliche Schmerzen zumutet. Sicherlich kann uns die Frage quälen, was nach dem Tode kommt, aber ein zu Ende gelebtes Leben kann auch die Erkenntnis wachsen lassen, daß die Antwort darauf nur im Tod selbst zu finden ist.

Gelingt es uns daher, uns innerlich auf den Tod einzulassen und im Sterben unsere letzte Lebensaufgabe zu sehen, dann kann es geschehen, daß sich das Leben von seinem Ende her neu ordnet und einen tieferen Sinn erhält.

> *„Da der Tod (genauzunehmen) der wahre Endzweck unseres Lebens ist, so habe ich mich seit ein paar Jahren mit diesem wahren, besten Freunde des Menschen so bekannt gemacht, daß sein Bild nicht alleine nichts Schreckendes mehr für mich hat, sondern recht viel Beruhigendes und Tröstendes. – Und ich danke meinem Gott, daß er mir das Glück gegönnt hat, ... den Tod als Schlüssel zu unserer wahren Glückseligkeit kennenzulernen ... und wünsche diese Glückseligkeit von Herzen jedem meiner Mitmenschen.“*
>
> (W. A. Mozart an seinen Vater; Brief vom 4. April 1787)

20.2 Das Erleben des Sterbenmüssens

Der Spruch „Jeder Mensch stirbt auf seine eigene Weise“ weist mit Recht auf die Einmaligkeit jedes Sterbeprozesses hin, verführt aber gleichzeitig zu der Annahme, das Sterben gehe gleichsam von selbst aus dem einzelnen Leben hervor. Das aber ist nicht der Fall. Was das Sterben für den Menschen schwierig macht, ist die Tatsache, daß er als das einzige Lebeweisen um sein Sterben weiß. Er kann seine Zukunft und damit auch seinen Tod innerlich vorwegnehmen. Das setzt ihn mannigfaltigen Ängsten und Zweifeln aus, gibt ihm aber auch die Freiheit, seine Zukunft zu gestalten, d.h. an ihr zu wachsen oder zu scheitern. Der Tod wird auf diese Weise zu der letzten großen Herausforderung des Lebens.

Wie der einzelne damit fertig wird, hängt von seinen Lebenserfahrungen ab und den Bewältigungsstrategien, die er im Laufe seines Lebens erworben hat, und nicht zuletzt von dem Beistand, den er durch Angehörige und Helfer erfährt. Das alles macht das Besondere seines Sterbeprozesses aus. Dieses Besondere und Einmalige wird aber erst richtig sichtbar auf dem Hintergrund allgemeiner Gesetzmäßigkeiten, die den Sterbeprozeß auch für andere Menschen einfühlbar und verstehbar machen.

Sterben bedeutet Abschiednehmen, loslassen, sich trennen – vom eigenen Körper (der sterblichen Hülle) und den Menschen, die einem nahestehen. Es ist somit eine Verlusterfahrung und löst Emotionen und Bewältigungsversuche aus, wie jeder sie ansatzweise aus eigenen Verlusterfahrungen kennt.

Der Sterbeprozeß als inneres Geschehen beginnt in dem Augenblick, wo der Betroffene von seinem bevorstehenden Tod zu wissen beginnt und sein Leben zu Ende gehen sieht. Was macht dieses Wissen mit ihm, wie wird er damit fertig?

Das Phasenmodell von Kübler-Ross (1977)

Die Ärztin Elisabeth Kübler-Ross hat es sich zur Lebensaufgabe gemacht, sterbende – meist krebskranke – Menschen an ihrem Lebensende zu begleiten und im Gespräch mit ihnen den Sterbeprozeß besser verstehen zu lernen. Sie hat zahllosen Menschen auf diese Weise Beistand geleistet.

Ihren Beobachtungen zufolge verläuft die Auseinandersetzung mit der Wahrheit des Sterbens in Phasen, die durch ganz unterschiedliche Gefühlszustände charakterisiert sind:

1. Phase: ***Abwehr, Verdrängung:*** Die Wahrheit wird nicht akzeptiert, sondern verleugnet, verdrängt; wichtige Informationen werden nicht zur Kenntnis genommen, diesbezügliche Gespräche vermieden, Zukunftspläne geschmiedet ...

2. Phase: ***Auflehnung, Zorn, Protest:*** Die Wahrheit wird nicht mehr verdrängt, sondern bekämpft; Unzufriedenheit, Vorwürfe, Anklagen geben der eigenen Ratlosigkeit Ausdruck und sollen äußere Hilfe mobilisieren ...

3. Phase: ***Verhandeln:*** Im Feilschen um Aufschub oder Kompromisse, Suchen nach therapeutischen Wundermitteln, Ablegen von Versprechungen gegenüber Gott oder der Umwelt zeigt sich eine Annäherung an die Wahrheit und gleichzeitig die Unfähigkeit, sie in ihrer Totalität anzunehmen ...

4. Phase: ***Depression:*** Damit sind alle Äußerungen von Angst und Trauer, Resignation und Apathie, Reue und Schuld gemeint, Reaktionen, die zeigen, daß die Verlusterfahrung immer konkreter und unausweichlicher wird. Auch wenn sie sich vielleicht zunächst *reaktiv* auf das durch Krankheit und Alter Verlorengegangene bezieht, nimmt sie doch mehr und mehr auch *antizipatorischen* Charakter an, richtet sich auf den Verlust des Lebens selbst und bereitet den Abschied vor.

5. Phase: ***Zustimmung, Einwilligung:*** Das eigene Sterben wird akzeptiert, vielleicht sogar als Erlösung angesehen, der Sterbende zieht sich zurück, regelt seine letzten Angelegenheiten, verabschiedet sich, wirkt ruhig, gelassen, wendet sich vielleicht religiösen, spirituellen Dingen zu ...

Diese Phasenlehre von Kübler-Ross ist oft in der Weise mißverstanden worden, als beschreibe sie einen allgemeingültigen, einsinnigen Verlauf des Sterbeprozesses. Kübler-Ross und vor allem ihre Schüler betonen aber immer wieder, daß es sich hier um die Beschreibung von Gefühlszuständen handelt, die im Verlauf eines Sterbeprozesses wiederholt und nebeneinander auftreten können und in jedem Einzelfall unterschiedlich ausgeprägt sind. Es ist immer davon auszugehen, daß der Sterbeprozeß nicht geradlinig verläuft, sondern auch Rückwärtsbewegungen, Um- und Abwege enthält und natürlich auch häufig aus inneren und äußeren Gründen nicht zu Ende geführt werden kann (siehe Abb. 13).

Die Untersuchungen von Kübler-Ross sind an krebskranken Menschen in Kliniken gemacht worden. Es ist davon auszugehen, daß die verschiedenen Phasen im hohen Alter nicht so deutlich in Erscheinung treten,

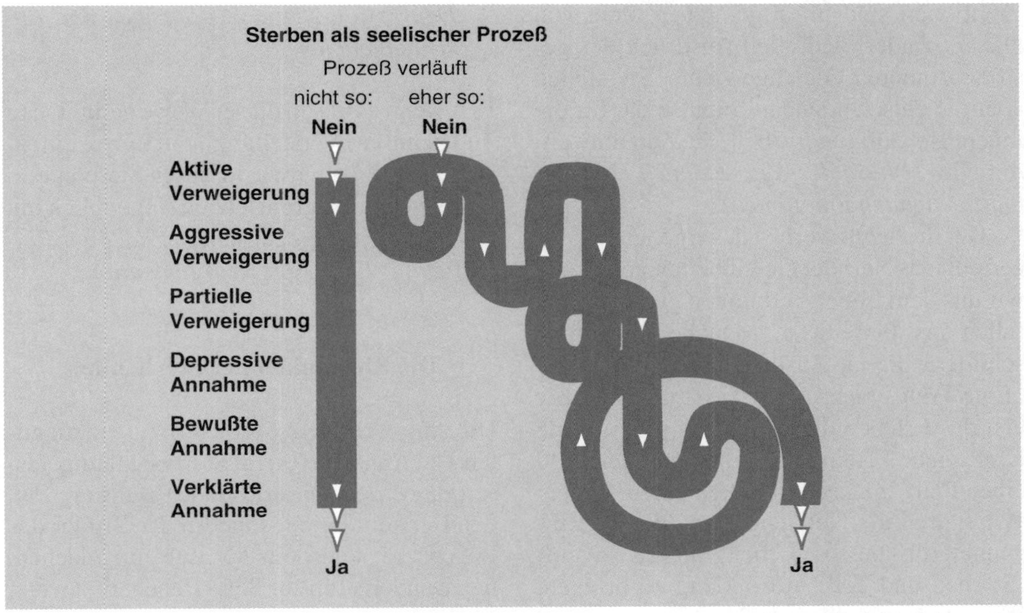

Abb. 13: Sterben als seelischer Prozeß (Voges 1990).

weil der Sterbeprozeß sich unter Umständen sehr in die Länge zieht und Trauerprozesse das ganze Alter begleiten. Das bedeutet aber nicht, daß alte Menschen grundsätzlich vor einer anderen Aufgabe stehen als jüngere.

Sterben als zentrale Verlusterfahrung

Die von Kübler-Ross beschriebenen Gefühlszustände Sterbender, ihre Angst und Hilflosigkeit, sowie der oft abrupte Wechsel zwischen Aggression und Depression, Verleugnung und Akzeptanz sind für Außenstehende oft befremdlich und furchterregend. Wir kommen dem Verständnis dessen, was in einem Sterbenden vor sich geht, ein Stück näher, wenn wir im Sterben eine Verlusterfahrung sehen, die intensive Trauerarbeit erforderlich macht.

Vergleichen wir das Phasenmodell von Kübler-Ross mit dem Trauerprozeß, wie wir ihn in Anlehnung an Fooken und Kast beschrieben haben, so wird deutlich, daß es sich dabei um den gleichen Prozeß handelt, wenn sich auch der eine mehr auf die Gefühlszustände, der andere eher auf den inneren Verarbeitungsprozeß bezieht.

Sterbende erleben im Angesicht der Erkenntnis, daß ihr Leben zu Ende geht, zunächst einen Zustand der Betäubung und Fassungslosigkeit, sie sind innerlich aus der Bahn geworfen und können die Wahrheit weder begreifen noch akzeptieren *(Phase der Verleugnung; Phase der Betäubung)*.

Erst im konkreten Kontakt mit der täglichen Wirklichkeit – dem Verfall der eigenen Kräfte und Funktionen – wird die Wahrheit greifbarer und löst Gefühlsstürme aus, die von Angst, Zorn, Protest über Verzweiflung und Depression bis hin zu Erleichterung, Euphorie, Zustimmung reichen können. Diese

Emotionen sind im allgemeinen nicht von Dauer, sondern lediglich Ausdruck des gestörten inneren Gleichgewichts. Sie stellen aber die entscheidenden Impulse dar für die innere Bewältigungsarbeit, die nun notwendig wird *(Phase der Aggression; Phase der aufbrechenden Emotionen).*

Der drohende Verlust des eigenen Lebens zerreißt das Netz der Gewißheiten, mit denen wir uns dem Leben verbunden glaubten, wir fallen ins Bodenlose. Manche Betroffene schildern diesen Zustand mit den Worten: „Eine Welt brach in mir zusammen!" Aber erst das Erleben dieses Fallens gibt uns die Kraft, neue Fäden zu spinnen und dem Tod einen Platz in unserem Leben einzuräumen. Wir spüren die Notwendigkeit, die Vergangenheit (das gelebte Leben) mit der Zukunft (Sterben und Tod) in Einklang zu bringen. Wir müssen uns mit dem Tod anfreunden, um das Leben loslassen zu können. Das kann auf zweierlei Weise geschehen:

– einmal – vergangenheitsbezogen –, indem wir im Tod den *Vollender des Lebens* erkennen; die vielfältigen Bestrebungen Sterbender, sich von Schuldgefühlen zu befreien, Bilanz zu ziehen und mit sich selbst ins Reine zu kommen, Beziehungen zu klären, Abschied zu nehmen und die letzten Dinge zu regeln müssen als Schritte in diese Richtung verstanden und unterstützt werden;
– zum anderen – zukunftsbezogen -, indem wir den Tod als *Erlösung, Verwandlung und Tor zu einem anderen Leben* sehen, wobei diese Vorstellung keineswegs nur an eine christlich-religiöse Weltanschauung gebunden sein muß. Die Einbindung in eine bestimmte Religion kann in diesem Zusammenhang hilfreich sein, sie kann aber auch den Übergang in eine andere Welt mit vielfältigen Ängsten belasten. *(Phasen des Verhandelns und der Depression* sowie des *Suchens und Abschiednehmens).*

Erst wenn es uns in dieser Weise gelingt, den Tod in unsere Vorstellung vom Leben einzubeziehen, können wir in unser Sterben einwilligen und unserem letzten Augenblick mit Gelassenheit entgegensehen *(Phase der Einwilligung; Phase der Reorganisation).*

Die Einsamkeit der Sterbenden

Die Angst vor dem Sterben ist zu einem guten Teil Angst davor, im Sterben alleingelassen zu werden. Die erlösende Erfahrung, daß der Tod kein Feind, sondern der Bruder des Lebens ist, kann ein Mensch nur machen, wenn andere ihm zur Seite stehen. Erst wenn er sich in der Pflege und Fürsorge anderer aufgehoben weiß und nicht fürchten muß, von Hunger und Durst, Angst und Schmerzen überwältigt zu werden, kann er sich in-

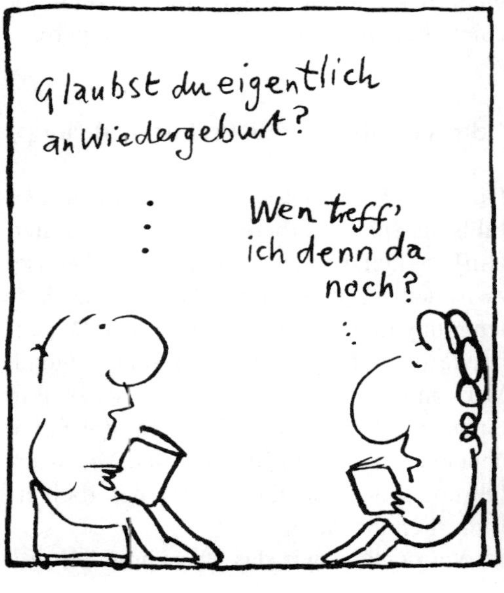
Glaubst du eigentlich an Wiedergeburt?
Wen treff' ich denn da noch?

nerlich der Aufgabe zuwenden, Abschied von seinem Leben zu nehmen. Der Sterbende braucht also andere Menschen neben sich, die für sein leibliches Wohl sorgen, und er braucht sie, um über Abschied und Tod sprechen zu können.

Die notwendige Bewältigungsarbeit, wie sie im vorhergehenden Kapitel beschrieben wurde, kann ihm sicherlich niemand abnehmen, sie muß sich in ihm selbst vollziehen. Sie erhält aber wesentliche Impulse durch das Gespräch mit anderen Menschen. Es ist die Sprache, durch die wir das Unfaßbare zum Ausdruck bringen und begreifbar machen; es ist die Sprache, die uns ermöglicht, unsere inneren Bilder und Vorstellungen zu verändern.

Die mangelnde Erfahrung mit dem Sterben und der Ring des Schweigens, mit dem in unserer Gesellschaft der Tod umgeben wird, führen zu einer großen Hilflosigkeit gegenüber dem Sterben – auf seiten des Betroffenen wie auf der Seite der Angehörigen und Helfer. Wir reden mit einem Kranken darüber, wie er gesund werden kann, einem Sterbenden aber gehen wir aus dem Weg, weil wir nicht wissen, wie wir mit ihm reden sollen. So kommt es, daß die Erkenntnis des Sterbens den Betroffenen in ein Meer der Verlassenheit stürzt und er alles daransetzen wird, sie vor sich und anderen zu verbergen.

Untersuchungen zeigen immer wieder, daß Todkranke sich weniger Illusionen über ihren Zustand machen, als die Betreuer glauben. Wenn sie dennoch die Wahrheit nach außen verleugnen und verschweigen, so liegt das an ihrer Angst, in dem Augenblick aus der menschlichen Gemeinschaft ausgeschlossen zu werden, wo sie sie am meisten brauchen.

Sterbende wollen ihre Betreuer nicht mit ihren Sorgen und Ängsten belasten, und darüber hinaus fehlen ihnen oft einfach die Worte, um auszudrücken, was in ihnen vorgeht. Die größte Hilfe, die von einem Gespräch ausgeht, besteht häufig darin, daß zwei Gesprächspartner gemeinsam versuchen, bisher Unsagbares in Worte zu fassen. Die Angst vor der Einsamkeit aber verschließt den Sterbenden den Mund und verhindert einen Kontakt, der für beide Seiten hilfreich und bereichernd sein könnte.

Die Angst vor dem Tod

Das zentrale Problem des Sterbens ist die Angst. Sterbende haben Angst

- vor Schmerzen und Leiden;
- vor Verlassensein;
- vor Ablehnung und Verständnislosigkeit;
- vor der Abhängigkeit von anderen Menschen;
- davor, andere im Stich lassen zu müssen;
- belogen zu werden;
- jeder Hoffnung beraubt zu werden;
- nicht loslassen zu können u.a.

Ein Teil dieser Ängste mag sich als unbegründet erweisen, ein Teil aber ist nur allzu berechtigt und muß von der Umwelt akzeptiert und ernstgenommen werden. Sterbende sind verwundbar: sie stehen vor einer schwierigen Aufgabe und wissen nicht, ob ihre Zeit und Kraft dafür noch ausreicht.

Die Annäherung an den Tod kann nur Schritt für Schritt vor sich gehen, wobei das Tempo durch das Maß der Angst bestimmt wird. Nur im Zustand relativer Angstberuhigung hat der Sterbende die Chance, sich mit dem Tod anzufreunden und seine letzten Angelegenheiten zu regeln. Schon ein plötzlicher Schmerzanfall, eine durchwachte Nacht, eine neue Pflegekraft reichen oft aus, um den Angstpegel wieder steigen zu lassen und die Strategien der Angstvermeidung auf den Plan zu rufen: Der Sterbende wird den

Gedanken an seinen Tod wieder von sich weisen, seine Hoffnung auf neue Mittel und Behandlungskonzepte setzen, Pläne für die Zukunft schmieden usw.

Aus diesem Grund kann der Sterbeprozeß nicht einsinnig verlaufen. Er muß immer zwei verschiedenen Ebenen Rechnung tragen:

- Angst und Schmerzen beruhigen;
- Leben und Tod miteinander versöhnen.

Jedes gewaltsame Vorantreiben dieses Prozesses – etwa durch ärztliche Voraussagen, die dem Patienten keine Hoffnung lassen – kann zu einer Überflutung durch Angst führen, die alle Bewältigungsversuche und Selbsthilfemöglichkeiten zunichte macht und den Betroffenen sogar in einen vorzeitigen Tod treiben kann.

Der Sterbende hat das unbedingte Recht, sich auf *seine* Weise mit der Wahrheit vertraut zu machen; die Aufgabe des Betreuers besteht darin, ihm den nötigen Freiraum dafür zu verschaffen und im Kampf gegen die Angst beizustehen.

20.3 Sterbebegleitung

Einen Sterbenden begleiten?

Herr, gib jedem seinen eigenen Tod,
das Sterben, das aus jenem Leben geht,
darin er Liebe hatte, Sinn und Not.
(R. M. Rilke; aus dem „Stundenbuch“)

Daß Sterbende unserer Fürsorge und Pflege bedürfen, liegt auf der Hand: sie sind oft nicht mehr in der Lage, für ihr leibliches Wohl zu sorgen und sich von Schmerzen und anderen Mißempfindungen zu befreien.

Was aber ist mit „Begleitung“ gemeint? Wir begleiten im allgemeinen Menschen auf einem Weg, den sie nicht alleine gehen können. Aber ist ein Sterbender nicht jemand, der angekommen ist – an seinem Lebensende? Welchen Weg könnte er noch gehen, der vielleicht hilflos und bewegungsunfähig in seinem Bett liegt? Er wird sterben, ob wir an seiner Seite sind oder nicht. Wir können ihm nicht in den Tod folgen, können ihm das Sterben nicht abnehmen. Was also können wir für ihn tun, außer für sein leibliches Wohl zu sorgen, so gut es eben geht?

Sehen wir im Sterbenden nur den verlöschenden Organismus, so erscheint die Idee einer Begleitung tatsächlich unangebracht. Daß aber gerade heutzutage, wo sich der Tod so gut verdrängen läßt, der Ruf nach einer angemessenen Sterbebegleitung immer lauter wird, zeigt, daß wir dem Sterben mit dieser Vorstellung nicht gerecht werden. Unser Körper braucht die pflegerische Fürsorge, Begleitung aber braucht unsere Seele bei der Aufgabe, ihre leibliche Hülle zu verlassen. Das wird vielen Menschen mehr und mehr bewußt, weil das Sterben immer häufiger ein langdauernder Prozeß ist, der – quasi im Zeitlupentempo – die Bedeutung des Sterbens sichtbar werden läßt.

Wir dürfen heute – wie gesagt – das Leben zu Ende leben und haben damit die Chance, den Tod als Teil unseres Lebens zu erfahren. Gleichzeitig aber besteht die Gefahr, daß wir uns unser Sterben aus der Hand nehmen lassen. Statt im Abschied vom Leben zu uns selbst zu finden, verlieren wir uns und sterben einen fremdbestimmten Tod.

Einen Sterbenden begleiten heißt, ihm zur Seite zu stehen, so daß er seinem Sterben die ihm gemäße Form geben kann. Wie er dabei mit der Wahrheit des Todes umgeht, seine letzten Angelegenheiten regelt und sich mit dem auseinandersetzt, was nach dem Tod kommt, ist *seine* Sache. Wir sind nur die Begleiter, spielen die zweite Geige in einem stück, in dem der Sterbende die Hauptstimme übernommen hat. Er bestimmt das Stück, die Tonart, die Melodie. Unsere Aufgabe ist es, ihm den nötigen Freiraum zu verschaffen, in dem er sich entfalten kann. Wir müssen genau hinhören, um unseren Einsatz nicht zu verpassen; wir müssen mitgehen, ihm zuspielen und Mut machen. Es ist aber *nicht* nötig, daß wir wissen, wie das Stück weitergeht; wir sind *nicht* verantwortlich für das, was der andere aus seiner Rolle macht.

Sterbebegleitung – richtig verstanden – ist der Inbegriff einer personzentrierten Fürsorge, die sich an den Wünschen und Bedürfnissen des Betreuten orientiert in dem Bestreben, ihm die Verantwortung für sein Leben und Sterben nicht aus der Hand zu nehmen, sondern erträglich zu machen.

Sterbebegleitung – Überforderung oder Chance für den Begleiter?

Einen Sterbenden zu begleiten, kann eine Überforderung bedeuten, wenn der Begleiter noch keinerlei Erfahrungen mit Sterbenden besitzt und seinem eigenen Leben und Sterben gegenüber sehr zwiespältige, angstbesetzte Gefühle empfindet. Das liegt dann aber nicht an der Schwierigkeit der Aufgabe, sondern daran, daß er in dieser Rolle nicht nur als Pfleger, sondern als ganzer Mensch gefordert ist.

Sterbebegleitung muß an sich weder besonders schwierig noch aufopferungsvoll oder traurig und düster sein. Auch wenn Trauer darin ihren Platz haben muß, kann sie

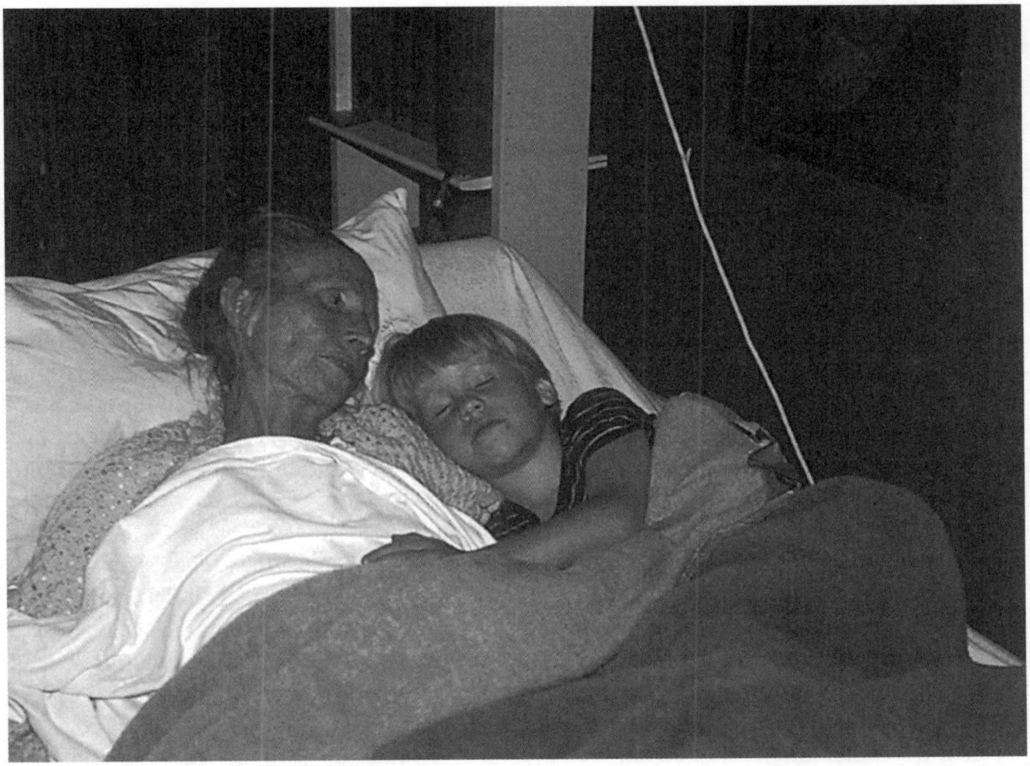

Eine sterbende Frau mit ihrem Enkel.

eine ausgesprochen befriedigende, bereichernde, lebensintensivierende Erfahrung bedeuten. Neben der pflegerischen Kompetenz, von der hier nicht die Rede sein kann, ist dafür die unbedingte Bereitschaft erforderlich, sich zu öffnen für die Belange des Sterbenden, ihm mit Wärme und Sympathie zu begegnen und ihn als den tonangebenden Partner zu respektieren.

Geht der Betreuer mit dieser Einstellung in eine Sterbebegleitung, so kann er sich getrost einem Weg anvertrauen, den er nicht in seinen Einzelheiten kennt. Er muß dabei nicht perfekt sein, muß nicht wissen, wo es lang geht und was das beste für seinen Schützling ist, sondern er kann sich ganz darauf konzentrieren, herauszufinden, was dem Sterbenden im Augenblick gut tut. Im Zusammensein mit einem Menschen, der an seinem Lebensende angekommen ist, zählt allein die Gegenwart, das Hier und Jetzt.

Wenn es gelingt, den Augenblick mit Leben zu erfüllen, Liebe und Hoffnung, Freude, Trauer und Heiterkeit hineinzutragen, dann sind beide auf dem richtigen Weg, und nicht nur der Betreute, sondern auch wir als Betreuer machen heilsame Erfahrungen. Nirgendwo sonst als am Bett eines Sterbenden können wir besser lernen, uns zu sammeln, zur Ruhe zu kommen und das Wichtige vom Unwichtigen zu unterscheiden.

Es ist also ganz falsch zu glauben, in der Sterbebegleitung profitiere nur der Sterbende. Der Begleiter kann über das eben Gesagte hinaus zwei ganz bedeutsame Erfahrungen machen:

– er gewinnt die Möglichkeit, sich mit seinem eigenen Sterben zu versöhnen und im Tod den Bruder des Lebens zu sehen;
– er erlebt im Zusammensein mit dem Sterbenden eine Nähe und Verbundenheit, wie sie in anderen zwischenmenschlichen Bereichen nicht möglich ist.

Sicherlich verläuft jede Sterbebegleitung anders, aber es gibt keine einzige, aus der der Begleiter nicht wichtige Erfahrungen für sich gewinnen könnte, die ihm helfen, sein eigenes Leben in der richtigen Weise zu gestalten.

Schwierigkeiten bei der Begleitung

„Der Tod ist ein Problem der Lebenden", sagt der Sozialphilosoph Norbert Elias in seinem Buch „Über die Einsamkeit der Sterbenden". Sterbende sind Lebende in einer besonderen Lebenssituation; wenn wir Schwierigkeiten haben, sie zu verstehen und zu begleiten, so liegt das an uns Lebenden, die wir uns den Tod vom Leibe halten wollen.

Ohne hier im einzelnen darauf eingehen zu können, möchte ich doch wenigstens kurz auf einige Probleme hinweisen, die wir überwinden müssen, wenn wir uns auf die Begleitung Sterbender einlassen:

– Wir müssen lernen, mit den *eigenen Ohnmachts- und Versagensgefühlen* fertig zu werden. Die zunehmende Hinfälligkeit Sterbender ist gerade für Pflegende eine ständige Anfechtung. Wir fühlen uns schuldig, flüchten in Betriebsamkeit, hadern mit uns selbst. Das aber sind schlechte Voraussetzungen für eine Sterbebegleitung. Wir müssen in der Lage sein, unsere Ohnmacht zu ertragen und unsere Aufgabe im *Dasein* und *Zuhören* zu finden.
– Wir müssen unsere *eigene Angst vor dem Sterben* wahrnehmen und kontrollieren können und fähig sein, dafür zu sorgen, daß wir nicht von ihr überwältigt oder in unnötige Betriebsamkeit gedrängt werden.
– Wir müssen lernen, im Gespräch mit Sterbenden offen und aufrichtig zu sein,

ohne der *Wahrheitsfindung* vorzugreifen. Wir müssen *die sprachliche Ausdrucksweise Sterbender* verstehen und deuten lernen.

– Wir müssen uns für *die nonverbalen Mitteilungen* und Signale sensibilisieren und zunehmende Sprachlosigkeit ertragen lernen.

Fragen zum Text:

– Wie beschreibt Kübler-Ross die Phasen der Auseinandersetzung mit dem Sterben?
– Auf welche Weise können wir Lebenden uns die wechselnden Gefühlszustände Sterbenskranker verständlicher und einfühlbarer machen?
– Wovor haben Sterbende Angst, und wie können wir ihnen diese Angst nehmen?
– Was heißt es, einen Sterbenden zu begleiten?
– Was macht eine Sterbebegleitung schwierig?

Literatur zum Thema:

Kübler-Ross, E. (1977). Interviews mit Sterbenden. 11. Aufl. Stuttgart: Kreuz.
Elias, N. (1986). Über die Einsamkeit der Sterbenden in unseren Tagen. Frankfurt/M.: Suhrkamp.
Sporken, P. (1981). Hast Du denn bejaht, daß ich sterben muß? Düsseldorf. Patmos.
Duda, D. (1989). Für Dich da sein, wenn Du stirbst: Vorschläge zur Betreuung. 3. Aufl. München: Hugendubel.

Literatur

Ariès, Ph. (1982). Geschichte des Todes. 5. Aufl. München: Deutscher Taschenbuch Verlag.

Balint, E. (1976). Michael Balint und die Droge „Arzt". Psyche, 2, 105 – 124.

Baltes, P. B. (1984). Intelligenz im Alter. Spektrum der Wissenschaft, 5, 46 – 60.

Baltes, M. & Montada, L.(Hg.) (1996). Produktives Leben im Alter. Frankfurt/M. New York: Campus.

Bandura, A. (1976). Lernen am Modell. Stuttgart: Klett.

Beauvoir, S. de (1972). Das Alter. Reinbek bei Hamburg: Rowohlt

Billig, N. (1988). Depression im Alter muß nicht sein. Zürich: Kreuz.

Bühler, Ch. (1976). Psychologie im Leben unserer Zeit. München: Knaur.

Cumming, E. & Henry, W. (1961). Growing old, the process of disengagement. New York: Basic Books Inc.

DRK-Generalsekretariat (1990). Berufsprofil Altenpfleger/in. Bonn, Friedrich-Ebert-Allee 71.

Duda, D. (1989). Für Dich da sein, wenn Du stirbst: Vorschläge zur Betreuung. 3. Aufl. München: Hugendubel.

Elias, N. (1986). Über die Einsamkeit der Sterbenden in unseren Tagen. Frankfurt/M.: Suhrkamp.

Erikson, E. H. (1995): Identität und Lebenszyklus. 15. Auflage, Frankfurt/M.: Suhrkamp.

Fleischmann, U. (1983). Leistungspsychologische Aspekte des höheren Lebensalters. In W. D. Oswald & U. Fleischmann (Hg.), Gerontopsychologie. Stuttgart: Kohlhammer.

Fleischmann, U. (1990). Intelligenz im Alter. In P. Mayring & W. Saup (Hg.), Entwicklungsprozesse im Alter. Stuttgart: Kohlhammer.

Fleischmann, U. (1991). Gedächtnis. In W. Oswald u.a. (Hg.), Gerontologie. 2. Aufl. Stuttgart: Kohlhammer.

Fooken, 1. (1990). Partnerverlust im Alter. In Ph. Mayring & W. Saup (Hg.), Entwicklungsprozesse im Alter. Stuttgart: Kohlhammer.

Friedan, B. (1995). Mythos Alter. Reinbek bei Hamburg: Rowohlt

Gagné, R. (1975). Die Bedingungen menschlichen Lernens. 4. Aufl. Berlin: Schroedel.

Geuß, H. (1988). Intellektuelle Leistungsfähigkeit. In J. Howe u.a. (Hg.), Lehrbuch der psychologischen und sozialen Alternswissenschaft, Bd. 1. Heidelberg: Asanger.

Grond, E. (1984). Die Pflege verwirrter alter Menschen. Freiburg i. Br.: Lambertus.

Gross, R. (1980). Gesundheit und Krankheit in ihren verschiedenen Aspekten. Deutsches Ärzteblatt, 77, 1397 – 1406.

Haan, N. (1977). Coping and defending: Processes of self-environment organization. New York: Academic Press.

Haske, H. (1988). Soziale Kompetenz im Alter. In J. Howe u.a. (Hg.), Lehrbuch der psychologischen und sozialen Alternswissenschaft. Bd. 1. Heidelberg: Asanger.

Havighurst, R. (1957). The social competence of middle-aged people. Genetic Psychology Monographs, Vol. 56.

Havighurst, R. (1972). Developmental tasks and education. New York: McKay.

Hilgard, E. & Bower, G. (1975). Theorien des Lernens. 2 Bde. Stuttgart: Klett.
Howe, J. u.a. (Hg.) (1988). Lehrbuch der psychologischen und sozialen Alternswissenschaft. Bd. 1. Heidelberg: Asanger.
Howe, J. (1988). Sexualität im Alter. In J. Howe u.a. (Hg.), Lehrbuch der psychologischen und sozialen Alternswissenschaft. Bd. 1. Heidelberg: Asanger.
Imhof, A. (1981). Die gewonnenen Jahre. München: C.H. Beck.
Jacobi, J. (1972). Die Psychologie von C.G. Jung. Olten: Walter.
Kaiser, J. (1983). Altern als sozialpsychologischer Sicht. In W. Oswald & V. Fleischmann (Hg.), Gerontopsychologie. Stuttgart: Kohlhammer.
Kanowski, S. (1991). Gesundheit und Krankheit im Alter. In W. Oswald u.a. (Hg.), Gerontologie. 2. Aufl. Stuttgart: Kohlhammer.
Kast, V. (1982). Trauern. Stuttgart: Kreuz.
KDA, Kuratorium Deutscher Altershilfe (1986). Hilfe und Pflege im Alter. Köln 1, An der Paulskirche 3.
Knobling, C. (1990). Konfliktsituationen im Altenheim. 2. Aufl. Freiburg i. Br.: Lambertus.
Kruse, A. (1988). Neue Wohnformen im Alter. In: Bericht der Kommission „Altern als Chance und Herausforderung“. Stuttgart, Staatsministerium Baden-Württemberg.
Kübler-Ross, E. (1977). Interviews mit Sterbenden. 11. Aufl. Stuttgart: Kreuz.
Kugemann, W. (1988). Lerntechniken für Erwachsene. Reinbek: Rowohlt.
Kuypers, J. & Bengtson, V. (1973). Social breakdown and competence: A normal model of aging. Human Development, 16, 181 – 20 1.
Lazarus, R. (1981). Streß und Streßbewältigung – Ein Paradigma. In S.-H. Filipp (Hg.), Kritische Lebensereignisse. München: Urban & Schwarzenberg.
Lehr, U. (1977). Psychologie des Alterns. 3. Aufl. Heidelberg: Quelle & Meyer.
Lehr, U. (1987). Persönlichkeitsentwicklung im höheren Lebensalter. In U. Lehr & H. Thomae (Hg.), Formen seelischen Alterns. Stuttgart: Enke.
Lehr, U. & Schneider, W. (1984). Altersbild. In W. Oswald u.a. (Hg.), Gerontologie. Stuttgart: Kohlhammer.
Lehr, U. & Weinert, F. (Hg.) (1975). Entwicklung und Persönlichkeit. Stuttgart: Kohlhammer.
Leitner, S. (1991). So lernt man lernen. Angewandte Lernpsychologie. 16. Aufl. Freiburg: Herder.
Mace, N. & Rabins, P. (1988). Der 36-Stunden-Tag. Die Pflege des verwirrten älteren Menschen, speziell des Alzheimer-Kranken. Bern: Huber.
Marris, P. (1974). Loss and change. New York: Pantheon.
Mayring, P. (1990). Pensionierung. In P. Mayring & W. Saup (Hg.), Entwicklungsprozesse im Alter. Stuttgart: Kohlhammer.
Mayring, P. & Saup, W. (Hg.) (1990). Entwicklungsprozesse im Alter. Stuttgart: Kohlhammer.
Metzig, W. & Schuster, M. (1982). Lernen zu lernen. Berlin: Springer.
Mietzel, G. (1992). Wege in die Entwicklungspsychologie. Erwachsenenalter und Lebensende. München: Quintessenz.
Müller, H. (1988). Stereotype über das Alter und ihre Auswirkungen. In J. Howe u.a. (Hg.), Lehrbuch der psychologischen und sozialen Alternswissenschaft, Bd. 1. Heidelberg: Asanger.
Neugarten, B. & McDonald, W. (1975). Persönlichkeitsveränderungen bei älteren Menschen. In U. Lehr & F. Weinert (Hg.), Entwicklung und Persönlichkeit. Stuttgart: Kohlhammer.
Neumann, E.-M. & Wahl, H.-W. (1989). Unselbständigkeit im Alter: Definition, Empirie, Modifikation. In P. Zeman (Hg.), Hilfebedürftigkeit und Autonomie. 2. Auf]. Berlin: Deutsches Zentrum für Altersfragen e.V.
Oerter, R. (Hg.) (1978). Entwicklung als lebenslanger Prozeß. Hamburg: Hoffmann & Campe.
Oesterreich, K. (1981). Psychiatrie des Alterns. 2. Aufl. Heidelberg: Quelle & Meyer.
Olbrich, E. (1987). Kompetenz im Alter. Z. Gerontol. 20 (6): 319-30.
Oswald, W. u.a. (Hg.) (1991). Gerontologie. 2. Aufl. Stuttgart: Kohlhammer.
Oswald, W. & Fleischmann, U. (1983). Gerontopsychologie. Stuttgart: Kohlhammer.
Rogers, C. (1973). Entwicklung der Persönlichkeit. Stuttgart: Klett.
Rosenmayr, L. (1983). Die späte Freiheit. Berlin: Severin & Siedler.

Rosenmayr, L. (1990). Die Kräfte des Alters. Wien: Wiener Journal Zeitschriftenverlag.
Roth, E. (1969). Persönlichkeitspsychologie. Stuttgart: Kohlhammer.
Roth, G. (1991). Neuronale Grundlagen des Lernens und des Gedächtnisses. In S. Schmidt (Hg.), Gedächtnis: Probleme und Perspektiven der interdisziplinären Gedächtnisforschung. Frankfurt/M.: Suhrkamp.
Rott, Chr. & Oswald, F. (Hg). Kompetenz im Alter. In der Schriftenreihe „Konzepte für Heute und Morgen" des Peutinger Collegiums e.V. Vaduz: Liechtenstein.
Saup, W. (1984). Streß und Streßbewältigung bei der Heimübersiedlung älterer Menschen. Zeitschrift für Gerontologie, 17, 198 – 204.
Saup, W. (1990). Übersiedlung und Aufenthalt im Alten- und Pflegeheim. In P. Mayring & W. Saup (Hg.), Entwicklungsprozesse im Alter. Stuttgart: Kohlhammer.
Saup, W. (1991). Konstruktives Alter. Göttingen: Hogrefe.
Schmidbauer, W. (1977). Die hilflosen Helfer. Hamburg: Rowohlt.
Schmidt, S. (Hg.) (1991). Gedächtnis: Probleme und Perspektiven der interdisziplinären Gedächtnisforschung. Frankfurt/M.: Suhrkamp.
Schneider, H.-D. (1979). Ressourcen im Alter. Zeitschrift für Gerontologie, 12, 426 – 443.
Schneider, H.-D. (1991). Sexualität. In W. Oswald u.a. (Hg.), Gerontologie. 2. Aufl. Stuttgart: Kohlhammer.
Schuster, M. (1990). Gedächtnisentwicklung im Alter. In P. Mayring & W. Saup, (Hg.), Entwicklungsprozesse im Alter. Stuttgart: Kohlhammer.
Schwäbisch, L. & Siems, M. (1974). Anleitung zum sozialen Lernen für Paare, Gruppen und Erzieher. Reinbek: Rowohlt.
Schwank, E., Seidel, E. & Tormin, D. (1986). Lern- und Gedächtnistraining im Alter. Frankfurt/M.: Pädagogische Arbeitsstelle des deutschen Volkshochschulverbandes.
Schweidtmann, W. (1991). Sterbebegleitung: menschliche Nähe am Krankenbett. Stuttgart: Kreuz.
Seligman, M. (1983). Erlernte Hilflosigkeit. München: Psychologie Verlags Union.
Selye, H. (1988). Streß (Neuausgabe). München: Piper.
Socialdata: Brög, W., Häberle, G., Mettler-Meibom, B. & Schellhaas, U. (1980). Anzahl und Situation zu Hause lebender Pflegebedürftiger.
Sporken, P. (1981). Hast Du denn bejaht, daß ich sterben muß? Düsseldorf: Patmos.
Starr, B. & Weiner, M. (1981). Der Starr-Weiner-Report: Liebe und Sexualität in reiferen Jahren. München: Lübbe.
Stoddard, S. (1988). Die Hospizbewegung. 2. Aufl. Freiburg i. Br.: Lambertus.
Tartler, R. (1961). Das Alter in der modernen Gesellschaft. Stuttgart: Enke.
Thomae, H. (1968). Das Individuum und seine Welt. Göttingen: Hogrefe.
Thomae, H. (1971). Die Bedeutung einer kognitiven Persönlichkeitstheorie für die Theorie des Alterns. Zeitschrift für Gerontologie, 4, 8 – 18.
Thomae, H. (1974). Anpassungsprobleme in höherem Alter – aus psychologischer Sicht. Aktuelle Gerontologie, 4, 647 – 656.
Thomae, H. (1983). Alternsstile und Altersschicksale. Bern: Huber.
Thomae, H. & Lehr, U. (1968). Altern. Probleme und Tatsachen. Frankfurt/M.: Akademische Verlagsgesellschaft.
Thomae, H. & Simons, H. (1968). Reaktionen auf Belastungssituationen im mittleren und höheren Lebensalter. In H. Thomae & U. Lehr (1968). Altern. Probleme und Tatsachen. Frankfurt/M.: Akad. Verlagsgesellschaft.
Tüpker, H. (1988). Die Familie als Lebensraum alter Menschen. In J. Howe u.a. (Hg.), Lehrbuch der psychologischen und sozialen Alternswissenschaft. Bd. 1. Heidelberg: Asanger.
Voges, W. (1990). Soziologie des höheren Lebensalters. 2. Aufl. Augsburg: Maro.
Wallis, V. (1998). Zwei alte Frauen. München: Heyne.
Wechsler, D. (1964). Die Messung der Intelligenz Erwachsener. Bern: Huber.
Wickert, J. (1990). Heiraten im Alter. In P. Mayring & W. Saup (Hg.), Entwicklungsprozesse im Alter. Stuttgart: Kohlhammer.
Wittrahm, A. (1991/92). Orientierungen zur ganzheitlichen Altenpflege. Anthropologie – Ethik – Religion. Bonn: Dümmler.
Zeman, P. (Hg.) (1989). Hilfebedürftigkeit und Autonomie. 2. Aufl. Berlin: Deutsches Zentrum für Altersfragen e.V.

Register

Quellenverzeichnis

S. 14 Bilderdienst Süddeutscher Verlag, München; copyright by WEREK.

S. 22 Bilderdienst Süddeutscher Verlag, München; copyright by Jürgen Seidel, Köln.

S. 23 Bilderdienst Süddeutscher Verlag, München; copyright by Claus-Dieter Schmidt, Wegenfeld.

S. 24 Dieter Olaf Klama: In: Ders.: *Klama Klamauk. Karikaturen.* München: Heyne, 1964, S. 29.

S. 26 Bilderdienst Süddeutscher Verlag, München.

S. 39 Generalanzeiger Bonn, März/April 1993.

S. 40 Süddeutsche Zeitung 30.4.1993.

S. 45 Bilderdienst Süddeutscher Verlag, München; copyright by Johannes Watermann, Eichenau.

S. 47 Franziska Becker. In: Dies.: *Mein feministischer Alltag. Cartoons.* München: dtv, 1983.

S. 54 Möller. In: *Ich halt' mich für ziemlich versaut!! Karikaturen aus der Psychokiste.* Berlin: Elefanten Press, 1988.

S. 72 Robert Storm Petersen. In: *Komische Welt. Verrückte Weisheiten. Gezeichnet und mitgeteilt von Robert Storm Petersen. Ausgewählt und übersetzt von Albrecht Leonhardt.* Gütersloh: Bertelsmann o. J., S. 183.

S. 76 Bilderdienst Süddeutscher Verlag, München; copyright by Ferdi Hartung, Saarbrücken.

S. 82 Bilderdienst Süddeutscher Verlag, München, copyright by Alfred A. Haase, München.

S. 89 Süddeutsche Zeitung 10.4.1991.

S. 90 Bilderdienst Süddeutscher Verlag, München; copyright by Associated Press, Frankfurt/M.

S. 95 Robert Storm Petersen. In: *Komische Welt. Verrückte Weisheiten. Gezeichnet und mitgeteilt von Robert Storm Petersen. Ausgewählt und übersetzt von Albrecht Leonhardt.* Gütersloh: Bertelsmann o. J., S. 175.

S. 96/97 Bildarchiv Die Zeit, Hamburg; copyright by Sebastian Raulf, Hamburg.

S. 99 Chaval. In: Ders.: Mensch bleibt Mensch. Cartoons. München: dtv, 1981.

S. 109 Bilderdienst Süddeutscher Verlag, München; copyright by teutopress, Bielefeld.

S. 111 Jan Tomaschoff. In: *Fitnessen. Der Gesundheitsstreß in der Karikatur.* Rosenheim: Rosenheimer Verlagshaus Alfred Förg, o. J.

S. 113 Ajungilak of Norway, Reikjavik.

S. 118 Bilderdienst Süddeutscher Verlag, München.

S. 122 Bilderdienst Süddeutscher Verlag, München.

S. 129 Bilderdienst Süddeutscher Verlag, München; copyright by Gerd Pfeiffer, München.

S. 130 Generalanzeiger Bonn.

S. 137 Bilderdienst Süddeutscher Verlag, München; copyright by Associated Press.

S. 141 Süddeutsche Zeitung 8.11.1991.

S. 152 Jim Unger. In: *Nimm dir, soviel du willst, Hermann! Cartoons.* München: dtv, 1987.

S. 160 Mel Calman. In: Ders.: *Du fängst doch immer an! Cartoons.* Frankfurt/M.: Fischer, 1986.

S. 163 Sybille Brombach, Elisabeth-Hospiz, Lohmar-Deesem.